临证六十年验案解析

罗国钧　著

罗海琳　协助整理

人民卫生出版社

图书在版编目（CIP）数据

临证六十年验案解析／罗国钧著. — 北京：人民
卫生出版社，2020
　ISBN 978-7-117-29976-3

　Ⅰ.①临…　Ⅱ.①罗…　Ⅲ.①中医临床-经验-中国
-现代　Ⅳ.①R249.7

中国版本图书馆 CIP 数据核字（2020）第 065304 号

| 人卫智网 | www.ipmph.com | 医学教育、学术、考试、健康，购书智慧智能综合服务平台 |
| 人卫官网 | www.pmph.com | 人卫官方资讯发布平台 |

临证六十年验案解析

著　　　者：罗国钧
出版发行：人民卫生出版社（中继线 010-59780011）
地　　　址：北京市朝阳区潘家园南里 19 号
邮　　　编：100021
E - mail：pmph @ pmph.com
购书热线：010-59787592　010-59787584　010-65264830
印　　　刷：三河市潮河印业有限公司
经　　　销：新华书店
开　　　本：710×1000　1/16　　印张：13　　插页：2
字　　　数：227 千字
版　　　次：2020 年 5 月第 1 版　2020 年 5 月第 1 版第 1 次印刷
标准书号：ISBN 978-7-117-29976-3
定　　　价：49.00 元
打击盗版举报电话：010-59787491　E-mail：WQ @ pmph.com
质量问题联系电话：010-59787234　E-mail：zhiliang @ pmph.com

作者简介

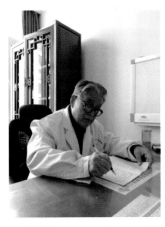

（罗国钧先生在门诊 2019 年）

罗国钧，男，1933 年 10 月生，河南许昌人，教授，主任医师，享受国务院特殊津贴。早年就读于上海沪江大学附中及上海齐鲁中学。1953年考入山东医学院医疗系。1958 年毕业后分配至山西省长治晋东南地区人民医院内科。1961年响应号召参加山西省西医离职学习中医班脱产学习中医。1963 年调至山西省中医研究所内科，从事中医及中西医结合医疗、教学和科研工作。1986 年调至山西中医学院。退休后仍定期在山西中医药大学附属医院名医堂出诊，发挥余热。

先后任山西省西医离职学习中医班副主任、山西中医学院中医系副主任、山西中医学院肝病研究所所长、山西中医学院附属医院肝病科主任。曾任《山西中医》《中医药研究》《中西医结合脾胃杂志》编委及《新消化病学杂志》副主编等。历任山西省教委高级职称评审委员会评委、山西省卫生系统高级职称评审委员会评委、中国中西医结合消化系统疾病专业委员会委员、山西省中西医结合消化系统疾病专业委员会主任委员等。

六十多年来，罗教授一直坚持继承发扬祖国医学宝贵遗产，积极促进中医和中西医结合事业的发展。教学上他勤于耕耘，培养了大批中医及中西医结合人才；医疗上他坚持临床，传承中医传统宝贵经验，取得了较为显著疗效；学术上他承前启后，精益求精，发表学术论文 60 余篇，独著或参编教材及参考书5 部。先后获山西省科技进步奖 1 项、省医学著作奖 1 项及各种荣誉奖（包括部级、省级、院级）10 余项。耄耋之年还获得山西省"先进老科技工作者"称号。

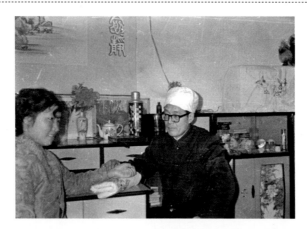

作者在太行老区深入农村巡回医疗(摄于 1970 年)

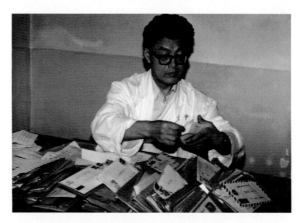

作者收阅全国各地患者来信(摄于 1980 年)

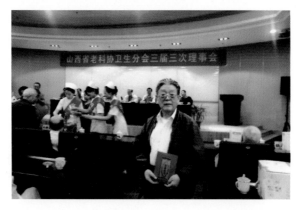

作者 79 岁时获山西省"先进老科技工作者"称号(摄于 2012 年)

⌘ 前 言

中医药学有着悠久的历史和丰富的宝贵经验,为中华民族的繁衍昌盛和世界的医药卫生事业作出了巨大贡献,今天仍然发挥着广泛的医疗保健作用,为人民的健康保驾护航。在长期从事中医医疗、教学和科研的工作中,我深深体会到中医药学的博大精深,深感继承发扬中医药学的必要性和紧迫性,更加激励我学习、钻研和探索的信心和决心。

我从事临床工作已整整 60 年。几十年来接诊患者众多,涉及临床各科。不论是常见病和多发病,还是疑难杂病、急危重症;也不论是在门诊,还是病房;或者是下乡工作,还是在农村巡回医疗,对于所见病证总是细心诊治,严密观察,多方探究。若有困惑,或请教前辈,或博览群书,以期审清病,辨明证,发挥中医学整体治疗优势,突出中医辨证论治特色,从而大大提高了临床疗效。实践表明,中医药学对许多病证具有良好的甚至意想不到的治疗效果。

辨证论治是中医学的精华,是中医理论在临床上的具体体现。随着科学的发展,医疗技术的进步,辨证论治也将迎来新的挑战和发展机遇。临床上辨证与辨病、宏观与微观、多学科、多途径、多视觉的联系与结合,使我们对疾病的本质有了更深层次的认识,因而更加丰富和充实了辨证论治的内涵,使中医学发挥更大的疗效和时代特色。

中医学的发展关键在于实践,通过实践更能真切地认识和体验。通过实践,求其真谛,发扬创新,更能造福患者。笔者长期临床实践,体会较深,感触良多。为启迪后学者尽快掌握中医学的特色,提高辨证论治水平,从 80 岁开始利用每日诊疗工作后的业余时间,整理本人自 1965 年至今亲自诊治并观察的较为典型的案例并加按语而成《临证六十年验案解析》一书,这是笔者的临床经验,或者说是临床实践中的个性化治疗体验。虽说是个案,但在一定程度反映了中医学的个性化治疗特色,也反映了本人的学术思想。

每则病案分为"案例""解析""感悟"三节。"案例"简要介绍病情和治疗过程,从中了解病证的概况和演变过程,以及药物的加减,有助于读者树立动态观念,明确证的可变性,借以了解药要随证而变,对证下药,避免用药的盲目性。"解析"反映笔者的诊治思维,以中医理论为纲,审定证型,确立治法,选方用药,从而认知理法方药的一致性和连贯性,并适当结合现代医学的研究进展,以增强其说理性和时代科学性。"感悟"乃是笔者对证治的粗浅体会,重点突出,简明扼要,便于读者掌握和临证参考。

由于笔者中医理论知识浅薄,理解不深,体验肤浅,不当之处在所难免,敬希读者不吝指正。

罗国钧

2017 年 6 月

目 录

一、急危重症与传染性病证案例

案1. 肢凉、多汗、昏迷、血压下降（感染性休克）

[案例]

曲某,女,88岁。2001年10月18日初诊。

主诉(代诉):失语1月,发热、昏迷1周。患者因失语、嗜睡1个多月住入某医院。经检查确诊为多发性大面积脑梗死、冠心病、窦房结功能低下、心律失常、频发性期前收缩、阵发性房颤。近1周因并发肺部感染及泌尿系感染而病情加重,出现发热(体温38.6~39.1℃),咳嗽,吐痰,呼吸急促,四肢发凉,大量出汗,心悸(心率130~138次/min),口干舌燥,意识不清,血压下降(80~76/63~61mmHg),经西医采用抗菌消炎、强心、吸氧及支持疗法等未见好转,现已处于休克状态,危在旦夕。家属抱着最后一线希望,急切邀余诊治。刻下:患者神志不清,面色苍白,呼吸浅速,四肢冰凉,脉细数而微弱。舌红无苔。

中医辨证:心气不足,心阳不振,气血衰败,阴阳欲脱。因属危证,急予益气养阴、温阳通脉以扶正,清热解毒以祛邪。

拟方:党参30g,麦冬12g,五味子15g,桂枝9g,金银花20g,连翘20g,丹参15g。水煎服。1剂。频频喂服以观察之。

10月20日:服药后,病情有所好转,体温下降至38℃,心率减慢(100~110次/min),血压上升(84~86/63~66mmHg),呼吸较前平稳,出汗减少,但仍咳嗽,喉中有痰。改方为:

党参15g,麦冬12g,五味子15g,金银花20g,连翘20g,黄芩9g,蒲公英20g,玄参15g,生地15g,丹参12g,茯苓12g,陈皮9g,半夏9g,杏仁9g,桔梗9g,甘草6g。水煎服。每日1剂。7剂。

10月27日:病情明显好转,体温下降至37~37.5℃,心率减慢至90次/min,心律较前规律,偶有期前收缩,血压正常(91~101/68~82mmHg),咳嗽减轻,痰易咳出,食量稍增(喂食),意识清醒。惟小便涩滞,尿色仍较深且浑浊,尿检蛋

1

白(±),白细胞(++)。

10月20日方加萹蓄12g,瞿麦12g。水煎服。7剂。

11月3日:体温正常,心率70~80次/min,较前有力,期前收缩亦减少,呼吸平稳,咳嗽吐痰减轻,食欲好转(喂食),小便较清,尿检(-),血压94/60mmHg,白天停用吸氧。

10月20日方加当归9g,赤芍15g。水煎服。10剂。

11月14日:一般情况较好,体温正常,心率62~70次/min,偶有心律不齐。呼吸平稳,仍有轻微咳嗽吐痰,已停止吸氧。虽仍失语,但意识清楚,瘫痪之肢体肌力增加。检查心电图明显好转,偶有期前收缩。因病情趋于稳定,遂出院回家继续中药治疗,乃以下方善后。

黄芪15g,党参9g,黄芩9g,连翘20g,金银花20g,陈皮9g,半夏9g,远志9g,地龙9g,茯苓9g,白术9g,白芍15g,当归15g,丹参15g,甘草6g。10剂,水煎服。

[解析]

本例的特点一是患者年龄大,属高龄;二是病情复杂,身患多种心脑血管疾病;三是近日并发肺部感染导致感染性休克,且已危在旦夕。因而尽快纠正休克,是挽救生命的关键,也是治疗的重点。

中医学无休克之名,依其表现属于中医的厥证和脱证范畴。《伤寒论》指出:"厥者,手足逆冷是也。"若阴阳不能相维系乃至阴阳离决,则发为脱证。亡阳则为阳脱,亡阴乃是阴脱。后世也有统称为厥脱。本例是因感受外邪,阻遏气机,致阴阳之气不相顺接,气机逆乱,甚至阴阳离决。鉴于患者系一老年人,气血不足,正气亏虚,故采取扶正与祛邪并举之法,急予益气养阴、温阳通脉以扶正,清热解毒以祛邪。方中重用党参以补益元气,麦冬养阴,五味子收敛肺气以止汗。本方即古方之生脉散,三药合用,大补气阴,敛汗生脉,是益气养阴固脱之名方。生脉散在临床上广泛应用,收效显著。经现代医学研究证明,具有强心、升压、改善微循环等多方面功能,可治疗心律失常、心绞痛、肺心病及休克等属气阴两虚者。本例即以生脉散为主,佐以桂枝、丹参温通血脉,增加强心之力,又以金银花、连翘清热解毒以对抗病原微生物及其内毒素,从而发挥协同增效作用,增强抗感染的效果。结果表明仅服1剂病情即有明显转机,体温下降,血压上升,心率减慢。后依病情加蒲公英、黄芩加大清热解毒之力;配玄参、生地以增强清热养阴之作用;茯苓、白术健脾和胃;陈皮、半夏、杏仁、桔梗、甘草止咳化痰。诸药合用,既治病之本,又治病之标,标本兼治,效果显著。患者血压正常,休克纠正,意识清醒,咳嗽吐痰减轻,基本恢复常态。尔后酌加萹蓄、瞿麦以改善泌尿系之炎症,迅即收效。鉴于体温正常,心肺功能好转,泌尿系症状全消,尿检(-),最后以益气养血、清热解毒、健脾和胃、理气化痰之法组方以善其后。

[感悟]

休克是临床常见的危重证候,起病急,发展快,病死率高,预后往往不良。本例为感染外邪,毒邪内侵所致,当属临床常见的感染性休克。

有关抗休克的中医治疗,近几十年来国内做了大量的临床和基础研究,如生脉散、四逆汤、参附汤以及众多经验方,都取得了较好疗效。生脉散为一古方,功能益气复脉,养阴生津。现代药理研究,本方具有强心,调节血压,改善微循环及心肌代谢,增加冠脉流量,提高耐氧能力,促进免疫功能,提高抗病能力等功用。本人在临床上应用生脉散较为广泛,如冠心病、心律失常、心绞痛、老年慢性支气管炎、肺心病、休克或年老体弱,或低血压者,甚至某些外科疾病凡出现气阴两虚者皆可应用。对感染性休克的治疗有三点感悟至深。

1. 扶正与清热解毒并举。

感染性休克的发生是由于感受外邪所致,如细菌、病毒、螺旋体等。清热解毒药可通过感染性疾病过程中的多个环节而发生作用。如抗病原微生物、抗毒、提高免疫功能以及增强肾上腺皮质功能等。而清热解毒药对感染所致中毒性休克有明显的防治作用,不仅临床上有效,实验方面也得到证实。如黄连解毒汤抗内毒素休克、金银花制剂对铜绿假单胞菌内毒素休克都有治疗作用。连翘、金银花等对伤寒杆菌内毒素所致猫休克有不同程度的升压稳压作用。显然,对热盛耗气伤阴的患者应采用益气养阴之类药物,如人参、党参、黄芪,或生脉散之类与清热解毒药合用,往往能取得单一治法所不能达到的效果。本人常在生脉散基础上加金银花、连翘、蒲公英、紫花地丁、板蓝根、鱼腥草等清热解毒之品,对升高血压,控制感染常能收到良好效果。

2. 养阴生津佐以温通。

中医学认为脱证有亡阴、亡阳之分。亡阴以益气养阴固脱为主,亡阳则以回阳救逆、益气固脱为主。临床上常出现阴损及阳,阳损及阴,最终阴阳离决的情况,故治疗时要重视阳生阴长之理,注意阴阳互根的关系。本人常在生脉散的基础上佐用桂枝以温通心阳,对于改善四肢厥逆、减少汗出、升高血压,效果更为明显。

3. 重视活血通络的应用。

休克的病因病机复杂,但有其共同的病理生理基础,即微循环障碍。中医学

3

认为瘀血阻络是其重要原因之一。若机体感受病邪,络脉受损,气机不畅,最易导致血行不畅而成瘀血。瘀血又影响气机的畅达,以致阴阳之气不相顺接。因此,治疗上既要回阳救逆,还要注意疏通脉络,故常加用活血化瘀之品,如丹参、赤芍、当归、茜草等,则能更好地发挥祛邪解毒之效力,提高抗休克的作用。

案 2. 发热、奄奄一息(支气管肺炎)

[案例]

张某,女,8个月。1978年12月25日初诊。

主诉(代诉):发热6天,呼吸急促2天。患儿于1周前发病,咳嗽,喉中痰鸣,呼吸不畅,发热,体温38.8~39.4℃,遂住入某职工医院,诊为急性支气管肺炎。每日输注抗生素,当时市面供应的各种抗生素已先后应用,并配合物理降温等疗法,但病情未能控制,且日渐加重,近两天体温仍在39℃以上,精神萎靡,呼吸微弱,奄奄一息,静脉穿刺没有回血,已不能输液。医院两次发出病危通知,并告知已无多大希望。患儿父母怕爷爷奶奶责怪,今日下午把孩子抱回家,让老人看最后一眼,以免日后遗憾,但又心存一线希望,遂找余急诊,想了解一下还有否救治可能。检查:患儿呈衰竭状,面容消瘦憔悴,眼睛凹陷,口唇干裂,两眼紧闭,呼吸微弱,触摸手脸无反应,已无哭声,两肺满布干湿啰音,心率快速,脉微欲绝。如实告知病情,实属危候。患儿家属恳请用中药最后一试,根据病情,遂开一方。

中医辨证:痰热壅肺,肺失宣肃,气阴两伤,正气衰败。治以清热解毒、宣肺化痰为主,佐以益气养阴扶正之法。

拟方:生石膏15g,知母3g,炙麻黄3g,杏仁9g,前胡9g,党参6g,金银花15g,连翘15g,黄芩9g,蒲公英15g,生地12g,玄参9g,麦冬9g,远志5g,苏子3g,赤芍6g,甘草3g。1剂。水煎喂服,每隔10分钟喂服一次,每次2~3汤勺,以观后效。

12月26日:病情大有起色,体温降至37.6℃,喉中痰鸣减轻,呼吸较前平稳,两眼睁开,逗之微露笑容,并能发出笑声,已能喝少量米汤。

照上方改生石膏12g,前胡6g。1剂。每隔30分钟喂服一次,每次2~3汤勺。

12月27日:体温36.6℃,已正常,呼吸平稳,喉中痰鸣不明显,神色好转,两眼较前有神,唇不甚干。听诊两肺干湿啰音明显减少,心率稍快,现已能喂服少量水及牛奶,大便稍稀。改方为:

党参5g,黄芩9g,生地9g,玄参9g,麦冬5g,蒲公英15g,金银花12g,连翘

12g,远志 5g,杏仁 5g,茯苓 5g,白术 5g,甘草 3g。2 剂。水煎喂服。每日 1 剂,分 4 次服完。

12 月 29 日:患儿一般情况明显好转,体温 36.4~36.8℃,呼吸平稳,不咳嗽,喉中无痰声,能正常进食,听诊两肺未闻及干湿啰音,呼吸音稍粗糙,大便基本正常。脉沉稍数,苔白滑。

照 12 月 27 日方改生地 6g,玄参 6g,金银花 9g,连翘 9g,蒲公英 9g。水煎服。每日 1 剂,早晚分服。5 剂,以善其后。

[解析]

本例为小儿肺炎,其病因大多由病毒或细菌所引起。患儿曾输注多种抗生素未能见效,无疑由病毒,如流感病毒或腺病毒,引起的可能性较大。

小儿肺炎多发生于婴幼儿,冬春季节尤为多见。本例发病正当严寒之时。中医学认为,小儿脏腑娇嫩,形气未充,卫表不固,极易感受外邪,闭阻肺气,化火化热,终而形成痰热毒盛、肺失宣肃、气阴两伤、正气衰败之危候。治宜以清热解毒、宣肺化痰为主,佐以益气养阴、扶正固本的标本同治之法。方中麻黄宣肺平喘;石膏清泄肺热以降温;杏仁宣肺止咳化痰;知母与石膏合用以增强清泄肺热之力;金银花、连翘、黄芩、蒲公英清热解毒以祛邪;生地、麦冬、玄参养阴而清热;远志配杏仁、甘草以止咳化痰;赤芍清热活血有助于改善肺部循环;苏子肃降肺气;佐党参以扶正补虚。全方针对病情,标本兼顾。仅服药 1 剂,病情大为好转,体温下降,诸症减轻。依病情变化而稍减剂量,再服 1 剂,体温正常,肺部体征明显好转。尔后,去甘寒之品,原方稍作加减,又服 2 剂,病情基本痊愈。应用简单便宜的中药,挽回了一个奄奄一息患儿的生命,真是起死回生。中药之疗效,令患儿家属感叹不已。

后记:次年夏天,偶遇患儿一家,患儿已一岁多,生长发育正常,白胖可爱。

[感悟]

1. 由于小儿脏腑娇嫩、形气未充、卫外不固、发育迅速等生理特点,极易遭受感染。特点是:发病快、传变快、康复快。所以治疗一定要及时,用药时要考虑其稚阴稚阳之体。对于大苦、大寒、大辛、大热之品一定要慎用,中病即止,用量不可过大,用药时间不宜过长。本例中甘寒之石膏、知母,辛散之麻黄,二诊时随体温下降而减量,三诊时体温正常而去之,道理即在于此。

2. 临床实践表明,对于一般肺炎之风寒、风热证,运用传统古方即有一定效果。如早期即表现为肺热痰盛者,多属病毒性肺炎,宜重用清热解毒之品,佐以化痰止咳之法,有助于控制病情。对于肺部啰音较多者,或持续难消者,可配以活血化瘀之品,以改善肺部微循环,有利于肺部湿啰音之消散。

3. 小儿阳常有余,阴常不足,特别是肺部疾患,更易肺阴耗损,在治疗肺炎时,要时时顾护津液,即使到了疾病后期,也要注意兼用养阴之法。

案 3. 极度衰竭、水食难下(恶病质)

[案例]

赵某,女,94岁。1978年2月4日初诊。

代主诉:要求延缓寿终2天。其长子代诉,老人年事已高,入冬以来饮食减少,精力不支,数九之后,更为严重,进食及饮水日益困难,目前水食难下。曾联系多家医院均拒绝收住院,西医已无法可施。家属已做好各种善后准备,但年关临近,再过两天即是大年初一,而该家庭兄弟同居一院,并未分家,大小二十余人,孩子们早早期盼过年,如果老人腊月三十或大年初一寿终,势必影响过年气氛,特别是孩子们的心情。因此求治于中医,邀余赴家中出诊,唯一要求就是希望延缓寿终,过了初一就行。当时诊查:患者极度消瘦,呈恶病质状态,呼吸微弱,两眼凹陷,皮肤干瘪,没有弹性,听力迟钝,说话语音微细如猫叫,四肢冰凉,骨瘦如柴,不能坐起,两肺呼吸音低,心律齐,心率慢而弱,腹部未见异常。脉微欲绝,舌光红无苔。

中医辨证:元气大亏,气血两虚,阴损及阳,阴阳欲绝。治以大补元气、益气养血、滋阴扶阳之法。

拟方:人参6g(另煎),黄芪30g,党参20g,当归20g,白芍15g,麦冬12g,生地15g,肉桂3g,麦芽15g,甘草6g。2剂。每日1剂。水煎,频频喂服。

2月10日(初四):上方喂服后,病情有所起色。患者精神好转,进水较多,并能少量喂服米汤,说话声音较大,口干稍轻,感觉身体疼痛。脉较前有力,舌红无苔。

照上方改麦芽20g,加茯苓9g,白术9g。水煎服,每次酌量喂服,一日6~8次。共3剂。

2月24日:服上方后感觉良好,又加配3剂,共服6剂。顺利度过了正月十五。现已能坐起,食欲增加,能进食米汤及少量挂面,精神明显好转,说话声音较高,肢体不觉太凉,疼痛亦减轻,已能大便,量较少。脉沉弱,舌红稍减轻,舌苔少。改方为:

黄芪15g,党参9g,茯苓9g,白术9g,当归12g,白芍12g,麦冬12g,生地

12g,麦芽 20g,枸杞子 15g,肉苁蓉 12g,甘草 6g。水煎服。15 剂。间歇服用,并密切观察。

后记:患者断断续续服上方后,感觉良好,身体日渐好转,结果不是多活了两天,而是多活了两年。患者于 96 岁时寿终正寝。

[解析]

本例为一高龄女性,近因天气严寒、营养衰竭而病危。家属明知患者已无生存希望,唯一要求延缓寿终两天,过了初一即行。乍一听,令人惊愕,中医哪有令人晚死几天的药物? 这只能从整体辨证来探析。

从患者的表现来看,全身极度消瘦,呈恶病质状态,说明病程漫长,营养极度匮乏。呼吸微弱,说话声音低沉,则为久病失养,肺气大伤。骨瘦如柴,不能坐起,是为脾气虚弱,无以充养四肢肌肉。水食难下,则为脾虚气弱无力推动脏腑功能。两眼凹陷,皮肤干瘪,没有弹性,为阴津亏损,水液不能上承,皮肤无以濡养所致。舌光红无苔是胃气衰败之征。脉微欲绝,说明心主血脉之能力衰败,血少难以充盈脉中,气虚难以推动血行。肢体冰凉则为血行无力,难以达于四肢。血属阴,气为阳,血虚气弱,已呈衰竭,阴阳即将离决,生命将欲终止。正如《素问·生气通天论》:"阴平阳秘,精神乃治。阴阳离决,精气乃绝。" 显然,患者已属气血大亏、元气大伤、气衰阴竭、阴阳离决之危候。故急予大补元气,重补气血,益气生津,滋阴扶阳之法。方中人参、党参、黄芪大补元气;熟地、当归、白芍滋阴养血;麦冬、生地滋阴生津;肉桂温中扶阳;补气药与养血药同用,更能加强气血之生长;麦芽、甘草健脾和中,诸药合用,共奏大补元气、健脾养血和中之效。上方频频喂服,病情有所起色,逐渐能喝些米汤。后又加茯苓、白术以增强健脾之力,病情大为好转。此后间歇服用,老人居然多活了两年,直到 96 岁寿终。简单的中医药能有如此起死回生延长寿命的奇效,家人无不惊奇而叹服。

[感悟]

随着年龄的增长,人体脏腑功能亦将逐渐减退,也最易遭受外邪侵袭,以致脏腑功能更加受损,出现一系列虚损的表现,甚至脏腑衰败、阴阳欲竭之危候。

虚则补之,损者益之,是虚证治疗的原则,也是补益法则临床应用的理论基础。故凡出现虚损证候时即可应用补益法,选用补益药物。根据补益药的药性、功效和适应范围可分为补气药、补血药、补阴药、补阳药。其作用补益人体气血阴阳不足,消除衰弱证候。其意义在于一为扶正补虚,再是扶正祛邪。本例即为气血大亏、阴阳欲脱之候,急用人参、党参、黄芪之类大补元气,以挽气脱之候。另以当归、白芍、熟地滋养阴血,使其益气以养血,气血旺盛,血脉冲和,有助于健康的恢复。

关于补益药的作用机制近年来国内做了大量研究。比如人参有强心、抗休克作用,可以治疗多种心血管疾病,可以调节虚证患者的神经紊乱和内分泌紊乱。人参、党参、黄芪、当归、白芍、地黄、何首乌等有促进和改善造血功能的作用。人参、黄芪等健脾药可改善消化系统功能,调节蛋白质、脂肪、碳水化合物代谢功能,并增强内皮系统的吞噬功能及免疫功能等。特别是有些补益药呈双向调节作用,大大提高机体的适应性。显然补益药的临床应用极为广泛,有关作用机制还有待于进一步的深入研究。

值得特别强调的,许多补益药有防止衰老、延年益寿的作用,这为我国老年医学的发展提供了广阔的前景。

案 4. 贫血、胸腔积液、心包积液、腹水、呼吸困难(红斑狼疮)

[案例]

杜某某,女,46 岁。2000 年 5 月 9 日初诊。

主诉:呼吸困难 10 余天。患者因腹痛于 4 月住入某医院,经全面检查,确诊为系统性红斑狼疮。经激素等西药治疗未见明显效果,并出现两侧胸腔积液、心包积液和腹水。近 10 余天来呼吸困难,并日渐加重,伴纳呆,恶心,尿少,精神萎靡,全身消瘦,四肢无力,不能坐立,已失去活动能力,因呼吸困难每日必须间歇吸氧。腹部胀满,大便频数,每日七八次,量不多,稀便,无脓血。查体:慢性痛苦病容,贫血貌,极度消瘦,呈恶病质状态,不能坐立,神志清楚,语音低沉,语言难以连续,呼吸困难,睑结膜及指甲显著苍白,两肺底叩诊浊音,呼吸音减低,心率快,心律齐,腹部膨隆,重度腹水,下肢显著水肿。舌质淡,苔白,脉沉细数而弱。

中医辨证:气血亏损至极,脏腑功能衰败,脾虚湿阻,水湿内停。治以益气健脾,利水消肿。

拟方:黄芪 20g,党参 15g,白术 20g,茯苓 30g,山药 20g,薏苡仁 30g,车前子(包)20g,大腹皮 15g,枸杞子 15g,神曲 15g,麦芽 30g,陈皮 9g,半夏 9g,牛膝 9g,炒山楂 12g。水煎服。每日 1 剂。早晚分服。3 剂。

5 月 12 日:服药后小便增多,腹部舒适,水肿减轻,但仍恶心,食欲不振,口干,气短,不能平卧。舌脉如上。

照上方加葶苈子 9g,苏子 6g,生地 12g,鸡内金 15g。水煎服。每日 1 剂,早晚分服。3 剂。

5 月 15 日:小便量多,腹胀减轻,下肢水肿明显消退,仍恶心,纳差,口稍干,晚上气紧,但可以不用吸氧,大便次数仍多。舌质稍淡,苔薄白,脉弱而不数。

照 5 月 9 日方加葶苈子 6g,苏子 6g,鸡内金 15g,生地 12g,防己 9g。改山药为 30g。水煎服。早晚分服。4 剂。

5 月 19 日:小便量多,下肢水肿减轻,大便次数减少,每日五六次。精神及体力好转,已能坐下。饮食增加,稍感恶心,咽部有痰,不易咳出,睡眠不好。脉沉弱,苔薄白。

照 5 月 9 日方改大腹皮 12g,山药 30g。加杏仁 9g,远志 9g。水煎服。3 剂。

5 月 22 日:病情显著好转,水肿基本消退,仅脚面稍肿,腹不胀,仍感晚上气紧,有痰,稍恶心,口干,大便已成形,每日三四次,量不多。脉沉弦,舌苔薄白。

照 5 月 9 日方改大腹皮 9g。加葶苈子 5g,生地 12g。水煎服。15 剂。

6 月 7 日:药后效果显著,精神状态良好,无贫血征象,水肿消失,呼吸平稳,已能正常平卧,自由行走,生活能完全自理,饮食增加,惟大便稍干。X 线检查:胸腔积液、心包积液均消失,心肺正常。腹水征(-),血常规正常。脉沉弦较前有力,舌苔薄白。改以下方:

黄芪 15g,党参 12g,茯苓 15g,白术 12g,枸杞子 15g,神曲 12g,炒山楂 12g,鸡内金 12g,山药 20g,柴胡 6g,当归 9g,白芍 15g。

水煎服,嘱其续服 2 周以巩固疗效。

[解析]

系统性红斑狼疮是一种全身性自身免疫性疾病,可引起全身多器官多系统损害,临床表现多种多样。本例已经过西医特别是激素治疗,证候表现已不典型,就初诊所见,患者已属危证。中医学认为气血亏损至极,脏腑功能衰败,脾虚不能运化而致水湿内停。鉴于病情重笃,当取标本兼治之原则,施以益气健脾、利水消肿之法。方中重用黄芪、党参、茯苓、白术、山药健脾益气以扶正;猪苓、泽泻、薏苡仁、车前子、大腹皮利水行气以治标;陈皮、半夏和胃理气;麦芽、神曲、山楂健脾开胃;牛膝、枸杞子补肾培本。药后小便增多,下肢水肿减轻乃至消失,说明药证相符,已见成效。因其胸水较多,影响肺气宣肃,故又加葶苈子、苏子以泻肺平喘,尔后随证化裁,诸症痊愈。

[感悟]

系统性红斑狼疮的病因迄今尚不十分清楚。一般认为与遗传、免疫功能失常、环境变化、感染及内分泌因素等有关。临床表现复杂多变,可累及各个系统和多个器官,主要是皮肤、肾、关节、肌肉、心血管、肝、脾、淋巴结等。本例以多发浆膜炎为主要表现。

本病发病形式多样,可为急性、慢性或隐匿型。其证候表现轻重不一,可能为热毒炽盛、风湿热、气阴两虚、气滞血瘀、肝肾阴虚、脾肾阳虚等。本例较为特殊,突出是贫血、呼吸困难、胸腔积液、心包积液、腹水。就诊时已呈恶病质状态,说明气血亏损至极,脏腑功能衰败,已属危候。故急予标本兼治之法。一方面利水消肿,消除心胸腔积液,改善心肺功能;另一方面扶正补虚,所以重用健脾益气之品,因为有形之血不易速生,无形之气所当急固。患者显著贫血,健脾益气之品可加强后天之化生,有助于贫血之纠正,这是其一;其二,患者纳呆、恶心是脾胃虚弱之表现,重用健脾益气、和胃消导之品,如党参、黄芪、茯苓、白术、山药、山楂、麦芽、神曲、陈皮、半夏、砂仁等,可提高脾胃之生理功能,增进食欲,促进消化,改善一般身体状况,促进病情恢复;第三,脾主运化水湿,脾失运化,水湿内生,上泛心肺,形成胸腔积液、心包积液,或内停腹腔而成腹水,故重用黄芪、茯苓、猪苓、白术、薏苡仁以健脾利水,辅以大腹皮、车前子等以加速水液的排出;第四,健脾益气药物,如党参、黄芪、白术、山药等有提高机体细胞免疫和体液免疫的作用,而且具有双向免疫调节作用,有利于改善机体免疫状态,促进和提高神经、内分泌、消化及代谢功能。所以,扶正补虚是治疗本病的根本。健脾益气、调和气血是治疗的重要环节之一,也是本例治疗成功的经验。对于以肾虚为主证的,调补肾阴肾阳之虚损是治疗本病的又一个方面。

案5. 呕吐、腹泻、意识不清(中毒性休克)

[案例]

李某,男,56岁。1975年8月28日笔者诊治于旅途中。

主诉(代诉):意识不清约七八分钟。患者为某单位领导,率下属四人去各县检查工作。今日返回,上午10时许当地设宴欢送,席间有多样凉菜,11点上火车时一切如常。1个多小时后患者恶心呕吐,腹痛腹泻。呕吐物为所食之食物及黏液,大便如水,倾泻而下。继而头晕眼花,汗出如注,肢软,脸色苍白,迅即意识不清。列车员频繁广播,寻找列车上旅客中的医务人员协助救治。本人当即前往诊查,患者面色苍白,汗出淋漓,四肢冰凉,意识不清,脉搏触不到,呼吸浅而弱。而列车上没有急救药箱,虽频繁广播亦未找到一点药品。该次列车为快车,小站不停,到下一个车站尚有1个多小时,到终点站还需5个小时。在这病情危急时刻,大家十分焦急,怎么办?笔者忽然发现一个旅客正在吸烟,灵机一动,要了一支香烟,选择几个穴位,开始反复烟灸治疗。

取穴:主穴为内关、足三里;配穴为合谷、天枢。

经香烟灸治约5分钟,汗出减少,面色略显红润,能发出呻吟声,并可触及微弱之脉搏,神志逐渐清醒。继续轮换灸治上述穴位,脉搏逐渐较前有力,呼吸平稳,能断断续续回答问题,感觉腹部不适,全身发软。20多分钟后有一医专女学生在眼镜盒中发现一根针灸针,急速送来。笔者改用此针轮流针刺内关、足三里、合谷、天枢4穴,直至终点站。一路上患者神志清醒,情绪稳定,未再腹痛腹泻。在同行者的搀扶下步行出站。

[解析]

本例是在快速行进的列车上发生的急症病例。因饮食不洁导致急性胃肠炎而引起的休克,当属急危重症。相当于中医学的"厥脱"范畴。

患者为省级单位领导,率下属到各县检查工作,当地盛情招待自不必说,宴会上鸡鸭鱼肉时令冷盘十分丰盛,而当时正值夏末秋初,暑湿当令,气候炎热,食物难免不洁,腐败变质以致湿热疫毒之邪侵入胃肠,导致脾失运化,大肠传导失司。由于剧吐暴泻,伤阴耗气,迅即导致亡阴亡阳之变而成厥脱。故治宜温阳益气、救逆固脱之法。因系发生在行进的列车上,在没有任何急救药品和手段的特殊情况下,临时采取香烟灸急救。取穴以内关、足三里为主,配以合谷、天枢,轮流温热灸治。内关穴为手厥阴心包经络穴,别走手少阳三焦经,又是八脉交会穴,通阴维脉,具有益气养心、安神除烦、通心活络、理气化瘀、降逆止呕等多种功能。它不但主治胸部疾病,也是治疗腹部疾病的要穴。据现代研究发现,内关穴对心律有明显调节作用,对急性心肌缺血也有改善作用,并对心脏收缩功能有所改善。足三里为足阳明胃经合穴,不仅是调整胃肠功能,而且是治疗消化系统疾病的主要穴位,亦是全身性强壮之要穴。古人把足三里称为"长寿穴",具有调整气血、强壮全身之功能。合谷为手阳明大肠经之原穴。天枢是大肠经之募穴,合而调整胃肠功能,止痛止泻。四穴合用,温阳益气,疏通经络,调和气血,从而达到救逆固脱之作用,使病情迅即转危为安。

[感悟]

针灸是中医学的重要组成部分,是我国传统的治疗方法之一。针刺与艾灸都是通过经络、腧穴来调节经气运行,调整机体阴阳以达到治疗的目的。由于艾灸还有温热的刺激作用,所以对某些疾病还能显示其独到的功效。灸法治疗急症有悠久的历史和丰富的经验。灸法具有温经散寒、疏经活络、行气活血、回阳救逆等多种作用,加上其方法简便,效速力宏,成为深受群众欢迎的一种疗法。

20 世纪六七十年代,笔者在农村巡回医疗中常采用针灸治疗不少急慢性疾病并取得了良好效果。例如一个 8 个多月的婴儿,其母发现患儿下肢瘫痪两三个小时(当地有小儿麻痹症散在流行)。我们当即采用针刺治疗,2 次后即见下肢瘫痪明显好转,5 次后即恢复正常。又如一个 18 岁的女青年,患小儿麻痹后遗症 17 年。右脚下垂并外翻,脚跟不能着地,走路跛行,严重影响患者的生活和劳动。笔者在她家吃派饭时,劝其针刺治疗。针刺 2 次,脚后跟已能着地,6 天后完全恢复正常,走路好如常态,并能挑三四十千克的玉米走一两千米。又如一老年妇女患尿失禁已 30 余年,笔者采取针与灸结合方法治疗,终使长期困扰患者的难言之隐得以康复。

虽然随着时代的进步,医疗技术的发展,治疗手段日渐多样,但灸法治疗急症仍有可取之处,仍需传承和发扬。关于灸治的部位,一般多采取直接灸治患处,但需注意随时调整灸治的温热程度,以免日后遗留瘢痕之弊。并依据病情适当配伍若干经穴,更能提高治疗效果。

案 6. 高热(伤寒)

[案例]

赵某,男,37 岁,1965 年 7 月 24 日初诊[①]。

主诉:高热 4 天。患者初感发热,微微恶寒,继而体温逐渐升高,最高达 39.7℃,伴精神萎靡不振,纳食减退,恶心呕吐,腹胀,腹痛,曾疑为感冒、胃肠炎,注射青霉素及链霉素未见效果。查体:患者呈嗜睡状,皮肤散在出血点,咽部无充血,扁桃体不大,心肺未见异常,肝脾未触及,脐周明显压痛,白细胞 2 900/mm³,中性粒细胞 54%,淋巴细胞 45%,单核细胞 1%,嗜伊红细胞 0 个。脉滑数,舌质红,苔黄厚腻。

中医辨证:外感暑热,兼有寒湿。治以祛暑解表,清热化湿。

拟方:香薷 9g,藿香 9g,佩兰 9g,白芍 12g,木香 6g,焦三仙各 9g,金银花 12g,连翘 12g,扁豆 12g,厚朴 6g,甘草 6g。水煎服。2 剂,每日 1 剂,早晚分服。

7 月 26 日:诸症未见变化,体温仍在 39℃ 以上(39.1~39.4℃)。接到化验报告:肥达氏反应"O"1:80,"H"1:640。血培养及大便培养(-)。至此,可

---

① 本书收载的 20 世纪六七十年代病案中,检验值按照当时的标准记录,本次整理未予修改,特此说明。

确诊为伤寒,乃改弦更张,重新修正辨证。

重新辨证:湿热郁蒸,气分热盛。治疗先予泻火解毒,大清气热;后予祛湿清热,益气养阴。

拟方:石膏 50g,知母 6g,生地 20g,玄参 15g,栀子 6g,连翘 20g,金银花 20g,大青叶 15g,丹皮 15g,黄连 6g,赤芍 15g,甘草 6g。水煎服。2 剂,每日 1 剂,早晚分服。

7 月 28 日:服上方 1 剂,体温下降至 38.5℃。服完 2 剂后,体温降至 37.8℃。精神好转,腹不痛,腹胀减轻,皮肤出血点变淡,未见新的出血点,大便通畅。脉滑不数,苔薄黄腻。

照 7 月 26 日方改石膏 30g。2 剂。

7 月 30 日:体温下降,波动在 37.3～37.5℃,精神状态有所改善,已有食欲,口干,腹胀,大便不干。脉滑而濡,苔薄黄腻。

照 7 月 26 日方改石膏 30g,生地 15g。水煎服。2 剂。

8 月 1 日:体温正常,精神好转,饮食一般,腹稍胀,无出血点,亦无皮疹,惟身软乏力,少气懒言,脉沉弱,苔薄,舌根薄黄腻。因病情改变,改拟下方:

太子参 9g,茯苓 12g,白术 9g,石膏 20g,生地 15g,麦冬 12g,山药 15g,薏苡仁 30g,金银花 15g,连翘 15g,广木香 6g,麦芽 20g。水煎服。2 剂。

8 月 3 日:体温正常,腹不胀,食欲稍差,身体困乏,脉濡,苔薄滑。

照 8 月 1 日方加白蔻仁 6g。水煎服。2 剂。

8 月 5 日:体温正常,有食欲,但消化仍差,体力较虚弱。脉舌如上。改方为:

太子参 9g,茯苓 12g,苍术 9g,陈皮 9g,白蔻仁 6g,薏苡仁 30g,麦芽 20g,神曲 12g,金银花 15g,连翘 15g,扁豆 15g,木瓜 15g。水煎服。2 剂。

8 月 7 日:饮食好,精神佳,体温正常。脉沉,苔薄白,舌根稍腻。

照 8 月 5 日方去木瓜。水煎服。4 剂。

8 月 12 日:患者一般情况良好,无明显不适。脉沉,苔薄白,舌根稍腻。

党参 9g,茯苓 12g,白术 9g,麦芽 15g,神曲 12g,金银花 15g,连翘 15g,白蔻仁 6g,麦冬 12g,甘草 6g。水煎服。10 剂。以善其后。

注:本例为住院患者,曾配合输液治疗,未用任何抗生素。

[解析]

本例因高热就诊,经检查确诊为伤寒。中医学认为伤寒的发生是感受湿热病邪所致。初期有卫分表证,迅即湿热弥漫,留恋气分,而致热势稽留,呈现壮热、口苦之状。湿热犯胃,胃失和降则纳呆、呕恶。湿热困阻中焦,气机不畅,故腹胀、腹痛。湿为阴邪,阻遏气机,蒙蔽清窍,故而精神萎靡,神情淡漠。热伤营分,故见皮肤出血点。脉滑数,苔黄腻为湿热壅盛之证。初诊时虽已辨明外感暑热,兼有寒湿,采用祛暑解表、清热化湿之法,选用王氏连朴饮加味,但毕竟该方药少力薄,难以控制热势,药后病情如故,体温不降。尔后重新认证,修正方药,认为湿热郁蒸、气分热盛是其主要矛盾,故先予大清气热,继而利湿清热,益气养阴,则立见成效。方中石膏、知母,以甘寒和苦寒之性,大清里热;配黄连清上中焦之火;栀子清三焦之火;金银花、连翘、大青叶、甘草以增强清热解毒之力;玄参、生地清热养阴;丹皮、赤芍凉血散瘀而清热。尔后,随着热势下降气阴亏虚之证日渐显现,酌加太子参、党参、麦冬益气养阴生津。为改善食欲,加茯苓、白术、麦芽、神曲健胃消滞,运脾化湿;白蔻仁、扁豆行气祛湿。诸药合用,大清气热,泻火解毒为主,尔后辅以益气养阴、醒脾健胃之品以扶正,故而大大提高了疗效,缩短了疗程,防止了并发症的发生。

[感悟]

伤寒是常见的一种传染病。中医治疗仍有其独到之处而不失为治疗手段之一。随着科技之发展,对其认识也有新的体悟。

1. 毒是整个病理过程的主体。

伤寒属于中医的"湿温"范畴,是感受湿热病邪所引起的急性热病。在病理和临床证候上有湿、热两个方面的属性和特征。然而更重要的是毒的作用。毒的产生,一方面因湿郁热,因热蕴毒;再者是由湿热病邪直接蕴而生毒。故湿、热、毒是本病的基本病理因素,而毒更是病理因素的主体。现代医学证实,伤寒杆菌释放的内毒素是产生毒血症状的主要因素。由于毒邪亢盛,耗伤正气,致正气不足,遂出现后期的一系列的虚象和并发症。显然毒在本病的发生发展乃至后期都有着重要的作用和影响。

2. 解毒是治疗的中心环节。

清热、祛湿是中医治疗湿热病的主要方法,常用藿朴夏苓汤、三仁汤、王氏连朴饮等,但临床观察表明,在伤寒的治疗上传统的方药对某些症状的改善有一定效果,而对控制体温和中毒症状效果不甚理想。笔者的体会是及早应用清热解毒之品甚为重要,而且量宜重用,如石膏用量一般在 30~60g,金银花、连翘、大青叶、蒲公英也宜重用,一般在 30g 左右。又如黄连既能清热燥湿,又能泻火解毒,凡湿热之证均可应用。现代药理表明,黄连有广泛的抗菌作用,对伤寒杆菌有抑制作用。黄连解毒汤可对抗细菌内毒素毒性的作用,改善内毒素所致机体生理、生化功能失调,对伤寒杆菌内毒素所致死亡有保护作用,所以,及时应用清热解毒方药对控制病情是极为重要的。

3. 应用扶正补虚之品。

当体温下降后或进入缓解期,很多虚象就日益明显,出现湿浊困脾、气虚阴伤、气血亏虚等证,如精神不振、全身乏力、口干乏津、纳食欠佳、腰困肢软、白细胞降低等,故应及时扶正补虚,以提高机体抗病能力,帮助元气的恢复。如纳呆者加白蔻仁、佛手、茯苓、白术等;口干阴伤者加生地、麦冬、石斛等;白细胞降低者加女贞子、枸杞子、续断等。就整个恢复阶段来说,补益气血、醒脾祛湿最为重要,用药宜甘淡平和,这有助于防止并发症的发生,对加速康复、防止复发也是十分有益的。

案7. 发热、头痛、肾功能损害(流行性出血热)

[案例]

毛某某,男,46岁。1985年1月8日初诊。

主诉:发热、头痛约8天。患者于上月底感觉受凉,当晚全身不适,次日发冷发热,体温在38.6~39.5℃,全身关节酸痛,头痛,夜间汗出,眼眶痛,腰部酸痛,胸痛气紧,有时心悸,食欲明显减退,每日仅吃50~100g,大便三日未行。病后无咳嗽、吐痰及腹痛等。曾按流行性感冒治疗,输注青霉素、庆大霉素等,但输后发生眩晕、视物旋转、耳鸣、不敢睁眼等不适症状,停用庆大霉素。后发现尿常规有红细胞、白细胞、蛋白及管型,改按肾炎治疗,但病情未见好转,遂邀余会诊。刻下:发热,头痛,颈部酸痛,眼眶痛,脸红,烦热及前胸皮肤潮红,并见弥漫性瘀点,口黏而苦,纳呆,便秘。肾区有明显压痛及叩痛。体温38.5~39.2℃,血压110/80mmHg,血象白细胞143 500/mm³,中性粒细胞75%,淋巴细胞23%,单核细胞2%,血小板9.6万,血沉4mm/h,肝功能正常。尿检:白细胞4~6/HP,红细胞1~2/HP,蛋白(++),颗粒管型0~2/HP。脉弦滑稍数,苔白腻。并嘱抽血送外院做血清学检查,以明确诊断。

中医辨证:疫毒侵袭,湿热内蕴。治以清热解毒,祛湿凉血。

拟方:生石膏30g,知母6g,金银花20g,连翘20g,丹皮12g,丹参15g,茯苓15g,苍术9g,藿香9g,佩兰9g,葛根15g,甘草6g。水煎服。2剂。每日1剂,早晚分服。

1月11日:服上方后,效果显著,病情大为减轻。当晚安睡一夜,体温降至正常。口黏口苦减轻,食欲好转,已能进食,大便通,小便清,腰不痛,精神好,已能下地。脉弦劲有力,苔薄腻。检查肾区无压痛及叩痛。尿蛋白(-),红细胞(-),白细胞(-),管型(-),均属正常。流行性出血热荧光抗体 1∶320(阳性),遂确诊流行性出血热无疑。依病情变化,改方为:

金银花 15g,连翘 20g,萹蓄 9g,瞿麦 9g,木通 6g,黄芩 9g,麦芽 30g,焦山楂12g,神曲 12g,滑石 15g,当归 9g,牛膝 9g,川断 12g,甘草 6g。水煎服。4 剂。

1 月 16 日:目前精神好,食欲佳,口不苦,大便稍干,小便正常,偶感头晕。脉弦滑,苔白滑。

照 1 月 11 日方去萹蓄、瞿麦、木通。改连翘 15g,加茯苓 12g,白术 9g。水煎服。6 剂。

1 月 25 日:前日曾头痛,持续 2 天,近日好转。现诉眼困头胀,腰不痛,精神及食欲良好,"三红症"明显减轻。尿检:白细胞 4~5/HP,余(-)。脉滑,苔白腻。鉴于湿邪又重,改方为:

陈皮 9g,苍术 9g,厚朴 6g,藿香 9g,金银花 20g,连翘 20g,黄芩 9g,夏枯草12g,萹蓄 9g,瞿麦 9g,川断 12g,牛膝 9g,菊花 9g,甘草 6g。水煎服。6 剂。

2 月 1 日:一般情况良好,"三红症"消失,精神佳,气色好,体重增,偶感轻微腰困,尿检正常,仅有一次可见少许红白细胞。脉滑,苔白腻。复查荧光试验抗体效价 1∶80,遂改为下方以善其后:

藿香 9g,佩兰 9g,茯苓 12g,苍术 9g,陈皮 9g,厚朴 6g,白蔻仁 6g,滑石 15g,神曲 12g,麦芽 30g,萹蓄 9g,瞿麦 9g,川断 12g,狗脊 12g,甘草 3g。

本例经 1 月、3 个月、半年、1 年之随访观察,肾功能正常,未曾复发。

[解析]

本例以发热、头痛、皮肤出血及肾功能损害为特点,经血清学检查为阳性,故确诊为流行性出血热。中医学无此病名,类似于中医的"暑瘟""伏暑"或"冬温时疫"等范畴。

流行性出血热是由虫媒病毒引起的一种急性传染病。鼠类为主要传染源。每年 5~7 月及 10~12 月为流行高潮。中医学认为本病为感受湿热疫毒所致,具有温病的一般规律,发病急骤,传变迅速。当疫毒侵袭肺卫,迅速传气入营,出现热燔阳明,气营两燔之候,并可引发斑疹、吐血、衄血等。若邪伤气阴,阳气衰竭,可导致厥逆,表现为低血压、休克。邪热内盛,津液亏耗,热结膀胱,肾水枯竭,可致少尿。若伤及肾气,津液不藏,又可出现多尿。尔后逐渐转入恢复。在整个病程中,变化多端,变症丛生,甚至热毒逆传动风,可见神昏、痉厥、抽搐等。

本病以高热、休克、出血、肾脏损害、电解质紊乱等为主要表现,典型病程可分为发热期、低血压休克期、少尿期、多尿期和恢复期。其发病机制则依病程有所不同。大体可分为两个阶段。第一阶段为前三期,即发热期、低血压休克期和少尿期,其病机为湿热疫毒所致的邪实阶段。这一阶段病情重笃,容易发生各种并发症。第二阶段为邪实正虚。在发热期常有"三痛症""三红症"的特殊表现,这对诊断有所帮助。所谓"三痛症"即头痛、眼眶痛、腰痛。"三红症"即面部、颈部及上胸部皮肤潮红。因颜面潮红,结膜充血呈醉酒样面容。本例即有如此之表现。随着病情发展,可进入低血压休克期及少尿期,呈现厥逆或少尿之象,此乃邪热内闭,阴液耗伤,阴亏阳竭的危象。多尿期为热毒已退,正气渐复,肾气不固所致。恢复期则以肾虚为主,特别是肾阴虚较为突出。

由于邪正相搏,热灼气分,故而发热,出现"三痛"。热毒亢盛,传入营血,热伤血络,故而出现"三红"。脉弦滑数,苔白腻为湿热内盛之象。故治以清热解毒、利湿凉血之法。方中石膏、知母清热泻火,尤善清气分实热;金银花、连翘清热解毒;丹皮、丹参清热凉血而散瘀;藿香、佩兰化湿;茯苓、苍术燥湿;葛根解肌清热。诸药合用共奏清热利湿、泻火解毒、凉血化瘀之效用。患者服后大为见效,体温正常,诸症好转。尔后,依证调方,但仍以金银花、连翘、黄芩清热解毒;萹蓄、瞿麦、木通、滑石利湿清热为主,配牛膝、续断以补肾;麦芽、山楂、神曲、甘草健脾和中。在整个治疗过程中以清热解毒、利湿为主线,辅以补肾之法,使病情得以及时控制,迅即痊愈。

[感悟]

流行性出血热是一种急性传染病,属于中医学的温病范畴。其病情多较严重,发展过程也较复杂多样。故需严密观察病情,及时掌握证候变化,以便恰当应对。在整个病程中应注意以下几点。

1. 抓主证,辨阶段,明病机。

流行性出血热是以发热、休克、出血、肾损害为主证,故当针对主证进行辨析。发热是湿热疫毒与正气相搏的结果,但邪袭卫表时间很短,湿热疫毒逗留气分则为时较长,进而深入营血。故往往卫气营血交互并见,而非典型的发展顺序,常见卫气同病或气营两燔。就整个病程而言,发热期是属病之早期阶段。热毒亢盛是病证的主要环节,或兼有湿郁,或夹有血瘀,因而清热解毒或佐以祛湿,或佐以凉血活血化瘀是治疗的基本大法。若出现厥逆之象,是属低血压休克期,其病机为热毒内闭或阴亏阳竭,气阴两伤,治以补气生津为主。若小便短少,涩滞不畅,则属少尿期,其病机为阴虚热结,治当滋阴利水,辅以通泻、活血之法;若头昏腰酸、口干、尿频、尿量增多,则属多尿期,其病机为疫毒已退,肾气不固,正气渐复,治当补益肾阴为主。在前三期病情重笃,常相互重迭,不易截然划分,最容易发生并发症,如心力衰竭、肺部感染、水电解质紊乱等。如能认准病情,分清阶段,就便于及时处理,控制其发展,可能在发热期予以截断,就不一定发展至低血压休克期、少尿期或多尿期,而直接转入恢复期。本例的治疗过程就是如此。

2. 病证结合,注意与其他疑似病相鉴别。

流行性出血热来势凶猛,病情多变,临床上既要重视证的辨析,还要与病相联系,特别是要重视与类似疾病的鉴别。发病早期主要和流行性感冒、败血症、伤寒、急性肾炎等相区别,以免误诊误治,贻误病情,甚至造成不良后果。本例初期即误诊为流感,按感冒施治无甚效果。尔后发现肾功能损害又按肾炎治疗,结果仍然无效,走了弯路,贻误了病情。最后才明确诊断,病证结合,对症下药,迅即控制病情,得以痊愈。

3. 随证应变,辨证施治。

由于本病病情重,变证多,治疗时应随证应变。在清热解毒治法的基础上,应依病情的不同阶段、不同症状辨证施治,采取多治则的方法更能收到最佳效果。如气营两燔时,可采取下法以达到泻热、攻实、逐水以及急下存阴的目的。若出现动风、神昏、厥逆之象,应及早应用清心开窍、息风救逆之法;若属津亏阴伤,当用补肾滋阴之剂。而活血化瘀法又是本病不可忽视的重要治则之一。因为出血现象是流行性出血热的重要特点,从早期"三红症"的明显充血,到黏膜下出血、衄血、咯血、呕血、尿血、便血等都可能在病程中发生,中医理论认为"瘀血不去,血不归经",所以活血化瘀要及早应用,如丹皮、赤芍、生地、丹参、白茅根等,这和西医 DIC(弥散性血管内凝血)的理论是完全符合的。临床上亦有不少报道,活血化瘀法可用于出血热的各期患者,效果是肯定而确切的。

案 8. 头晕、呕吐、发热(病毒性脑炎)

[案例]

高某某,男,62 岁。2013 年 9 月 17 日初诊。

主诉:头晕、呕吐、发热 3 天。患者初感头晕、呕吐,继而发热,体温持续在39℃以上,因高热不退,住入某医院。经对症治疗及静脉输左氧氟沙星注射液等,病情稍见好转,但体温仍高。刻下:患者发热不退,精神萎靡,神情痴呆,沉默寡言,语音低沉,纳食不振,时有呕吐,身软乏力,口中黏腻,咳嗽,咳少量痰,偶感头部闷疼不适。脉沉弱无力,苔白腻。查体:心肺未见异常,未见脑膜刺激征。血常规正常,血沉 35mm/h,尿检:白细胞 3~5/HP,管型 3~5/HP,肝功能正常,胆固醇 5.61mmol/L。颈部彩超:右颈动脉硬化,伴多发斑块形成及右锁骨下动脉斑块形成。腹部 B 超:右肾小结石,前列腺增生。CT:右肺中叶、左肺下叶可见渗出性病变;双侧胸腔少量积液。核磁检查:多发性陈旧性腔隙性脑梗死,双筛窦、上颌窦炎症。脑脊液常规:白细胞、糖及氯化物、蛋白均正常。西医诊断为病毒性脑炎、动脉硬化、腔隙性脑梗死、肾结石、前列腺增生。虽经西医多方治疗未能控制病情,遂改投中医治疗。

中医辨证:湿热蕴结,弥漫三焦。治以祛湿清热,分利三焦。

拟方:藿香 9g,佩兰 9g,茯苓 15g,苍术 9g,陈皮 9g,杏仁 9g,金银花 20g,连翘 20g,柴胡 9g,黄芩 9g,枳实 6g,麦芽 20g,蒲公英 30g,薏苡仁 20g,炒山楂 12g,甘草 6g。水煎服。每日 1 剂。早晚分服,3 剂。

9 月 19 日:服药后体温下降正常,现已出院改服中药治疗。刻下:头不晕,不呕吐,仍感精神不振,说话无力,纳呆,脊背沉困,身软乏力,口干口苦。脉沉弦,苔薄黄。随症改以下方:

黄芪 15g,生地 20g,玄参 15g,柴胡 6g,黄芩 12g,金银花 20g,连翘 20g,板蓝根 20g,蒲公英 30g,葛根 15g,茯苓 9g,白术 9g,赤芍 15g,炒山楂 12g,麦芽 20g,丹皮 12g,丹参 15g,甘草 6g。水煎服。7 剂。

9 月 27 日:服药后感觉良好,体温正常,面色滋润,精神振作,说话声音增高。惟感腰困,身疼,睡眠不实。脉沉而弦滑,苔白稍腻。

黄芪 15g,苍术 9g,茯苓 15g,当归 9g,赤芍 15g,丹参 15g,川芎 6g,川断 12g,枸杞子 15g,麦芽 20g,神曲 12g,金钱草 20g,炒枣仁 15g。水煎服。10 剂。

10 月 7 日:病情显著好转,面色润泽,精神焕发,声音高昂,说话流利,食欲好,体力增,睡眠亦好转,不咳嗽,痰少。惟感背困,现已恢复到既往正常状态。复查血尿常规、血沉均正常。脉沉而有力,舌尖红,苔薄白。

照 9 月 27 日方去苍术、神曲、炒枣仁。加柴胡 6g,黄芩 12g,泽泻 12g,丹皮 12g,连翘 20g。水煎服。14 剂。

10 月 21 日:一般情况良好,无明显不适。脉沉弦稍数,苔薄白。

照 9 月 27 日方去苍术、神曲、炒枣仁。改茯苓 12g。加白术 9g,柴胡 6g,泽泻 9g,红花 6g,黄芩 9g,甘草 6g。水煎服。7 剂。

10 月 27 日:现已正常上班和生活。惟感夜尿稍多,每晚 3 次,其他均好,似如常人。脉沉而有力,苔薄白,根稍腻。改以下方巩固之:

黄芪 15g,茯苓 12g,白术 12g,当归 9g,赤芍 15g,丹参 15g,红花 6g,柴胡 6g,黄芩 9g,泽泻 9g,枸杞子 15g,金钱草 30g,制首乌 12g,山萸肉 12g,甘草 6g。7 剂,水煎服。

[解析]

本例以头晕、呕吐，继而发热为主证，结合发病季节，首当考虑湿温之可能。西医则见于多种疾病，而以病毒性脑炎为主。鉴于患者病证较多，治疗当应遵循急者治其标的原则，首当尽快控制体温。

当前患者高热不退，说明热势仍盛，而湿象却更为弥漫。由于湿浊上蒙清窍，清阳不升，故而头晕。湿浊困阻脾胃，胃气上逆而呕吐。湿阻中焦，胃纳功能失职则纳呆。湿浊困脾，四肢肌肉失养故而四肢沉困乏力。湿浊上蒙，清阳不展，以致精神不振、神情痴呆。口中黏腻、舌苔白腻均为湿盛之象。显然证属湿热蕴结，湿重于热。治当祛湿清热、分利三焦之法。方中藿香、佩兰芳香化湿；茯苓、苍术燥湿；杏仁宣肺化湿；薏苡仁淡渗利湿；柴胡、黄芩清肝胆郁热；金银花、连翘、蒲公英清热解毒；陈皮、枳实、山楂、麦芽、甘草理气和胃健中。全方以祛湿为主，辅以清热解毒，以达湿去热清之效。服药后立即见效，体温恢复正常。

随着湿邪渐消，阴津亏损之证日渐明显，故加用黄芪、生地、玄参益气养阴以扶正；配以黄芩、柴胡、金银花、连翘、板蓝根、蒲公英、丹皮以清热解毒；加葛根、丹参、赤芍活血祛瘀，以改善心脑血脉之瘀阻；茯苓、白术、山楂、麦芽、甘草调理脾胃以改善后天化生之本。尔后配金钱草以利胆排石；配枸杞子、川断补肾以固先天之本，从而使脾肾健壮，邪去正复，使病情得以加快恢复。

综观本例之特点，有两点值得注意。一是气分证并非突出，主要是以湿热证较为明显。本病的发生是感受湿热病毒而引起，章虚谷曾说："湿热之邪，始虽外受，终归脾胃。"其病机随人体中气之强弱而异，"中气实者，病多在胃，而为热重于湿。中气虚者，病多在脾，而为湿重于热"。但湿热蕴久，必会热盛伤津，所以在治疗上面对高热并非一定要采取大清气热，重用石膏、知母之品，而是重在祛湿，把化湿、燥湿、利湿集于一体，从而达到湿去热清之目的。事实表明，以祛湿清热之法，体温也能迅即得到下降。

本例另一特殊之处是兼夹病较多，伴有动脉硬化、腔隙性脑梗死、上颌窦炎、高胆固醇血症、渗出性胸膜炎、肾结石、前列腺增生等。但归纳起来不外湿热弥漫三焦所致。湿热在上，影响肺气，湿热邪毒上犯鼻窍，以致发生鼻窦炎；湿热内蕴，气血不和，血行不畅，久而成瘀，形成斑块，乃至脉络梗塞；湿热在中，困阻脾胃，胃纳脾运失职，水湿代谢失常；水停胁下，而成胸腔积液；湿热在下，肾气受损，以致前列腺增生；湿热蕴结，煎熬尿液，久而形成结石。显然患者诸多病证都和湿热有关，湿热久蕴而成瘀，最终又可导致正气亏虚。因而治疗上按照这个思路辨证施治，使众多的伴发疾病迅即得以缓解和稳定，这正是中医整体治疗优势的体现。

[感悟]

中医学强调天人相应学说。许多疾病的发生与时令气候有密切关系。长夏初秋之时,湿气偏盛,湿热病毒之邪最易侵袭人体,容易发生湿热之病,温病学家谓之湿温。湿热为患有其特点,表现为湿中酿热,热处湿中。临床上虽有湿重与热重之分,但治疗时总要以祛湿为先,清热必先化湿,要特别重视湿邪的轻重与转化,务以祛湿为中心。随着病程的发展,最后终必化燥伤津,导致气阴耗伤,治疗又当益气生津以扶正。若湿温化燥或痰湿内闭均可邪入心包发生神昏,治疗当宜化浊开窍之法。

湿温病是夏秋季的常见病,包括现在的许多疾病,如病毒性脑炎、伤寒、副伤寒、沙门氏菌属感染、钩端螺旋体病等。其治疗应紧抓祛湿与清热两个方面。祛湿常用茯苓、泽泻、滑石、薏苡仁、竹叶、通草等;清热常用黄芩、连翘、栀子、金银花、丹皮、知母、黄连等。黄芩清热又燥湿,连翘善清上中下三焦之湿热,与金银花相伍更长于清热解毒,不论对细菌性或病毒性感染都有很好的疗效。

在祛湿时还应注意适当加用理气之品。吴鞠通强调"气化则湿化"。所以化湿必先调气,这也是值得我们学习的宝贵经验。

案9. 腹泻(细菌性痢疾)

[案例]

王某,女,43岁。1966年7月16日初诊。

主诉:腹泻1天。患者于今晨发病,出现腹痛、腹泻。大便初为黏液,夹杂少量鲜红色血液,继而大便稀如水样,至下午已腹泻十三四次,伴有里急后重感,发热,体温38.6℃,纳呆,身软乏力。脉数而濡,舌淡,苔白腻。当即收住入院,即刻做血、尿、便常规,并做大便培养。血常规:白细胞12 500/mm³,中性粒细胞80%,淋巴细胞20%。大便检查:红细胞(++),白细胞(++)。

中医辨证:寒湿壅滞肠中,肠道传导失司而致泻。治以温化寒湿,行气止泻。

拟方:陈皮9g,苍术9g,厚朴6g,茯苓20g,泽泻12g,猪苓9g,白术15g,桂枝9g,甘草6g,薏苡仁30g。水煎服。每日1剂,早晚分服。2剂。

7月18日:药后次日体温下降至37.5℃,今晨37℃。大便次数减少,2~3次/天,粪便呈糊状,无血和黏液。腹痛不明显,精神好转。脉濡,苔白腻。大便培养结果报告:福氏痢疾杆菌。

照7月16日原方2剂。

7月20日:体温正常,腹不痛,有食欲。大便基本成形,量少,无血和黏液。复查血常规正常,大便常规正常,再次送检做大便培养。患者因恢复良好,要求出院。

带7月16日方再服2剂。

两日后大便培养结果报告:痢疾杆菌阴性。

[解析]

本例有以下特点:①发病急。②主证为腹痛、腹泻。初为黏液便,夹有血液,便如水样,伴发热、里急后重感。③脉濡,舌苔白腻,一派湿盛之象。鉴于正当酷暑季节,其病因首当考虑外感所致,即感受暑湿之邪。而临床证候既有热象,而湿象更为突出。暑多兼湿,所以感受湿邪或寒湿引起的痢疾可能性最大。从发病来看,患者发病急速,无慢性腹泻史,可排除慢性痢疾或休息痢。血常规白细胞较高,化验大便有红、白细胞,加之发病急、体温高、腹痛、里急后重等表现,特别是大便培养出福氏痢疾杆菌,最终可以明确诊断为细菌性痢疾。

中医突出以证为主,本例以湿邪偏盛为特点,而湿最易寒化,故辨证为寒湿壅滞肠中,肠道传化失司而致泻。治当温化寒湿、行气止泻之法。方中苍术、白术健脾燥湿;厚朴行气燥湿;茯苓、猪苓、泽泻、桂枝温化寒湿;陈皮和胃理气;薏苡仁健脾利湿止泻。全方即在胃苓汤基础上加薏苡仁而成。结果服一剂而热降泻减;服二剂诸症明显好转,基本正常;服三剂体温、大便次数及化验均正常;服四剂患者已好若常人,大便培养阴性。本例未输液,未用任何西药,仅服4剂中药即获效,说明中医药的疗效是无可置疑的。

[感悟]

细菌性痢疾为夏秋季节的常见传染病。中医学认为其病因多由暑湿或疫毒之邪所致。由于体质的强弱或湿从寒化或湿从热化,或感受湿热之邪导致胃肠功能紊乱,传化失司而发病。湿邪最易伤及脾胃,使脾的运化功能失职,古人有"无湿不成泻"之说,所以,临证时应重点观察舌脉的变化,辨证时应区别寒热虚实,治疗时总离不开祛湿。本例即借鉴于此,应用胃苓汤而取效,即平胃散以燥湿,五苓散以利湿,加薏苡仁健脾利湿以增强疗效,不仅迅即控制了症状,而且能抑制病原菌而使大便细菌培养转阴,这再次印证中医治疗特色,它的疗效机制不是针对病原菌,亦非一概应用苦寒清热、消炎解毒之品,而是从整体出发,调整脏腑功能,从而达到祛病的目的。

二、呼吸系统病证案例

案1. 恶寒、发热(感冒)

[案例]

王某,男,52岁。1974年9月6日初诊。

主诉:恶寒、发热2天。患者发热、微恶风寒,流涕,打喷嚏,头痛,轻微头晕,胸闷,无汗,轻咳,痰不多,纳呆,口干,口苦,耳鸣,失眠,脊背疼痛,肢软乏力,大便中含不消化食物,臭味特重。脉浮数,苔白腻。体温38.5℃。化验白细胞13 500/mm³,中性粒细胞90%,淋巴细胞10%。

中医辨证:外感风寒,暑湿内蕴。治以疏散风寒,芳香化湿,辅以清热解毒之法。

拟方:藿香9g,佩兰9g,羌活3g,荆芥6g,防风6g,苍术9g,厚朴6g,桔梗9g,杏仁9g,金银花15g,连翘15g,桂枝6g,甘草6g。水煎服。2剂。今日即服1剂。

9月8日:患者就诊返家后,下午1点服上方。服后微微汗出,4点测量体温即已正常。服完2剂后,自觉病已好大半。目前无寒热,不流涕,头不痛,仅感头闷,咳嗽减轻,咳痰亦少,仍纳差,身软乏力,大便正常。脉沉而濡,舌尖红,苔薄白舌根腻。

复查血常规:白细胞7 600/mm³,中性粒细胞66%,淋巴细胞34%。鉴于湿热仍有残留,改方为:

藿香9g,佩兰9g,陈皮9g,苍术9g,厚朴6g,半夏9g,杏仁9g,桔梗9g,茯苓12g,麦芽24g,神曲12g,甘草6g。水煎服。2剂。

9月11日:患者一般情况大为好转,饮食增加,咳嗽不明显,惟感身软肢困。脉沉,苔薄白,舌根稍腻。改方为:

黄芪12g,茯苓12g,白术9g,黄芩9g,山药15g,木瓜15g,麦芽20g,神曲12g,甘草6g。水煎服。续服2剂。

[解析]

本例为一外感暑湿证,即暑湿感冒。是因外感风寒,内伤暑湿所致。当时虽已初秋,然"秋老虎"之暑湿,仍有余威。由于外感风寒,卫阳被郁,故而恶寒发热;肺合皮毛,卫气通于肺;风寒伤肺,肺失宣肃,故咳嗽吐痰;卫阳被抑,故头痛,无汗;暑多兼湿,湿阻中焦,气机不畅,则胸闷;湿浊困阻脾胃,清阳不升,则致纳呆,耳鸣,失眠;外邪郁内,迅即化热,加上暑热之气,故而口干口苦;脉浮数为外感之象,苔白腻为湿盛之表现。显然,本例为外感风寒并兼夹暑湿之证,而白细胞之所以较高,说明患者系病毒与细菌的混合感染所致。

鉴于风、寒、湿、热合而为患,故治疗亦应多方兼顾,采取疏散风寒,芳香化湿,佐以清热解毒之法。方中藿香、佩兰芳香化湿以解表;苍术、厚朴、半夏燥湿以和中;荆芥、防风、羌活、桂枝以疏风散寒;桔梗、杏仁、甘草宣肺止咳化痰;金银花、连翘清热涤暑解毒。全方紧扣病机,有的放矢,故而效果显著。药后2个多小时体温即降至正常。服药2剂,诸症好转,血常规亦恢复正常。

显而易见,遵循中医理论,紧扣病机,药少力专,虽花钱不多,也是能取得满意疗效的。

[感悟]

感冒是一种常见病。从病因上来说,可分为风寒证与风热证,即风寒感冒与风热感冒。然而夏季和夏秋季节交替时很容易发生暑湿证。因暑多兼湿,结果形成风、寒、暑(热)、湿夹杂为患,出现恶寒发热、无汗、头痛、咳嗽、吐痰、胸闷、纳呆、肢困乏力等症状。因此,对暑湿感冒的治疗,应把握多个方面,而非简单发散风寒或发散风热之法。

1. 发散应适可而止,不可过度。

发汗解表主要适用于外邪初入肌表,即外感初期,常用药如荆芥、防风、柴胡、苏叶等。发汗解表可有效退热,但应用时要注意,解表应微微汗出为宜,尤其对年老体虚、产后妇女,切不可过汗、大汗,以防耗气伤津。

2. 芳香化湿以解表。

对于外感风寒、内伤湿滞的暑湿感冒,要善于应用芳香化湿之品,如藿香、佩兰等。藿香、佩兰功能清暑除湿,疏散表邪,理气和中。其特点是既能解表散热,有效退热,又可改善湿浊困阻所引起的脘腹胀闷、纳呆、恶心等消化道症状。

3. 适当配合清热解毒。

暑湿感冒者既有湿,又有热,热郁湿中,郁热不解则成毒。然而湿性黏腻,故而湿、热、毒难解难分,因而加用金银花、连翘、蒲公英等重在清热解毒,有助于控制病势。吴鞠通之新加香薷饮,即在三物香薷饮中加用金银花、连翘,以增清热涤暑之力。

同为感冒,因节令气候之不同而证候有异,治法用药也有所差别,临证时应细审之。

案 2. 声音嘶哑(慢性咽炎)

[案例]

郑某某,男,22 岁。1978 年 7 月 15 日初诊。

主诉:声音嘶哑 1 年余。患者自去年感冒后出现声音嘶哑,有时甚至不能发音,曾就诊多家医院,服各种药物治疗,其中多以补品为主,如人参、黄芪、胎盘粉等,但均未见效果。刻下:咽部干痛,口干欲饮,时而胃部胀满隐痛,饮食稍差,大便稀溏。脉沉,舌质紫,苔白。耳鼻喉科检查:咽部黏膜呈慢性炎症改变,双侧声带边缘充血,闭合差。诊断为慢性咽喉炎。

中医辨证:邪热内郁,肺阴耗伤,血瘀湿阻,气道不利。治以清热养阴,化瘀利湿,宣散肺气,利咽开音。

拟方:玄参 24g,连翘 24g,山豆根 9g,赤芍 24g,茯苓 15g,丹参 15g,薏苡仁 30g,蝉蜕 9g,木蝴蝶 9g,丹皮 6g,红花 6g,薄荷 6g。水煎服。3 剂,每日 1 剂,早晚分服。

7 月 19 日:药后咽喉干痛减轻,胃部舒适,大便稀,头稍晕。舌质紫,苔白腻减轻。

7 月 15 日方加白术 9g。水煎服。3 剂。

7 月 22 日:头晕好转,咽痛减轻。脉舌如上。效不更方。

照 7 月 19 日方,再服 3 剂。

7 月 26 日:仍感咽部轻微干痛。

照 7 月 15 日方加生地 12g。水煎服。3 剂。

7 月 29 日:咽痛减轻,说话声音较前清亮,稍感胃部不适。脉沉,舌紫,苔白腻。鉴于血瘀、湿浊较显,改方为:

赤芍 24g,川芎 6g,桃仁 9g,红花 6g,丹参 15g,茯苓 15g,薏苡仁 30g,滑石 15g,玄参 12g,连翘 24g,山豆根 9g,蝉蜕 9g,木蝴蝶 9g,甘草 3g。水煎服。

3 剂。

8 月 4 日:说话声音明显较前响亮,口不甚干,咽不痛,小便多,大便正常。脉沉,舌质稍紫,苔白滑。

照 7 月 29 日方去滑石、蝉蜕。加白术 9g。水煎服。3 剂。

8 月 7 日:说话声音正常,病已基本痊愈。脉沉,舌质正常,苔薄白,舌根白滑。改方为:

赤芍 15g,当归 9g,川芎 6g,丹参 15g,红花 6g,茯苓 12g,白术 9g,薏苡仁 15g,连翘 15g,蝉蜕 9g,甘草 6g。水煎服。再服 3 剂以巩固疗效。

[解析]

本例以声音嘶哑甚至不能发音为主证,但其病理演变较为复杂,表现在:①感冒之后出现音哑,实乃外邪侵袭、肺气失宣所致。尔后用药多系滋补之品,如人参、黄芪等,其性温燥,以致肺热郁闭更甚,造成肺失宣肃,声道不利,发音不扬。②患者口干明显,而且干而欲饮,说明肺热津伤。③伴有胃部胀满,隐痛不适,大便稀溏,舌苔白。说明脾胃失和,湿阻脾胃。④病程较长,舌质紫。显示气血不和,内有瘀血痹阻之象。显然,综合其病理因素,热、湿、瘀夹杂一起,合而为患。参考耳鼻喉科检查,咽部黏膜慢性炎症改变,声带充血,闭合不全。所以,本病中医谓之"喉喑",西医诊为慢性咽喉炎是确切无疑的。

患者初感外邪,予以疏散风寒或清肺泄热之法本可治愈,由于治疗不当,过用温补之剂,以致肺有燥热,津液被灼,声道燥涩,会厌开合不利而致音哑,加之湿浊困脾,血脉瘀阻,形成热、湿、瘀夹杂之证,故本例辨证为邪热内郁,肺津耗伤,血瘀湿阻,气道不利。治以清肺养阴,祛瘀利湿,宣肺开音。方中玄参、连翘、山豆根均有清热解毒之功能,但三者各有特点。玄参既能清热泻火,又可养阴润燥,对咽喉肿痛有良好效果;连翘清热解毒,又可消痈散结;山豆根清热解毒而利咽喉,为治咽喉肿痛之要药,与玄参相配伍利咽效果更能相得益彰;茯苓、薏苡仁祛湿;赤芍、丹参、红花活血化瘀;丹皮清热凉血而活血;蝉蜕、薄荷疏风散热,与连翘相配伍善治咽痛音哑等证;木蝴蝶润肺止咳,清咽开音。诸药合用,共奏清热养阴、祛湿化瘀、利咽开音之效。随着瘀散热清,尔后加大健脾祛湿之品,终使病情得以康复。

[感悟]

音哑又称失音,中医古籍称之"喉喑"。其病虽属喉与声带的疾患,但与肺肾关系密切。喉属肺系,肺脉通于会厌,肾脉挟舌本。《灵枢·忧恚无言》云:

"会厌者,音声之户也。"肺主气,肾藏精。肾精充沛,肺气旺盛,则鼓动声道而出声,故凡外邪阻塞肺窍,或肺肾亏虚均可影响会厌,开合不利而致失音。

临床依据起病的缓急,病程的长短,分为暴喑(急性)和久喑(慢性)两类。急性多由外感引起,慢性多为肺肾亏虚所致。在病理演变过程中常影响脾的运化而成湿痰,甚至痰热互结,或久病引起血行不畅而成血瘀。所以,治疗时切不可忽视,要注意配合祛湿化痰、活血化瘀的应用。

要特别强调一点,临证时要重视并善于运用宣散肺气之法,特别是外感失音时更要注意,因声音出于肺。凡外邪壅塞肺气,升降失司,气道不利,即可导致声音不扬,故宣散肺气可使声音易复,切不可乱用温燥敛肺之品,使肺气郁闭,造成病情迁延难愈,不仅外感失音如此,内伤失音也应在补虚基础上,加以宣肺利气、利咽开音之品,如蝉蜕、木蝴蝶、桔梗、薄荷、牛蒡子等,有助于声音之恢复。

案 3. 胸痛(肋软骨炎)

[案例]

于某,女,56 岁。1983 年 10 月 24 日初诊。

主诉:胸痛 1 周。此前曾有轻度感冒,未服药而自愈。后即出现胸痛,疼痛局限于左胸前部肋骨处,并有明显压痛,伴口苦、纳呆、腰困。脉沉弦,舌胖,苔薄白。检查左胸第 3 肋软骨处隆起,高出皮肤 1~1.5cm,有明显压痛。周围皮肤无异常,化验血常规正常。

中医辨证:热郁痰聚,气滞血瘀,痰热瘀互结于胸。治以活血祛瘀,宽胸理气,化痰清热散结之法。

拟方:当归 9g,赤芍 12g,川芎 6g,桃仁 9g,红花 6g,丹参 12g,瓜蒌 15g,薤白 9g,茯苓 12g,炒山楂 12g,大黄 3g。水煎服。2 剂,每日 1 剂,早晚分服。

10 月 26 日:服药后疼痛减轻,食欲稍好,仍口苦,脉舌如上。

照上方改丹参 15g,茯苓 15g,加连翘 20g。2 剂。

10 月 30 日:左胸骨处疼痛减轻,口不苦,惟大便稀。

照 10 月 24 日方去大黄,改瓜蒌 12g。加白术 9g,薏苡仁 20g,连翘 20g。水煎服。2 剂。

11 月 2 日:胸痛不明显,左胸肋软骨处突起缩小,压痛不明显。脉沉,舌质正常,苔薄白。改方为:

当归 9g,赤芍 12g,川芎 6g,桃仁 9g,红花 6g,丹参 15g,连翘 15g,茯苓 9g,

白术 9g,枳壳 9g,甘草 6g。水煎服。2 剂。

11 月 4 日:胸痛消失,左肋软骨处平坦,压之不痛,脉舌正常。

照 11 月 2 日方去赤芍。加白芍 15g,枸杞子 12g。再服 2 剂。意在提高扶正之力,以巩固效果。

[解析]

本病西医诊为肋软骨炎,又称非化脓性肋软骨炎,其发病与呼吸道感染有关。其病因多认为系病毒感染所致,属于中医学"胸痹"范畴。

本例病史很明确,此前曾患感冒。由于感受外邪,肺中蕴热,热灼津液为痰,痰热壅结,气机郁滞,血脉痹阻,痰热瘀互结于胸软骨处而致胸肋突起;血脉不通,不通则痛,故而局部疼痛和压痛;口苦说明余热未清;舌胖为湿邪之象,故辨证为气滞血瘀,湿聚为痰,痰热瘀互结于胸,治以活血祛瘀,宽胸理气,清热化痰散结之法。方中当归、赤芍、川芎、桃仁、红花、丹参活血化瘀,通络止痛;瓜蒌、薤白宣痹散结;茯苓祛痰利湿;山楂化瘀健胃;大黄清热化瘀;后加金银花、连翘,加大清热解毒之力,增加散结之效;后又因大便稀溏加白术、薏苡仁以增健脾祛湿之作用。诸药合用,标本同治,迅即使肿消痛止而病痛得愈。

[感悟]

肋软骨炎多见于呼吸道感染之后身体虚弱者,中医辨证多属本虚标实证。治疗时当以急则治标以止痛为先,采取活血化瘀,清热化痰,宣痹散结,理气止痛之法。因为无论是外邪侵袭或脏腑内伤,在其病理演变过程中都可造成气滞血瘀、脉络不通而胸痛,所以待邪去痛止之后,再适当培补正气。

活血祛瘀止痛之药甚多,如常用的川芎、赤芍、丹参、桃仁、红花、延胡索等,通常是有效的。炮甲珠价格昂贵,普通患者经济上难以承受,为减轻患者经济负担,不宜作为常规或首选用药。

鉴于本病之发生多与呼吸道感染有关,故适当加用清热解毒之品,如金银花、连翘、蒲公英、黄芩等有助于病情之恢复。

案 4. 发作性咳喘(支气管哮喘)

[案例]

苏某,女,18 岁。1979 年元月 10 日初诊。

主诉:发作性咳喘 17 年,加重 3 天。患者诞生 8 个多月时其父母闹离婚,双方都不愿抚养,相互推诿,以致缺乏对婴儿的正常护理。时值寒冬,婴儿还身着薄衣躺在席上任其哭闹。此后患儿常病发咳嗽、流涕乃至咳喘,从未系统治疗。17年来其父母为离婚常年吵闹不休,因多种原因至今也未离成。但患者却留下病根,每当天冷或受凉后即容易犯病。病愈后,好如常人,如此反复不已。近3天来气候骤冷,患者旧病复发,呼吸急促,胸部憋闷,咳喘不已,夜间不能平卧,但吐痰不多,痰白夹黄,不易咳出。查体:呼吸急促,喉中痰鸣,唇色青紫,两肺满布哮鸣音,心率快。脉数,舌质淡,苔白夹黄。

中医辨证:寒邪束肺,肺失宣肃,蕴而化热,肺气上逆而咳喘。治以温肺化痰,清热平喘。

拟方:麻黄3g,杏仁9g,苏子6g,黄芩9g,桑白皮12g,前胡9g,瓜蒌12g,金银花15g,连翘15g,茯苓12g,白术9g,紫菀9g,款冬花12g,甘草6g,生姜3片。水煎服。每日1剂,早晚分服。2剂。

1月12日:药后病情大为好转,呼吸基本平稳,痰易咳出,晚上已能平卧入睡,咳而无痰鸣,唇色较前红润。脉弦滑,苔稍白。

原方加山药12g,薏苡仁15g。去麻黄、桑白皮。水煎服。2剂。

1月14日:呼吸平稳,已不咳喘,似若常人。遂拟下方以善其后。

黄芪9g,茯苓9g,白术9g,黄芩9g,山药15g,紫菀9g,款冬花9g,连翘12g,甘草6g。6剂,水煎服。

[解析]

本例有以下特点:①有咳喘反复发作史。②病因明确,与寒邪密切相关,每当感受寒凉则易发作。③有典型的症状表现,如突然胸闷,呼吸困难,不能平卧,喉间哮鸣,痰难咯出等。西医诊为支气管哮喘,中医则属哮证范畴。

患者自小因家庭不和缺乏正常生活照顾,以致寒邪侵袭,伤及肺气,津液输布失常,凝聚而成寒痰。此后每当外感风寒,即引动寒痰,痰气相击,肺气上逆而发病。本次因寒而发,但已迅即化热,形成寒热夹杂之象,故而治以温肺化痰、清热平喘之法。方中麻黄宣肺平喘;苏子降气平喘以调节肺气之宣肃;紫菀、款冬花温肺化痰;前胡、瓜蒌清热化痰;茯苓、白术健脾化痰,少佐生姜以温化寒痰;黄芩、桑白皮、金银花、连翘加大清泄肺热之力。全方寒热并用,以迅速平喘为首要。药后立竿见影,呼吸恢复平稳,加山药、薏苡仁补肺气、健脾气,尔后加黄芪健脾益气以扶正,以达到扶正祛邪的目的。现代研究表明,黄芪的补气与扶正作用与增强和调节机体免疫功能,提高机体抗病能力,维持机体内环境的平衡密切相关。

[感悟]

支气管哮喘是一种常见的呼吸道过敏反应性疾病。其特征是反复发作,伴有哮鸣音,以呼气性为主的呼吸困难,属于中医学的哮证范畴。其病理因素为宿痰内伏于肺,因外感风寒,或饮食内伤,或情志不畅,或劳累过度而诱发。若反复发作,可致肺、脾、肾三脏亏虚,形成本虚标实的临床特点。

现代医学认为本病多由Ⅰ型变态反应引起,变应原多为外源性,如花粉、毛屑、真菌或鱼、虾、蛋类等食物,或接触化工产品如油漆、染料等,或各种药物,如抗生素等,或由于呼吸道感染、寒冷及精神因素等而诱发,这和中医学的认识是十分吻合的。

治疗上应遵循中医学的宝贵经验,即发时治标,平时治本,虚实夹杂者应标本兼治。笔者体会,治疗时还应特别注意两个问题:

1. 扶正补虚,维护肺主气的功能。

肺是一个呼吸器官。中医学认为肺主气,司呼吸,外合皮毛,肺气主宣发和肃降,这是其特点。若长期宿痰不去,必然肺气渐虚,而肺气亏虚则卫外不固,更易感受外邪;或由于饮食不当、情志失和或劳累过度均可诱发,使痰气交阻,肺失宣肃,肺气上逆而喘促。显然肺气虚对哮喘的发生和发展有着重要的影响。因此,治疗时应注意补益肺气,增强肺的功能,如黄芪、人参、党参、山药等,但不可一味滋补,以免肺气郁闭,外邪留恋。要注意肺气的宣肃,配合麻黄、杏仁等宣散之品,或配以半夏、厚朴、前胡、款冬花等肃降之药,以发挥肺气的宣降作用,保证肺的升清降浊、吐故纳新的功能,而非单纯以补了之。

2. 解毒祛邪,消除过敏因素。

引起支气管哮喘的诱发因素很多。有资料显示,74%的患者因受凉而引起,40%的患者每到冬季反复发作。过敏与感染是发作的两个主要因素,其过敏原不论是物理性的、化学性的、药物性的,也不论是感染了细菌或病毒,或是内分泌因素、体液因素的异常,中医学认为这些都是毒,即外毒和内毒。毒邪内侵,影响脏腑功能,特别是肺的宣肃功能失常,而致呼吸喘促,痰鸣有声,因此,治疗时应用解毒之法,选用清热解毒之品,对于消除感染、提高机体抗感染能力是十分有益的和必要的。

笔者在临床上常选用金银花、连翘、蒲公英等,既能清热解毒,抗菌消炎,也能调节免疫功能,增强网状内皮细胞吞噬能力,或佐以抗过敏作用之品如蝉蜕、地龙等,则可提高疗效,加速恢复。实验研究显示,地龙等有舒张支气管和抗组胺作用。

案 5. 右胸胁痛、呼吸急促、胸腔积液（结核性胸膜炎）

[案例]

闫某,女,17 岁,学生。2007 年 6 月 15 日初诊。

主诉:右胸胁痛半个多月。伴咳嗽、吐少量白痰,呼吸急促,有时感呼吸困难,全身乏力,精神不振,晚上多汗,右侧卧位舒适。查体:右胸第 4 肋下叩浊音,呼吸音减低,心律齐,未闻及杂音,血常规正常,血沉 46mm/h。胸片:右肺下部密度增加,大量积液,纵隔向左推移。脉沉弦而滑。舌红,苔白腻。

中医辨证:气虚湿盛,饮停胸胁,而成痨证。治以益气抗痨,利湿逐饮。

拟方:黄芪 9g,黄芩 12g,玄参 12g,丹皮 12g,柴胡 6g,白芍 15g,枳壳 9g,茯苓 20g,白术 12g,陈皮 9g,半夏 9g,丹参 12g,生地 15g,百部 15g,连翘 20g,葶苈子 9g,甘草 6g。水煎服。每日 1 剂,早晚分服。15 剂。

7 月 3 日:药后右胸不痛,咳嗽明显减轻,呼吸自如,精神好转,但仍盗汗,左右侧卧均可,右肺呼吸音较清晰,但仍较左侧为低。脉沉弦。舌稍红,苔白腻。

照上方改白术 15g、葶苈子 6g,加夏枯草 9g。水煎服。每日 1 剂。15 剂。

7 月 20 日:咳嗽不明显,痰亦减少,食欲佳,较前吃胖,仍胸部疼痛,深呼吸时尤甚,易出汗,其他均好。右肺呼吸音正常。复查血沉 20mm/h。脉沉弦,苔薄白腻。

照 6 月 15 日方去陈皮、半夏,改葶苈子 6g、黄芪 12g,加苍术 9g、夏枯草 12g、当归 9g。水煎服。15 剂。

8 月 6 日:一般情况良好,仅感深呼吸时右侧胸痛,其他无不适。脉稍数,苔白腻。改方如下:

黄芪 12g,黄芩 12g,柴胡 6g,白芍 15g,茯苓 20g,白术 9g,苍术 9g,生地 15g,丹皮 12g,丹参 12g,枳壳 9g,百部 15g,连翘 20g,葶苈子 6g,玄参 12g,夏枯草 12g,当归 9g,甘草 6g。水煎服。15 剂。

8 月 22 日:患者面色滋润,不咳嗽,不吐痰,无盗汗,精神佳,偶感深呼吸时右胸胁隐痛。复查胸片:右膈面活动减弱,与原片对比,积液已基本吸收。肝功能正常,血常规、血沉均正常。脉沉,苔白滑。目前病已基本痊愈。

照 8 月 6 日方加赤芍 15g。因即将复学,服药不便,改以间断服药。

2008 年 1 月 23 日:无不适主诉。复查血常规、血沉均正常。胸片:右侧胸膜肥厚粘连。脉沉,苔薄白。嘱其寒假期间再服 15 剂,以巩固疗效。方为:

黄芪 12g,白芍 15g,当归 9g,柴胡 6g,黄芩 9g,茯苓 9g,白术 9g,丹参 12g,连翘 20g,百部 15g,丹皮 12g,夏枯草 12g,枳壳 9g,山楂 12g,甘草 6g。15 剂,水煎服。

[解析]

本病发病清晰,初感右侧胸胁疼痛,伴有咳嗽、吐少量白痰,继而呼吸急促,甚至呼吸困难而求诊。结合检查右侧胸部叩浊,血沉增快,X线片右肺大量积液,西医诊为结核性渗出性胸膜炎当无疑问。

中医学认为本病属于饮证,即悬饮范畴。由于劳倦内伤,脾胃不足,水液运化输布失常,停积于胸胁所致。患者为一农村女孩,家境贫寒,营养不济。在学校里每天以馒头就咸菜或吃最便宜的青菜为主,加之学习紧张,日久劳伤,正气亏损,以致感染而成痨证,日久伤及胸膜,水停胸胁,潴留成饮。脉络受阻,气机不利,故而胸胁疼痛;水饮上迫于肺,肺失宣肃,致咳嗽咳痰、呼吸急促甚至呼吸困难;精神不振、乏力、盗汗均为气虚阴伤之表现;右胸积液过多,遂使纵隔向左侧移位,压迫心肺而不适,故而喜向右侧卧位;脉沉弦而滑,苔白腻为湿盛之象;舌质红为郁热阴伤之证。故辨证为气虚湿盛,水停胸胁。治宜益气抗痨,利湿逐饮之法。方中黄芪、茯苓、白术、甘草健脾益气以利水;陈皮、半夏下气降逆;柴胡、白芍、丹参、枳壳疏肝理气活血;黄芩、玄参、丹皮、生地清热养阴;连翘、百部抗痨;葶苈子泻肺利水。全方标本兼治,效果显著,咳嗽、呼吸困难迅即好转。尔后,加夏枯草以增加抗痨之力,血沉很快恢复正常,胸水吸收。又加当归、赤芍活血化瘀,以缓解胸腔积液吸收后发生胸膜粘连。中医对胸腔积液的治疗,较穿刺抽水之法简捷而有效,又无不良反应,可临床应用以验之。

[感悟]

由于胸水的存在,势必影响肺的生理功能,造成呼吸气急,甚至呼吸困难,故应尽早尽快消除胸水。传统的十枣汤、控涎丹对消除胸水有一定作用,但作用峻猛,只适用于年青体力壮实者,一般患者难以承受。笔者常用葶苈子配黄芪,益气以利水,使水去而不伤正,效果甚佳,屡试屡验。葶苈子之用量,依胸腔积液之多少而定,一般以6~15g为宜。

在治疗胸腔积液时,适当加用活血化瘀药物,效果更好。这是因为活血药可改善血液循环,使病变部位渗出减少,有利于积液吸收,而且能改善免疫功能,改善微循环,促使炎症消退,渗出减少,特别是能减少和缓解胸膜粘连肥厚的后遗症,从而更有利于保护肺功能。

当然,对胸腔积液的治疗,亦应辨证与辨病相结合,明确引发的原因,以求治病必求于本。年轻患者多为结核所引起,故加用抗痨之品如连翘、百部等,可提高治疗效果。

案 6. 低热（肺结核）

[案例]

原某,男,37 岁。1976 年 3 月 12 日初诊。

主诉:午后发热 4 个多月。自去年 11 月初发病,至今未愈。每日下午发热,体温在 37.4~38.1℃(最早曾有数日高达 38.9℃),曾在某医院住院,先后用四环素、氯霉素、金霉素、奎宁等治疗无效,并用青霉素及链霉素治疗 1 周,但仍未愈。检查血常规、血沉、尿常规、便常规、肝功能、肥达氏反应、心电图等均正常。刻下:每日午后低热(37.4~37.8℃),身软乏力,咳嗽,咳少量白痰,气短,失眠,盗汗,腰困,畏寒,阳痿,遗精,纳呆,咽干,口干,不欲饮,小便黄,大便一日二三次。查体:一般情况较差,消瘦,面色晦暗,精神萎靡,浅淋巴结不大,心律齐,无杂音,呼吸音低,腹软,肝脾未触及,第 5~6 胸椎处有压痛。胸片:右上肺纤维增殖型结核,陈旧性胸膜粘连。其他无异常。脉滑数,舌质红,舌苔黄厚腻。

中医辨证:湿热内蕴。治以祛湿清热。

拟方:藿香 9g,陈皮 9g,苍术 9g,半夏 9g,茯苓 12g,杏仁 9g,远志 6g,黄芩 9g,赤芍 12g,丹皮 6g,地骨皮 12g,麦芽 24g,神曲 12g。水煎服。每日 1 剂,早晚分服。2 剂。

3 月 15 日:药后精神好转,饮食增加。仍感乏力,气短,低热(37.5℃),咳嗽,失眠,口干,咽干,盗汗,畏寒,阳痿,遗精。脉滑数。舌质稍红,苔白夹黄。

上方去藿香、苍术。加白术 9g,山药 12g。水煎服。2 剂。

3 月 18 日:口干减轻,盗汗亦好转,食欲增,精神好,咳嗽亦减轻,不咳痰,睡眠好转,畏寒肢冷亦减轻,仍低热(37.5℃),胸闷,多梦,阳痿,遗精,便溏。脉滑数,舌质不红,苔白稍减轻。

照 3 月 12 日方加佩兰 9g,白术 9g。水煎服。2 剂。

3 月 20 日:发热减轻,体温 37.1℃。仍胸闷,稍咳嗽,畏寒轻微,仍遗精,阳痿,小便清长,夜尿多,大便稀。脉滑数。舌质正常,舌苔薄白。改方为:

陈皮 9g,半夏 9g,茯苓 12g,白术 9g,杏仁 9g,远志 6g,黄芩 9g,赤芍 12g,丹皮 6g,地骨皮 12g,山药 15g,麦芽 24g。水煎服。2 剂。

3 月 23 日:体温降至正常,36.8℃,现食欲好转,仍胸闷,干咳,大便稀,夜尿多。脉滑数。舌体稍大,苔薄白。

茯苓 12g,白术 9g,陈皮 9g,半夏 9g,山药 24g,麦冬 9g,赤芍 12g,丹皮 6g,地骨皮 12g,秦艽 9g,杏仁 9g,益智仁 12g。水煎服。2 剂。

3月27日：体温36.8～37.1℃。夜间稍感轻咳，夜尿多，大便稀。而阳痿、遗精较前减轻。脉沉数，舌体胖大，苔薄白。

照3月23日方改山药30g，加五味子6g。水煎服。2剂。

3月31日：体温正常，血压正常。精神及食欲均较前好转。仍夜尿多，遗精。并感小腹发凉。其他稳定。脉舌如前。

照3月23日方改山药30g，加五味子6g，乌药6g。水煎服。2剂。

4月3日：阳痿、遗精好转，夜尿减少。体温正常（36.8℃）。仍感小腹憋、发凉。脉舌如上。

照3月23日方改丹皮6g，秦艽6g。加乌药9g。水煎服。2剂。

4月7日：小腹发凉、憋胀好转，偶咳嗽，少量白痰，自觉身体虚弱，体温正常。脉滑稍数。苔薄白，舌根微黄。

照3月23日方去益智仁、秦艽。加党参9g，百部12g，百合9g。水煎服。2剂。

4月10日：目前体温正常而稳定，一般情况良好，别无明显不适。病已基本痊愈。乃改方为：

黄芪12g，陈皮9g，半夏9g，茯苓9g，白术9g，白芍9g，当归9g，杏仁9g，百部15g，紫菀9g，黄芩9g，山药30g，浙贝9g，甘草6g。6剂，水煎服。以巩固疗效。

[解析]

发热是疾病的常见表现。临床常以发热的高低分为低热（37.4～38℃）、中等发热（38～39℃）和高热（39℃以上），有的把41℃以上的发热称为超高热。有关引起发热的原因很多，大体可分为感染性和非感染性两大类，其中尤以感染性为多见。本例长期处于低热状态，从检查中发现，本例属于肺结核所致。

中医学把发热亦分为外感发热和内伤发热两大类。本例则属于内伤发热范畴。从临床证候分析来看，患者除低热外，伴有肺阴不足之证，如咳嗽、痰少、口干、咽干等；肺病及脾，则见纳呆、大便次数多而不成形；肺病及肾，故而阳痿、遗精、腰困、畏寒等；肾阴不足，导致心肝火旺，出现阴虚内热之候，如咽干、盗汗等；阴损及阳，脾肾阳虚，故而畏寒、气喘；因病程较长，津液耗损，气血不足，致面色晦暗，精神萎靡。显然，病因系结核杆菌侵袭，病位在肺，肺阴不足，阴虚火旺，肺病及脾，久则伤肾，阴损及阳，故其治疗应考虑以阴虚为其着眼点，但本例属非典型病例。患者脉象滑数，舌红，苔黄厚腻，说明目前湿热较为明显。湿为阴邪，最易内伤脾阳，脾胃阳气不足，运化水湿失司，水湿停留，蕴而化热，湿热弥漫，致阳气不振，脏腑功能受损，而衍生诸多病证。故治疗先予祛湿清热，尔后再酌加相应治本之品。方中藿香以化湿；陈皮、半夏、苍术以燥湿;茯苓则健脾利湿;杏仁宣降肺气,配远志化痰止咳;黄芩、赤芍、丹皮、地骨皮清热凉血;麦芽、神曲和胃健脾。全方以祛湿为主,兼以清热。药后症状改善,食欲增加,但体温仍未减退,遂加秦艽以增清热之力,加益智仁、五味子、乌药以改善尿频之症状,体温随即下降,脉象舌苔好转。尔后酌加党参、百部、百合等益气润肺之品,病情得以稳定,体温保持正常,再未波动。

[感悟]

低热属内伤发热范畴,病情复杂,病程缠绵。临床证候也表现多样,主要有阴虚、气虚、血虚、阳虚、气郁、血瘀、湿热等多种类型。但脏腑功能失调、气血阴阳亏虚是其基本病机。因此,临证时要特别注意其病机与证候的发展及其相互兼夹和变化的关系。

参考病因,针对病机是内伤发热治疗的重要原则。本例病因上虽属结核所引起,但治疗上不可一概予以滋养肺阴之品,以免过于滋腻,也不可因发热而过用苦寒之剂。本例自始至终都以祛湿为重点,着重健脾,脾旺则湿化,湿去则热清。实践表明,这是十分有效的。对肺病脾虚患者,本人喜用山药一味,山药性味甘平,既能健脾,又能益肺,还能补肾。它可补脾胃以治疗纳呆、腹泻;又可补肾固精,有助于治疗阳痿、遗精,还能益肺补气,可缓解咳嗽、咳痰、气短、乏力等症状,所以对于肺结核患者最为适宜。

当然,根据病情表现,如潮热、盗汗、咯血、胸痛等症状的有无或轻重,适当加减用药,效果当会更好。

案7. 低热、咳嗽、盗汗(肺结核)

[案例]

郭某某,女,20岁。1979年3月5日初诊。

主诉:低热2个月。伴咳嗽,痰不多,精神不振,身倦乏力,盗汗,口干,纳呆,手脚心发热,常感面颊潮红,发热以午后明显,体温波动在37.4～38℃,月经紊乱,现已1个多月未来。检查血常规正常,血沉30mm/h,胸片显示肺门淋巴结肿大。诊断为肺门淋巴结核。已常规服用异烟肼治疗,但效果不明显。脉沉弦无力,苔厚腻。

中医辨证:肺阴亏损,湿困脾胃。治以养阴润肺,祛湿醒脾(胃)。

拟方:连翘18g,夏枯草12g,黄芩9g,丹皮9g,地骨皮12g,秦艽6g,陈皮9g,半夏9g,茯苓9g,当归9g,麦芽24g,甘草6g。水煎服。10剂。每日1剂,早晚分服。

3月18日：服药后精神好转,食欲改善,咳嗽减轻,咳痰减少,月经来潮,但仍盗汗,低热,体温在37.8~38℃,时而关节痛。脉沉弦,苔薄腻。

照原方去地骨皮。改夏枯草15g,连翘20g,加银柴胡9g,赤芍12g,百部12g。水煎服。12剂。

4月7日：一般情况显著好转,体温下降,持续在36.5~37.2℃,夜间已不盗汗,手足心不热,食欲增加,轻微咳嗽,无痰,胸部稍憋,精神好,体重增,较前发胖。脉沉弦数,舌质红,苔薄腻。因湿热较显,改方为：

夏枯草15g,黄芩9g,龙胆草6g,瓜蒌12g,茯苓9g,泽泻6g,连翘20g,丹皮9g,百部15g,当归9g,滑石15g,甘草3g。水煎服。12剂。

4月19日：服药后感觉甚佳,面色红润,精神好,饮食增,体温正常,不盗汗,亦不咳嗽。惟胸部稍憋闷,膝关节稍痛。脉弦而有力,苔薄黄腻。

照4月7日方改茯苓12g,泽泻9g。加秦艽9g,豨莶草9g,枳壳9g。水煎服。10剂。

4月30日：病情已无大碍,无不适陈述。复查血常规及血沉正常。胸片示肺门淋巴结不肿大。其他未见异常。脉沉弦,苔薄白夹少许黄苔。

照4月7日方去滑石、龙胆草。水煎服。再服半月以巩固效果。

[解析]

肺结核,是由结核杆菌所引起的疾病。中医认为其发病多因先天禀赋不足,后天失养以致体质虚弱,正气不足,外受"痨虫"侵袭而发病。肺痨者病位在肺,肺主呼吸,肺阴不足,热伤肺络,肺失清肃则咳嗽;因阴虚液燥故而痰少;阴虚内热,上泛于面故而面颊潮红;肺病及脾,脾气受损,运化失司,因而纳呆、乏力;肺肾阴虚,虚火内灼,则致潮热;心肝火旺,迫汗外溢故而盗汗;脏腑功能失调,冲任失养乃致月经紊乱;脉沉弦无力为正虚之象,苔厚腻为湿浊壅盛之候。显然肺阴不足是其主要病机,湿浊困脾是衍发出之兼证,故治以滋阴泻火、润肺杀虫为主,兼以祛湿补脾之法。方中夏枯草、连翘、黄芩清热解毒,泻火抗痨;丹皮、地骨皮、秦艽滋阴清热;陈皮、半夏、茯苓燥湿化痰,和胃健脾;当归养血扶正;麦芽、甘草开胃和中,共奏标本兼治之效。服药后效果很好,再增大夏枯草、连翘之用量;又加百部以增抗痨杀虫之力,以期更大限度地控制病情,提高疗效。另用银柴胡专治阴虚发热、盗汗;配当归以养血活血,补益正气;加瓜蒌、枳壳以宽胸理气,改善症状。后因关节痛加豨莶草、秦艽以祛风除湿,而秦艽又善于治骨蒸潮热,豨莶草既能祛风湿,又能清热解毒。由此看出,主方不变,随其兼证,适当化裁,凸显中医治病之灵活性。

[感悟]

肺痨的病机本质为阴虚,在发病过程中容易互相传变而导致其他脏腑虚损,而且能出现在各个不同阶段,因此临证时应视其病情的轻重,与主证相联系,这样有利于对总体病情的把握,便于求得全面正确的治疗措施。

就本例而言,特殊之处在于既有肺阴亏虚的主证,又有湿浊偏盛之表现,治疗上甚感矛盾。因为侧重于滋阴容易碍脾生湿,使患者产生脾虚湿困的诸多症状,不利于整体治疗;若侧重祛湿又必加重阴虚之势,影响肺痨的主要病情。因此,在肺痨的治疗上要恰当处理好滋阴与祛湿的主次关系,但总的治疗大法仍以杀虫抗痨、扶正补虚为基本治法。

《理虚元鉴》指出:"治虚有三本,肺脾肾是也。"笔者体会,治肺也就是清肺热,养肺阴,目的是针对病原微生物即阴痨虫,如常用的夏枯草、连翘、黄芩、百部等均有杀灭和抑制结核杆菌的作用,再与滋阴药相配伍,共达清热泻火、养阴润肺的效果。脾为后天生化之本,主运化,喜燥恶湿。脾虚则运化失职,水湿困阻,必影响脾的运化功能出现诸如纳呆、腹胀、乏力等症状,显然养阴与祛湿在用药上要特别注意,既要滋养肺阴,抗痨杀虫,又要避免甘寒滋阴而导致湿浊滞留、脾失运化之弊。另一方面既要健脾祛湿,还要避免温燥而伤阴,甚至加重肺阴、脾阴亏虚之势。治肾要养阴补脾,不论养肺阴、滋肾阴均有助于降火。培土生金,使肺气平而不伤肾,从而保证脾肾之功能,恢复机体之真元。

中医诊疗肺痨的特点在于扶助正气,即侧重于补虚,如与现代医学之抗结核药相结合,则可相得益彰,既能抑制和杀灭病原,控制病因,又能改善临床症状,无疑会大大提高临床治疗效果。

案 8. 呼吸气短(肺间质性纤维化)

[案例]

赵某某,女,64 岁。2016 年 9 月 7 日初诊。

主诉:呼吸气短 2 月余。患者因呼吸气短、咳嗽、乏力、左胸胁及上腹痛于 2016 年 6 月住入某医院,经各种检查排除风湿病、过敏性疾病及肿瘤等。CT 检查发现双肺间质性纤维化改变合并感染,双侧胸膜增厚,诊为肺间质性纤维化,服各种西药至今未能控制病情。刻下:呼吸气短,干咳,无痰,精神不振,乏力,饮食尚可,但消化较差,左胸及上腹部疼痛,无烧心、反酸、嗳气等。脉沉弱,苔薄白。

中医辨证:肺气亏虚,脾胃失和。治以补肺益气,调理脾胃,佐以活血化瘀。

拟方:黄芪 12g,党参 9g,茯苓 9g,白术 9g,当归 9g,白芍 20g,麦芽 20g,神曲 12g,丹参 15g,生地 15g,麦冬 12g,枸杞子 15g,五味子 9g,甘草 6g。水煎服。每日 1 剂。早晚分服。6 剂。

9 月 13 日:服药后精神好转,胸部不痛,仍感上腹疼痛,且有压痛。呼吸气短如前。脉沉弦,较前有力。苔薄白。

照原方加广木香 6g,砂仁 6g^(后下),枳实 6g。水煎服。6 剂。

9 月 19 日:仍干咳,呼吸气短,胃部隐痛。脉沉,苔薄白。

照原方加紫菀 9g,款冬花 12g。水煎服。7 剂。

9 月 26 日:精神好,食欲增,咳嗽减轻,无痰。近日口干,胃痛,大便正常。脉弦滑,苔薄白。

照原方加紫菀 9g,川芎 6g,石斛 9g。水煎服。10 剂。

10 月 10 日:呼吸气短好转,仍干咳,上腹隐痛。近日眼睑虚肿,牙龈肿痛。脉沉,苔薄白。

照原方去神曲。改白芍 30g。加玄参 12g,川芎 6g,川断 15g。水煎服。10 剂。

10 月 24 日:呼吸气短明显好转,精神、饮食均佳。偶尔左胁痛,甲泼尼龙由每日 5 片减至 3 片。复查 CT 双肺肺纤维化明显吸收好转。脉沉,苔薄白。

照原方去神曲。加川芎 6g,红花 6g。水煎服。10 剂。

11 月 11 日:病情稳定。脉沉稍缓,苔薄白。

照原方去神曲。改白芍 30g,生地 12g。加广木香 6g,砂仁 6g^(后下)。水煎服。10 剂。

12 月 15 日:呼吸自如,不再感觉呼吸气短。偶尔善太息,常常舒气则感舒适。仍偶感上腹隐痛,饮食如常。脉弦滑,苔薄白。

照原方去神曲、生地。加柴胡 6g,香附 9g,广木香 6g,砂仁 6g^(后下)。水煎服。10 剂。

12 月 29 日:病情明显好转,呼吸自如。复查 CT 双肺纤维化较 10 月份又明显好转。甲泼尼龙再减量,改为一天 2 片。脉沉,苔薄白。因昨日感冒,改方为:

金银花 20g,连翘 20g,黄芩 9g,茯苓 9g,白术 9g,杏仁 9g,桂枝 9g,紫菀 9g,款冬花 12g,牛蒡子 6g,枳壳 9g,远志 9g,赤芍 15g,甘草 6g。水煎服。3 剂。

2017 年 1 月 14 日:感冒已愈,稍感口干,偶尔咳嗽,有痰,痰易咳出。脉弦滑,苔微黄。因回老家过年,改方:

黄芪 12g,茯苓 9g,白术 9g,黄芩 9g,赤芍 15g,当归 9g,丹参 15g,生地 15g,

金银花20g,连翘20g,杏仁9g,前胡9g,桔梗9g,远志9g,甘草6g。水煎服。20剂。并嘱继续治疗,以期巩固。

[解析]

本例突出的表现是:①呼吸气短,干咳,无痰。②CT检查显示两肺间质性纤维化。据此西医诊为肺间质性纤维化。中医则属"喘证""咳嗽""肺痹""瘀证"等范畴。

从中医而言,根据其主证可以从三个方面来分析。首先,从生理上来说,肺主气,司呼吸。凡外感或内伤皆能引起肺气、肺阴的不足,而致肺失宣肃,故而呼吸气短,或喘促;其二,从证候上说,咳嗽为肺系疾病的主要证候之一,或外邪内侵,或由其他脏腑病变传至肺脏皆可引发咳嗽,正如张景岳所说:"咳嗽虽多,无非肺病",说明病位在肺。第三,从病机而言,《素问·痹论篇》:"风寒湿三气杂至,合而为痹⋯⋯内舍于肺⋯⋯肺痹者,烦满喘而呕。"《辨证录》指出:"肺气受伤,而风寒湿之邪遂填塞肺窍而成痹矣"。显然肺气虚损是重要的病理因素。由于气虚致血行不畅,运行无力,形成气虚血瘀,这是病机的主流。可以这样理解,由于气虚血瘀,肺泡逐渐被纤维性物质所取代,导致肺组织变硬、变厚,肺脏交换氧气的能力减退甚至丧失,出现不同程度的缺氧而致呼吸困难。若病情进一步发展,又可累及于肾。中医学认为肺主气,司呼吸。肾主纳气,为气之根。肺肾协调共同完成人的正常呼吸,所以肺肾亏虚、功能失调是病机的根本。患者之所以胃脘疼痛乃脾胃失和、气机郁滞之故;精神不振、乏力为脾肾亏虚之候;肺组织纤维化的发生乃血行不畅,肺络痹阻,血供障碍所致;脉沉弱,苔薄白为正气亏虚之象。故辨证为肺气亏虚,脾胃虚弱,脉络痹阻,肺失宣肃。治以补肺益气,调理脾胃,活血化瘀,化痰止咳之法。方中党参、黄芪、甘草补肺益气;配生地、麦冬、五味子益气养阴以润肺;茯苓、白术、麦芽、神曲健脾和胃;当归、白芍、丹参养血和血以祛瘀;佐枸杞子补肾以扶正固元。尔后,依据病情变化加木香、砂仁以行气止痛;加紫菀、款冬花以化痰止咳;加川芎、红花以增大祛瘀之力,从而改善和抑制肺纤维化,缓解呼吸困难,促使肺的功能恢复。患者经两次CT复查,肺部病灶明显吸收好转,一般情况良好,已恢复正常生活状态。

[感悟]

肺纤维化是由多种原因引起的肺脏损伤,以致肺泡逐渐被纤维性物质所取代,导致肺脏交换氧气的能力逐渐减退和丧失,因缺氧而出现呼吸困难。本病不是一种独立的疾病,而是一类疾病的总称。

肺纤维化包含特发性和继发性两类。特发性肺纤维化找不到明确的病因,约占本病的65%,多见于40~60岁的中老年人。本例即属于此种。继发性肺纤维化包括炎症后纤维化、药物相关性肺纤维化、放射性肺纤维化、职业环境相关性肺纤维化、风湿免疫性肺纤维化等。

目前对本病尚无特效治疗药物,而中医药有其独特的优势,疗效稳定而无副作用,是临床上值得重视的一种治疗方法。

对于肺纤维化的治疗应重视以下两点:

1. 虚瘀同治是治疗的主要治则。

肺纤维化的发病主要是肺气亏虚,无力推动血行,以致血脉凝滞,肺络受损,最终形成气虚血瘀,所以,气虚血瘀是病机的主流。由于肺泡逐渐被纤维组织取代,影响了肺的交换氧气的能力,出现不同程度的缺氧而致呼吸气短。所以治疗上一方面要补益肺气,同时要注意活血化瘀,以改善肺的微循环,提高肺主气的功能。补益肺气常用人参、党参、黄芪之类以及白术、甘草、山药等。另一方面肾主纳气,为气之根,肺肾协调才能维持正常的呼吸功能,所以,适当加用冬虫夏草、蛤蚧等补肾之品,能更好地改善呼吸。但仅用补益药物,难以控制肺纤维化的发展,应配合活血化瘀之品如赤芍、当归、川芎、丹参等,做到补虚与祛瘀同治,往往能收到较好效果。临床实践表明,补肺气与活血化瘀双管齐下、同时并举是取得疗效的关键,是本病治疗的主要治则。

2. 及时调控次要症状。

肺纤维化患者病程漫长,加之患者肺肾亏虚,正气虚弱,抵抗力降低,或者过早或长期应用激素,以致免疫力更加下降,常易并发感染及其他病证,出现一些次要症状。若不及时控制,势必加重病情,所以要及时加用其他治法,配合整体治疗。

(1)化痰止咳:本病患者常伴干咳、少痰或无痰,这是肺气失于宣肃,肺功能失职的一种表现,可在治疗主证的同时配以化痰止咳之品。因肺喜润而恶燥,故宜养阴润肺以止咳,如沙参、麦冬、生地、百部等。若偏于肺热者,可选用清热化痰药物以止咳,如桔梗、川贝母、知母、瓜蒌、前胡等;若久咳不止者,可选用杏仁、百部、紫菀、五味子、白果等。紫菀、百部、杏仁对新久咳嗽均可应用,半夏偏于辛温而燥,不宜多用,或与其他养阴润肺之品配伍为宜。

(2)清热解毒,控制感染:肺纤维化患者正气亏虚,免疫力下降,极易发生感染。因此,加用清热解毒之品势在必然,如金银花、连翘、蒲公英、黄芩、野菊花等,与补气药之黄芪、党参等相伍,合而为益气解毒,效果更加明显。

对于继发性肺纤维化者,如类风湿关节炎、硬皮病、干燥综合征等导致的肺纤维化者应治病求本,重在治疗原发病,要根据其病情的不同,立法用药有所差别,但虚瘀同治仍是不可忽视的治疗大法。

三、消化系统病证案例

案1. 吞咽噎塞(食管憩室)

[案例]

周某某,女,64岁。1979年11月9日初诊。

主诉:噎塞不利半月。患者近来明显感觉胸部噎塞不利,似有异物感,哽塞不去,或有食物停滞感,吃硬食或难消化食物则更明显,伴胸部痞满,时而恶心,嗳气,喜叹息。脉沉弦,苔薄滑。为排除食管癌,做X光造影,诊为食管憩室。

中医辨证:肝气郁结,痰气交阻于食管。治以疏肝解郁,理气化痰。

拟方:柴胡6g,香附9g,陈皮9g,半夏9g,茯苓12g,白术12g,郁金12g,瓜蒌12g,枳实6g,丹参12g,甘草6g。水煎服。2剂。每日1剂,早晚分服。

11月4日:服药后胸部胀满减轻,进食自如,噎塞感轻微,不恶心,嗳气减少。脉沉弦,苔薄白。

照原方去枳实。加枳壳9g,麦芽20g。2剂。

11月18日:胸部痞满消失,噎塞感不明显,吞咽自如,饮食佳,精神好,偶有嗳气,大便稍稀。脉沉,苔薄白。

照原方去瓜蒌、枳壳。加麦芽20g。2剂,以善其后。

[解析]

本病西医诊断为食管憩室,多属功能性改变。中医属于"噎膈"范畴。早在《内经》中即指出其发病与精神因素有关。如《素问·通评虚实论篇》曰:"隔塞闭绝,上下不通,则暴忧之病也。"中医学认为肝气郁结,气机不畅。忧思过度则伤脾,脾伤则气结。显然肝脾受损,则津液不得输布,遂聚而为痰,痰气交阻于食管,而致噎塞不利,或有异物感,或有食物停滞感。气结于胸,则胸部痞满。胃气上逆则恶心、嗳气。肝气不舒,故喜叹息。脉沉弦,苔薄滑,为肝郁脾湿之象。故辨证为肝气郁结,痰气交阻于食管。治以疏肝解郁,理气化痰之法。方中柴胡、香附、郁金疏肝理气;陈皮、半夏和胃理气;枳实、瓜蒌化痰理气;茯苓、白术、甘草健脾;丹参活血化瘀。全方针对肝脾两脏,从三方面调气,即疏肝气,和胃气,化痰气,再佐以活血化瘀,健脾化痰,标本同治,全面调理。后加麦芽之目的在于加强疏肝之力。方药虽简,但切中病机,病情迅即好转。

[感悟]

食管憩室尤其是中段憩室一般没有明显症状,如出现噎塞不利,胸部有异物感或有食物停滞感,要提高警惕,应与食管癌相鉴别,特别是在某些食管癌高发地区,应特别慎重,以免误诊,延误治疗。若憩室内有食物残留,可导致憩室发炎,出现疼痛、口臭等,应在上述方中加入清热泻火之品,如黄芩、知母、连翘、蒲公英等。

食管憩室之发生与精神因素有关,实质上与脾胃的动力功能失调关系密切,故调理脾胃、化痰、理气至关重要。现代实验研究表明,许多健脾、化痰、理气中药有明显调整胃肠动力功能的作用。

与此同时,应注意精神情绪的调理,避免忧思郁怒,过度劳伤,保持心情舒畅,树立乐观豁达的心态,这将有助于发挥中药协调胃肠动力的作用。

案 2. 胃痛、嗳气(胃黏膜脱垂症)

[案例]

吴某某,男,40 岁。1973 年 9 月 21 日初诊。

主诉:胃痛五六年,加重 2 周。患者五六年来经常胃痛,食后加重,有时向右侧卧位时疼痛更甚,左侧卧位时疼痛减轻或缓解。饮食尚可,但食后腹部胀满。常吐酸水,嗳气,腹部憋闷,大小便正常。脉沉弦,舌质暗红,苔白夹黄。X线造影:胃黏膜脱垂症,慢性胃窦炎。

中医辨证:气滞血瘀,寒热夹杂。治以和胃降气,活血化瘀止痛。

拟方:陈皮 9g,半夏 9g,旋覆花[包煎]9g,代赭石 20g,茯苓 9g,白术 9g,白芍 15g,蒲黄 9g[包煎],五灵脂[包煎]9g,丹参 12g,麦芽 15g,甘草 6g。水煎服。2 剂。每日 1 剂,早晚分服。

9 月 23 日:食欲改善,仍食后胃部胀满,胸部憋闷。脉弦,舌红,苔薄黄。

照原方加柴胡 6g,枳壳 9g,黄连 3g。水煎服。2 剂。

9 月 25 日:胃痛缓解,胸憋减轻,仍感胃部胀满。脉舌如上。

原方去白芍。加厚朴 6g。水煎服。2 剂。

9 月 27 日:胸部不憋,胃痛减轻,仍感胃胀不适,精神好,食欲佳,睡眠多梦。脉弦,舌质稍红,苔薄白。改方如下:

茯苓 9g,白术 9g,陈皮 9g,广木香 6g,白芍 9g,厚朴 6g,麦芽 24g,生龙牡^各30g,甘草 6g。水煎服。2 剂。

9 月 29 日:病情好转,近日未再胃痛,胃部胀满亦减轻,精神良好。脉沉弦,舌质正常,苔薄白。

照 9 月 27 日方改白芍 12g。2 剂。

10 月 6 日:嗳气减少,食欲佳,每日能吃 500g。但食后腹不适,脉舌如上。改方为:

党参 9g,旋覆花^(包煎)9g,代赭石 20g,陈皮 9g,半夏 9g,茯苓 9g,白术 9g,麦芽 24g,神曲 12g,厚朴 6g,炒莱菔子 12g,甘草 6g。水煎服。2 剂。

10 月 25 日:病情稳定,大便稍稀。

10 月 6 日方去炒莱菔子。加砂仁^(后下)3g。2 剂。

10 月 30 日:嗳气减少,饱食后上腹稍感不适,其他均好,似若常人。改方为:

党参 9g,茯苓 9g,白术 9g,陈皮 9g,半夏 9g,砂仁^(后下)3g,厚朴 6g,甘草 6g。水煎服。续服 7 剂,以巩固疗效。

[解析]

胃黏膜脱垂症系松弛的胃窦黏膜通过幽门垂入十二指肠球部所引起的一种病证。属于中医的"胃脘痛""痞满"等范畴。本病轻症患者常无明显症状,或仅有一般嗳气、腹胀等表现,故临床上易被人们忽略,常在检查时发现。

本病的发生常因情志失常、忧思郁怒、饮食不节、劳伤过度或有烟酒嗜好或药物刺激等因素损伤脾胃所致。其病机为脾胃虚弱,气机阻滞,气血亏虚。因气虚升提无力致黏膜滑脱,血虚则濡养失常,以致黏膜松弛或气滞血瘀导致黏膜糜烂、出血疼痛。

患者由于脾胃虚弱,气机阻滞,故胃部疼痛,胀满不适;胃部喜温喜按,说明中焦虚寒;胃气上逆,故嗳气反酸频频;舌暗红、苔黄为肝气犯胃郁久化热所致;脉沉弦为肝气郁滞之象。气血相互依赖,气滞日久,必影响血行。故辨证为气滞血瘀、寒热夹杂之证,治宜和胃降气、活血止痛之法。方中旋覆花、代赭石、陈皮、半夏降气和胃;茯苓、白术、麦芽、甘草健脾和胃;蒲黄、五灵脂、丹参活血止痛;白芍敛阴止痛。尔后酌加柴胡、枳壳以疏肝气,宽胸气;加厚朴以降胃肠之气滞,配黄连以清气滞日久所致的胃热。全方以降气理气为主,最后以香砂六君子汤加减巩固疗效,以防复发。

[感悟]

胃黏膜脱垂症属于中医的"胃脘痛""痞满"等范畴。其病机是脾胃虚弱,这是其本,气滞血瘀是其标。本病属于本虚标实证。在病理演变过程中常夹杂寒热,因而在辨证上要注意分清气、血、寒、热。比如就其主证胃痛而言,有气滞胃痛、血瘀胃痛、寒凝胃痛、热郁胃痛。故其治法用药也就有所不同。痞满是气滞不通、胃气不和的表现,可选用木香、砂仁等温中行气之品。嗳气是本病的常见标证,是胃气上逆的表现,需用降逆下气之法,常用旋覆代赭汤治之,效果甚好。值得注意的是代赭石为矿物质,其力重镇,而本病的病机是脾胃虚弱,所以要用而不可重用,更不可久用,以免重镇伤胃,一定要配合党参以顾护胃气。所以本病的治疗原则是健胃和中,在此基础上配合降逆下气、温中行气、活血止痛等法。若病情缓和者,可选用香砂六君子汤治疗。现代实验研究表明,香砂六君子汤有良好的保护胃黏膜屏障的功能。

案3. 嗳气、反酸(反流性胃炎)

[案例]

李某某,女,53岁。1993年4月16日初诊。

主诉:嗳气、反酸加重1年余。患者素日常感胃部不适,未曾介意。自去年以来,上腹胀满,嗳气,吐酸水,有时胃部隐痛,纳食欠佳,曾服中西药物未见明显好转,且日渐加重。刻下:上腹胀满,胃中嘈杂,纳食减退,恶心欲呕,嗳气,反酸,烧心,口苦而黏腻,全身乏力,二便尚可。脉沉弦,苔薄白。胃镜检查食管黏膜轻度充血,胃内少量分泌液,混有胆汁;胃窦点状充血、水肿,红白相间,存有胆汁;十二指肠球部可见胆汁反流,充血、水肿。诊断为胆汁反流性胃炎及十二指肠球部炎症。

中医辨证:肝胆郁热,胃失和降。治以清泄肝胆郁热,降气和胃。

拟方:陈皮9g,半夏9g,茯苓9g,白术9g,柴胡6g,黄芩9g,黄连6g,白芍12g,枳实6g,乌贼骨12g,麦芽20g,神曲12g,丹参12g,广木香6g,大黄6g。水煎服。每日1剂。早晚分服,6剂。

4月23日:近日明显感觉胃中发凉,口淡,咽干,脊背冷,两腿及关节痛,影响活动。其他症状如前。脉弦滑,舌红绛,苔黄腻。

照原方去大黄。加吴茱萸6g，川断12g，木瓜15g。水煎服。6剂。

4月30日：上腹胀满减轻，嗳气、烧心、反酸亦好转，食欲稍改善，但消化仍不好，午后仍感口干、口苦，脉沉，苔黄。

照原方改黄芩12g。加生地15g，知母6g。水煎服。6剂。

5月8日：诸症减轻，口稍干，不苦，脉沉，苔薄根腻。

照原方去木香、大黄。改茯苓12g。加生地15g。水煎服。6剂。

5月15日：上腹不胀，未再发生嗳气、反酸，饮食如常，感觉好如常人。

照原方去黄连、乌贼骨、大黄。水煎服。6剂。

5月22日：复查胃镜示食管、胃及十二指肠未见充血、水肿及胆汁反流。目前无不适陈述。改以下方巩固疗效。

柴胡6g，白芍15g，枳实6g，茯苓9g，白术9g，黄芩9g，麦芽15g，丹参12g，广木香6g，甘草6g。6剂，水煎服。

[解析]

反流性胃炎是十二指肠内容物反流入胃引起的胃黏膜充血、水肿、糜烂等炎症病变。由于胃镜的普及开展，本病的发现也日渐增多。其病因主要与情志失调、饮食不节、脾胃虚弱或手术损伤等因素有关。中医学认为"胆胃同属腑，以通为用，以降为顺"，肝与胆互为表里，肝之疏泄可促进胆汁分泌和排泄，所谓肝随脾升，胆随胃降。若胃失和降，则胆气不降，逆而犯胃，遂出现胆汁反流之症，故其病机主要为肝失疏泄，胃失和降，胆气上逆，气机失调所致。从证候表现分析来看，患者反酸、嘈杂、脉弦乃肝郁化火之证。肝气犯胃，胃失和降，胃气上逆遂致上腹胀满、嗳气、纳呆、恶心欲呕等。故证属肝胆郁热，胃失和降。治以清泄肝胆郁热、降气和胃之法。方中柴胡、黄芩、枳实、大黄清泄肝胆之热。现代医学研究表明，柴胡、黄芩、枳实、大黄可调节胃肠运动，增强收缩，促进胃排空，有助于胆汁向肠道排泄，从而制约胆汁反流；陈皮、半夏和胃理气，降逆止呕；茯苓、白术、麦芽、神曲健脾和胃；丹参能改善微循环，减轻胃黏膜炎症损害；白芍缓急止痛；黄连清热泻火；乌贼骨收敛制酸；木香尤善调中焦之气滞。诸药合用，共奏清泄肝胆郁热、健脾和胃、理气降逆之效用。服药后稍感胃中发凉，故加少量吴茱萸以温中，配木瓜以祛湿和中。方中黄连配吴茱萸辛开苦降，对肝胃郁热、肝胃不和者最为适宜，服药后感觉良好。此后随证加以调整，病情迅即得以恢复。

[感悟]

胆汁性反流性胃炎是由于幽门功能紊乱，胆汁反流入胃而引起胃黏膜炎症的一种病证。中医理论认为胆胃同属腑,以通为用,以降为顺。正常情况下胆汁借肝气之疏泄随胃气下行,顺降入肠以助运化,若肝气犯胃或脾胃虚弱,胃失和降,胆汁逆流入胃,瘀阻胃络而致病。显然脾胃运化功能失调,肝胆失于疏泄,气机升降失常,导致气滞胆逆。这和西医认为幽门功能紊乱及胃动力减弱引起胆汁反流入胃的认识是一致的。因而,可以认为本病的病机基本是脾胃虚弱,气机失常,胆气上逆。前者属本,后者属标。

治疗方面总以清泄肝胆郁热,疏肝理气,和胃降逆为治疗大法。在具体应用上应注意以下几点:

1. 脾胃用药应温凉得宜。

本病患者有不同程度的脾胃虚弱表现,故调理脾胃不可忽视,但应注意药物的寒热温凉之性。如清泄肝胆郁热时用药不宜过于苦寒,补益脾胃时不宜过于温补,用药不热不寒,适度为宜。古方之左金丸黄连用量稍多,温中的吴茱萸用量应小,从而发挥辛开苦降之作用。

2. 重视理气药的应用。

现代医学研究表明,许多理气药有加强胃肠蠕动的作用。如枳实能促进胃肠蠕动,增加胃排空能力。白芍补中缓急,可降低迷走神经兴奋性,提高幽门括约肌张力,缓解胃肠痉挛而止痛。代赭石重镇降逆,在本病中十分常用。它可提高胃张力及蠕动度,具有保护胃壁黏膜之作用,但因其性重坠,不可久用,特别是对于脾胃虚弱明显者,可加党参(人参)以辅佐之。

3. 适当佐以活血药。

中医有气血相关说,气行则血行,气滞则血瘀,本病常有胃络瘀阻之象,故方中适当加用活血化瘀药如丹参、五灵脂等,可改善胃部微循环,能保护胃黏膜,有助于胃黏膜充血、水肿的消散,从而提高治疗效果。

4. 微观辨证结合宏观辨证,提高辨证施治水平。

由于胃镜的应用,对本病有了更直观的认识和更深入的了解,这种微观辨证与宏观辨证的结合,促使本病的辨证分型更具科学性,对组方用药也更具有针对性,从而提高了辨证施治水平。如见充血糜烂明显者,可加用清热解毒之品,如金银花、连翘、蒲公英等;如兼有肠上皮化生者,可加用白花蛇舌草、薏苡仁等。

案 4. 纳呆、上腹胀满(胃下垂)

[案例]

陈某,男,43 岁。1979 年 3 月 16 日初诊。

主诉:纳呆,上腹胀满半年多,加重1个多月。患者身材瘦长,半年多来纳食不振,嗳气,上腹胀满,并有下坠感,食后更甚,时而闻及胃部振水音,身软乏力,精神不振,偶有肠鸣。脉沉弱,苔薄白。X线钡剂检查,胃小弯至髂嵴连线距离4.2cm,胃有滞留感。西医诊断为胃下垂。

中医辨证:脾气虚弱,中气下陷。治以健脾和胃,补气升陷。

拟方:黄芪20g,党参9g,柴胡6g,升麻6g,茯苓9g,白术9g,当归9g,陈皮9g,半夏9g,麦芽20g,甘草6g。水煎服。6剂。每日1剂,早晚分服。

3月24日:药后精神好转,食欲稍好,但多吃即不消化,腹部胀满,有沉重下坠感。脉舌如上。

照上方加砂仁(后下)6g。水煎服。6剂。

3月31日:食欲明显改善,精神佳,嗳气减少,腹部舒适,胀满沉重感减轻。脉较前有力,苔薄白。

照3月16日方加砂仁6g,广木香6g。水煎服。12剂。

4月17日:患者感觉良好。精神佳,食欲增,腹部不胀,肢体有力,体重增加。脉沉而有力,苔薄白。昨日做消化道造影,胃小弯至髂嵴连线1cm,较前上提3.2cm。

照3月16日方改黄芪15g,砂仁6g。续服半月,并注意饮食调理。

[解析]

本例经X线造影确诊为胃下垂。中医学认为本病的发生多由素体禀赋不足,先天体质因素,或长期饮食失节,或劳倦伤脾等致中气不足,气机逆乱,上举无力所致。由于脾胃虚弱,升降失和,中气下陷,故纳食不振、脘腹胀满、食后加重;脾胃虚弱则胃纳失常,气血生化不足,精微物质无以濡养肌体,故形体消瘦、四肢乏力、精神不振;脾胃虚弱,胃气降浊乏力,排空弛缓,故有振水音;气机失和,肠道蠕动亢进,故有肠鸣之声;脉沉弱为脾虚气弱、正气亏虚之象。故辨证为脾气虚弱,中气下陷。治以健脾和胃、升提中气之法。方中黄芪、党参补元气,益中气,配以升麻、柴胡升提阳气;茯苓、白术、甘草健脾益气;麦芽消导开胃;陈皮、半夏和胃降气,与黄芪、党参相配,一降一升协调胃的动力;当归与黄芪、党参相伍益气养血。后加砂仁、木香温中化湿行气;诸药合用,以使脾气升,胃气降,升降动力协调,共达健脾益气、补中升阳之效果。

[感悟]

近年来有关胃肠动力障碍性疾病备受关注,这些胃肠运动功能性紊乱疾病,如反流性胃炎、功能性消化不良、胃下垂等,其发生多与胃肠收缩和张力下降或消化道协调性减弱有关。而中医学又如何认识胃肠运动呢?

根据中医理论,脾主运化,胃主受纳和腐熟,小肠为受盛化物和分清泌浊,大肠为传导和排泄,共同完成食物消化的全过程。后又按"大小肠皆属于胃",把两者紧密相连,最终形成了"脾胃学说"。而其基本内容是脾运胃纳和脾升胃降。所谓脾升胃降不仅是脾胃功能活动的表现形式,也是脾胃运动的规律。脾升即升清,将水谷之精微输达于心肺,布于周身。胃降即降浊,由胃气的推动将食物送入于胃,后又将食糜移入小肠,并运糟粕下行。这种清升浊降,密切协调,保证了脾胃的正常生理功能。若脾胃气机逆乱,则导致升降失司而引发疾病。显然脾胃虚弱中气不足是病之本,而气机升降失调是发病的关键。因而在治疗上不仅要健脾益气,还要调理气机,以保证升清降浊的平衡,这是其一。第二,要适当配伍消导化滞药物,如谷芽、麦芽、神曲、莱菔子等。胃下垂者因消化呆滞,食物在胃停留时间较长,胃的负荷较重,下垂幅度也就较大,故加用消食开胃药物,可加快食物的消化,减轻胃的压力,有助于胃的复原。第三,重视饮食的调理,做到饮食有节,少食多餐,这对病情的恢复也有重要的影响。

案5. 上腹胀满、痞硬(胃扭转)(1)

[案例]

蹇某,男,57岁。1987年7月9日初诊。

主诉:上腹胀满痞硬不适3个月。患者近3个月来常感上腹胀满痞硬不适,嗳气,纳差,但无疼痛及烧心反酸等,大便干结,每3~4天一行,排便不畅,精神不振。经省城三家大医院检查,并经X线摄片确诊为胃扭转,服一般健胃西药未见效果而求治于中医。脉沉弦,苔薄白。

中医辨证:胃气虚弱,胃气上逆。治以益气补中,和胃降逆。

拟方:旋覆花(包煎)9g,代赭石24g,陈皮9g,半夏9g,党参6g,炒莱菔子15g,茯苓9g,白术9g,麦芽24g,枳实6g,柴胡6g,生地15g。水煎服。6剂。每日1剂,早晚分服。

7月16日:药后食欲好转,嗳气稍减,仍感精神差,大便干,矢气增多,腹部轻微下坠。脉舌如上。

原方改党参9g,炒莱菔子12g。水煎服。10剂。

7月28日:精神好转,上腹胀满痞硬有所减轻,食欲尚可,小腹部下坠感消失。脉舌如上。

原方改党参 9g,炒莱菔子 12g,生地 12g,加当归 9g。水煎服。10 剂。

8 月 9 日:上腹胀满痞硬明显减轻,食欲增加,大便不干,每 1~2 天一行,精神亦佳。改方为:

旋覆花^(包煎)9g,代赭石 24g,陈皮 9g,半夏 9g,党参 9g,茯苓 9g,白术 9g,枳实 6g,麦芽 15g,广木香 6g,砂仁^(后下)6g,甘草 6g。水煎服。10 剂。

8 月 25 日:患者饮食及精神状态均良好,上腹部无不适。经 X 线摄片复查胃形态正常,未见扭转,予以舒肝和胃丸、保和丸以善其后。

案 6. 上腹胀满、痞硬(胃扭转)(2)

[案例]

刘某,男,46 岁。1982 年 4 月 3 日初诊。

主诉:上腹胀满痞硬 2 个月。患者素日常感消化不好,今年过年时饮食不节,年后即常感上腹胀满痞硬,食后更甚,偶感隐痛、嗳气,无烧心反酸等,食欲减退,精神不振,四肢乏力,少气懒言,大便少而干,在当地医院经中西医诊治未见效果,专程来省城进一步检查求治,经上消化道造影,确诊为胃扭转,改求中医治疗。脉沉弱,舌淡,苔白滑。

中医辨证:脾胃气虚,纳运失常。治以补中益气,调和脾胃。

拟方:黄芪 15g,党参 9g,白术 9g,陈皮 9g,升麻 6g,柴胡 6g,枳壳 9g,广木香 6g,麦芽 20g,当归 9g,甘草 6g。水煎服。15 剂。每日 1 剂,早晚分服。

6 月 7 日:患者服药后上腹舒适,胀满痞硬减轻,食欲增加,大便通畅,精神亦佳。因患者生活在偏远山区,离省城较远,交通不便,经济亦不宽裕,故一直照上方服用,共服药两个月(58 剂左右),此次专程来省城复查,经上消化道造影检查,胃形态正常,未见扭转及溃疡等。脉沉而有力,舌苔薄白。投以党参健脾丸,以备必要时服用。并嘱其饮食规律,注意调理。

[解析]

上述 2 例均以上腹胀满痞硬不适而求治,经 X 线检查确诊为胃扭转,虽同属一病,但治疗上却明显不同。

胃扭转形成的原因,目前尚不十分清楚,多认为与胃肠动力障碍有关。中医学认为体质亏虚,脾胃虚弱,饮食不节是其发病的重要因素。由于脾胃虚弱,胃失和降,则引起上腹胀满,痞硬不适,嗳气,纳呆;胃的蠕动减退,胃肠传导无力,以致大便秘结,排便不畅;脾失健运,脏腑失于濡养,则精神不振,少气乏力;故案例(1)的辨证当属胃气虚弱,胃气上逆,治当和胃降逆之法。方中旋覆花下气,代赭石降逆,针对胃失和降而设,重在和胃降逆,是方中的主药;配陈皮、半夏以增强和胃降逆之力,且有消痞散结之作用;党参、白术、茯苓补益中气,针对胃气虚弱而用;枳实、莱菔子和胃下气,实有增强胃肠蠕动之作用。柴胡疏肝理气,配生地以防其燥热。全方共达和胃降逆、消痞散结之效。纵观全方,是在旋覆代赭汤的基础上加减而成。现代药理研究,旋覆代赭汤能排除胃肠积气,反射性地促进胃功能,增强蠕动,从而使扭转的胃得以舒展而恢复常态。值得注意的是案例(1)既有胃气上逆之表现,又有胃气虚弱之内因。而案例(2)主要表现为胃气虚弱,一派中气不足之候。由于胃气亏虚,动力不足,蠕动乏力而变形,故用补中益气汤加味治之。实践证明,两者都有效果,说明病机不同,证候有异,治法也就有差别了。这正是中医辨证论治的特点所在。

[感悟]

中医理论认为胃主受纳,胃气主降,胃气以通为顺,故而胃气升降失司,必然气机阻滞,出现胃失和降及传化失常等诸多变化。临床所见胃肠功能障碍性疾病,多见于脾胃虚弱患者。其原因一是先天禀赋不足,素体脾胃亏虚;二是后天失养,或感受外邪,或饮食不节,或劳累过度而致脾胃内伤。早期多表现气机壅滞,久则脾气受损,由实转虚或虚实并见。因而对胃肠动力障碍性疾病的治疗,应首选理气药。这类药具有疏通气机、消除气滞的功能,如陈皮、青皮、枳实、枳壳、木香、乌药、川楝子等。实验研究表明,理气药对消化道功能有明显的调节作用,既能抑制胃肠运动,也能兴奋胃肠道运动,呈双相调节效用。又如补中益气的人参、党参、白术能增强胃肠平滑肌的张力;枳实能使胃肠运动收缩节律增加。临床观察枳实治疗胃扩张、胃下垂都有明显效果。此外,理气药具有局部刺激作用,能促进胃液分泌,促进胃肠蠕动。这些新的发现和认识,有助于阐明调节胃肠功能作用的机制,对扩大临床应用是十分有益的。

当然,调节胃肠功能的中药是很多的,不仅仅局限于理气药。对于胃肠动力障碍性疾病的治疗,仍然是依据辨证论治的原则,根据证型的不同,遣方用药,这样才能取得最佳效果。

案7. 恶心(慢性浅表性胃炎)

[案例]

王某某,女,30岁。2013年8月30日初诊。

主诉:恶心3个月。患者无明显诱因常感恶心,背困,饮食尚可,偶有嗳气,食后上腹轻微胀满。无胃痛、烧心、反酸等,二便正常。曾做肝功能、B超等检查排除慢性肝病。上周做胃镜检查,诊断为慢性浅表性胃炎,伴结节、糜烂、肠化、局灶性萎缩。病理活检诊为浅表性胃炎,灶状区域轻度萎缩性炎症,伴肠上皮化生。Hp(+)。中医诊查:脉沉,舌质红,苔薄滑。

中医辨证:胃气失和,热毒蕴结。治以和胃理气,清热解毒。

拟方:陈皮9g,半夏9g,茯苓9g,白术9g,柴胡6g,当归9g,白芍15g,泽泻9g,莪术9g,丹参12g,丹皮12g,白花蛇舌草20g,蒲公英20g,麦芽20g,甘草6g。水煎服。5剂。每日1剂,早晚分服。

9月4日:仍感恶心,背困,饮食一般,食后略感上腹不适。脉沉,舌质不红,苔薄白。

照原方去当归、泽泻。改茯苓9g。加黄芪12g。水煎服。8剂。

9月17日:恶心减轻,偶尔略感上腹胀满,胃不疼。脉沉,苔薄白。改方为:

茯苓9g,白术9g,白芍15g,陈皮9g,半夏9g,广木香6g,砂仁^(后下)6g,厚朴6g,白花蛇舌草20g,蒲公英30g,黄芩9g,丹皮12g,莪术12g,白及9g,甘草6g。水煎服。10剂。

10月8日:恶心消失,近日略感消化稍差。鉴于症状不多,乃针对胃镜检查所见,专以消除病灶糜烂、肠化为主,改方为:

茯苓12g,白术9g,柴胡6g,白芍15g,广木香6g,丹参12g,莪术12g,丹皮12g,金银花15g,连翘20g,白花蛇舌草30g,蒲公英30g,麦芽20g,神曲12g,甘草6g。水煎服。10剂。

10月22日:自诉不恶心,腹不胀,饮食正常,感觉良好,脉舌如前。

照10月8日方去神曲、木香。加当归9g,黄芩9g。水煎服。10剂。

11月7日:近日感上火,口干、口苦、便秘。改方为:

黄芩9g,生地15g,玄参12g,赤芍15g,柴胡6g,丹皮15g,蒲公英20g,茯苓9g,金银花15g,连翘20g,白花蛇舌草30g,麦芽20g,甘草6g。水煎服。6剂。

11月18日:火势减轻,口不干,不苦。脉沉,苔薄白。

照10月8日方去神曲、木香。改白花蛇舌草20g,加紫花地丁15g,当归9g。水煎服。10剂。

2014年1月7日:近日纳食稍差,其他均好。脉沉,苔薄白。

茯苓9g,白术9g,白芍15g,柴胡6g,黄芩9g,连翘15g,蒲公英20g,麦芽20g,神曲12g,丹皮12g,甘草6g。水煎服。7剂。预约胃镜复查。

2014年1月18日：胃镜检查结果为浅表性胃炎，但无结节、糜烂、肠化等，局灶有萎缩性变化。病理活检为轻度浅表性胃炎，灶区轻度萎缩性变化。Hp(-)。与过去胃镜检查相比明显好转。目前无不适陈述。改以下方善后：

茯苓9g，白术9g，黄芩9g，金银花15g，连翘20g，柴胡6g，生地12g，丹皮12g，白花蛇舌草15g，紫花地丁12g，麦芽20g，甘草6g。14剂，水煎服。

[解析]

本例确诊为慢性浅表性胃炎，其特殊之处是：①胃病症状不多，无胃痛、烧心、反酸等表现，偶尔感觉食后轻微上腹不适或嗳气。②突出的症状是恶心，经多种检查排除了慢性肝病。③胃镜检查有明显的病理损害，如糜烂、结节、肠化生等。显然按照传统的方法进行辨证施治，难以真实反映病情，势必影响疗效。因而在传统宏观辨证的基础上结合胃镜下的微观变化进行辨证，也即宏观辨证与微观辨证相结合的方法，这种宏观与微观相结合的方法更能反映疾病的病情变化和本质，更有利于标本同治，提高疗效。

恶心是本例的主证，这是胃失和降的一种表现，其原因很多，诸如外邪犯胃，饮食停积而伤胃，情志失调而致肝气犯胃，脾胃虚弱或虚寒而致胃失和降，凡此种种，均可使胃气失和而恶心。另一方面胃黏膜的结节、糜烂、肠化以及幽门螺杆菌的存在，舌质红，苔薄滑的表现都反映体内有热、湿、瘀、毒，其中以热毒为主，由此而导致胃的和降功能失常，故而辨证为胃气失和，热毒内郁。治以和胃理气、清热解毒之法。方中陈皮、半夏理气降逆而和胃；茯苓、白术、麦芽、甘草健脾开胃；柴胡、白芍、当归疏肝气、养肝血以防肝气犯胃；胃不和则伤脾动湿，气滞不和而易致血瘀，故用泽泻祛湿；莪术、丹参、丹皮活血凉血而祛瘀，有助于结节之消散；白花蛇舌草、蒲公英则清热解毒以消除炎症及幽门螺杆菌。药后舌质不红，舌苔转为薄白，说明热去湿清，故加黄芪益气以扶正；木香、砂仁、厚朴化湿行气；白及收敛止血，消肿生肌，有助糜烂之愈合。果然服药后使困扰患者之恶心迅即消除，继之又加金银花、紫花地丁等以加大清热解毒之力，最终使病情大为好转，胃镜下之结节、糜烂消失，肠化基本消除，Hp转为(-)，从而使宏观上的症状与微观下的胃镜变化均获得了满意的效果。

[感悟]

随着现代医学诊断技术的发展，内镜的应用普及，过去对胃病肉眼看不到的病理损害有了直观认识，从而增加了中医认识的空间，扩大了望诊的视野，提高了辨证施治水平。如慢性胃炎在急性活动阶段，胃黏膜常呈充血、水肿、浸润、出血或溃疡等,临床辨证多属实热证,应用清热解毒治法及方药,常能取得良好效果。如金银花、连翘、蒲公英、白花蛇舌草、丹皮等,可加速炎症的消退和吸收,抑制和杀灭幽门螺杆菌。对于肠上皮化生、非典型增生及黏膜萎缩改变,可以采取健脾益气法,药如黄芪、党参、茯苓、白术、山药等以增强胃黏膜的修复和再生能力,调节胃的分泌功能;或采用活血化瘀法,药如丹参、赤芍、当归、川芎、莪术、三七等,以增加胃黏膜血流,改善微循环,加速炎症的吸收,从而使肠上皮化生消退,非典型增生和黏膜萎缩逆转。当然,对于胃镜下病理损害的认识要与宏观辨证结合起来,不能只看局部不顾整体。这样,辨证将更全面,疗效会更好。

案8. 黑便(胃溃疡出血)

[案例]

励某,男,39岁。1973年9月6日初诊。

主诉:黑便5天。患者胃病已有7年之久,病情时轻时重,一直未能治愈。日前因饮食不慎,近5天来头晕、耳鸣,口干口苦,胃部不适,隐隐而痛,四肢乏力,大便发黑。在某医院诊治,但未见明显效果。刻下:胃部不适隐痛,食欲尚可,口干口苦,身软乏力,头晕耳鸣,睡眠不实,大便色黑。查体:面色苍白,精神萎靡,明显贫血貌,口唇指甲苍白,上腹压痛,心前区可闻柔软吹风样杂音,肺部未见异常,肝脾未触及,大便潜血试验阳性,血红蛋白8.2~10.1g/L。中医诊查:脉沉细数,舌质淡,舌苔白。

中医辨证:脾胃气弱,气血亏虚。治以健脾益气,敛血活血以止血。

拟方:黄芪30g,当归15g,赤白芍各12g,生地炭12g,旱莲草9g,黄芩炭9g,丹参12g,白及9g,仙鹤草12g,煅牡蛎(先煎)30g。水煎服。每日1剂,早晚分服。2剂。

9月10日:服药后症状明显好转,头晕减轻,食欲好转,大便转黄色,仍感四肢乏力,身有发冷感,有时上腹不适。舌质淡,苔白,脉细弱。

黄芪30g,党参12g,当归15g,白芍12g,白术9g,茯苓9g,白及9g,仙鹤草12g,麦芽15g,陈皮9g,炙甘草6g,煅牡蛎(先煎)30g。水煎服。2剂。

9月13日:精神较上次更好,食欲佳,偶感上腹不适,睡眠较差,二便正常,大便潜血试验(-)。脉沉弱,舌质淡减轻,可见少许薄白苔。

照9月10日方加山药15g,远志6g,生龙骨(先煎)30g。水煎服。2剂。

9月15日:胃部较前舒适,不痛。现感腰困,大便稍干。脉沉弦,舌淡,苔薄白。

照 9 月 10 日方去白及、山药、仙鹤草,加枸杞子 15g,麦冬 12g。水煎服。2 剂。

9 月 18 日:一般情况明显好转,面色较前红润,现诉多梦。脉舌如上。改方为:

黄芪 30g,党参 9g,当归 15g,白芍 12g,熟地 12g,茯苓 12g,白术 9g,山药 15g,枸杞子 12g,远志 6g,夜交藤 15g,甘草 6g。水煎服。6 剂。

[解析]

本例为胃溃疡并发内出血及由此引起的继发性贫血。临床表现一派气血亏虚之征象,属于中医血证中的"血虚"范畴。

患者素体单薄,加之慢性久病,脾虚气弱。脾虚不能摄血,血无所主而外溢。脾虚失于统摄,血溢肠内,随大便而下成为便血。因在肠道滞留时间较长,瘀血阻滞,血色变暗成为黑便。故凡见黑便,即说明出血点较远,多在上消化道,即所谓"远血"。因脾胃虚弱,气机失和,故上腹隐痛;面色及指甲苍白、身软乏力、精神疲惫、头晕耳鸣均为脾气虚弱,气血不足之象;口干口苦为虚热之表现;舌淡、脉细数为气血虚弱之证。中医辨证为脾气虚弱,气血亏虚。治宜健脾益气,敛血养血以止血。方中黄芪、当归、白芍益气养血;赤芍、丹参活血化瘀,凉血止血;白及、仙鹤草收敛止血;生地炭、黄芩炭清热凉血,收敛止血;旱莲草补益肝肾而止血,配以煅牡蛎意在加强收敛止血之效。方中之所以用生地炭、黄芩炭意在减轻其寒凉特性而增强收敛和吸附止血的作用。诸药相伍,凑益气养血、收敛止血、活血化瘀止血于一体,以加速止血之目的。实践表明,服药 2 剂,效果大显,出血即止。尔后去除收敛止血之品,加大益气和补益肝肾之剂以扶正,使病情迅速好转。

[感悟]

消化性溃疡的常见并发症就是吐血和便血。自胃至肛门途径较远,瘀滞时间较长而成黑色发亮如同柏油样之粪便即为黑便,中医古籍称之谓"远血",都属于"血证"范畴。中医学认为多因脾虚不能统摄或湿热下注大肠,损伤阴络所致。

对于便血的治疗,首先仍以止血为第一要法。常用止血药中白及为常用之品。白及属于收敛性止血药物,单用或复方合用均有良好效果,对咯血、吐血、便血最为适宜。药理研究表明,白及能加强凝血过程,缩短凝血时间。其次,临床上还常使用炭剂,如黄芩炭、生地炭等,这源于"血见黑则止"的传统观点,意在缩短出血时间,迅速止血,但炭剂属收敛性止血,久用容易留瘀,瘀血不去,血不归经,更易出血,对病情更加不利,故唐容川在《血证论》中强调"消瘀"为第二法,可见祛瘀以止血的重要。所以应用炭剂只能适可而止,不可久用。第三,中医治疗血证特殊之处在于活血止血。强调止血,要防其留瘀;活血,要防其妄行,避免加重出血,故恰当配伍,至关重要。单味药中三七即具有活血散瘀止血的双向效用,临床上甚为常用。其他如蒲黄、茜草根等亦为常用之品。第四,气和血的关系最为密切,中医学有气为血帅、血随气脱之说,故凡出血者,必然耗气,导致气随血脱而致脾虚。脾气虚弱,脾失统血之职,不仅容易出现血虚之证,而且更加重了出血。所以,对血证患者常加用健脾益气之品,如黄芪、人参、党参等,而且药量宜重,从而使脾气健旺,统血有力,以便快速达到健脾止血之效果。

发生黑便后,患者往往伴有血虚之象,特别是脾胃虚弱之表现也较为明显,故补养气血、顾护脾胃,对于控制出血,改善病情,加速全身之康复是极为重要的。

案9. 肝区不适,胸闷(脂肪肝)

[案例]

贾某,男,35 岁。2008 年 3 月 7 日初诊。

主诉:肝区不适,胸部憋闷 1 个多月。患者体型肥胖,素日喜食油腻和甜辣之品。近 1 个多月常感肝区不适或隐痛,偶感胸部憋闷,检查发现谷丙转氨酶升高,近日复查谷丙转氨酶 97U/L,胆固醇 5.28mmol/L,甘油三酯 1.76mmol/L,稍高于正常。B 超检查提示脂肪肝。脉沉,苔白腻。

中医辨证:肝郁气滞,痰湿郁阻于肝。治以疏肝理气,化痰消脂。

拟方:茯苓 12g,苍术 9g,泽泻 15g,柴胡 6g,枳壳 9g,草决明 20g,丹参 15g,黄芩 9g,瓜蒌 12g,虎杖 20g,山楂 12g,甘草 6g。水煎服。7 剂。每日 1 剂,早晚分服。

3 月 14 日:服药后感觉身体舒适,胸闷消失,惟感大便稍稀,但便次不多。脉沉,舌稍红,苔薄滑。

照上方去瓜蒌,改茯苓 15g。加薏苡仁 20g,蒲公英 20g。水煎服。7 剂。

3 月 22 日:大便不稀,感觉良好。脉较前有力,苔白腻。

照原方去瓜蒌,改茯苓 15g,泽泻 20g。加薏苡仁 20g。水煎服。7 剂。

4月9日:时感腰痛,饮食有所节制,自我感觉良好。脉沉,苔薄白。

柴胡6g,黄芩9g,泽泻15g,草决明20g,丹参15g,枸杞子15g,制首乌12g,虎杖20g,炒山楂12g,蒲公英20g,甘草6g。水煎服。7剂。

4月18日:复查肝功能及血脂均正常。体重减轻约3kg,无其他不适。脉舌如上。

照4月9日方去虎杖、蒲公英。再服半月。

5月11日:复查B超,肝胆脾未见异常。

[解析]

本例西医诊为脂肪肝。依其临床表现,属于中医学的"积聚""胁痛""痰湿"等范畴。

脂肪肝是因脂质代谢紊乱,致使肝细胞内脂肪积聚过多的疾病。依其病因不同可分为①营养性脂肪肝;②酒精性脂肪肝;③病毒性脂肪肝;④药物性脂肪肝;⑤内分泌脂肪肝;⑥妊娠性脂肪肝等。中医学认为其病因主要为饮食不节、情志抑郁、脾肾亏虚等,导致肝失疏泄,脾失运化,痰湿困阻,瘀血阻络所致。随着生活水平的提高和生活方式的变化,脂肪肝已成为临床上的多发病。

本例患者体型肥胖,嗜食肥甘,长期饮酒,多坐少动,生活极其不规律,以致湿浊内生,肝气疏泄失常,故而肝区不适或隐痛;气机上逆,阻滞胸膈,以致胸闷;舌苔白腻为湿盛之象。故证属肝郁气滞,痰湿内阻于肝。治当疏肝理气、化痰消脂之法。方中柴胡、枳壳疏肝理气;茯苓、苍术(或白术)、泽泻、草决明化痰祛湿。现代药理研究表明,泽泻、草决明对脂肪有明显的抑制作用,可改善肝脏的脂肪代谢;丹参、山楂活血化瘀,亦有降低血清和肝的胆固醇和甘油三酯,减少肝内脂质合成和抑制肝细胞脂肪变性的作用;黄芩、虎杖清热祛湿,而虎杖亦有一定消脂作用,配瓜蒌宽胸理气,以缓解胸部之不适;甘草与茯苓、苍术相配和中健脾而祛湿。诸药合用,针对病证之气、血、痰、湿、热等因素,全面兼顾,主次分明。服药后感觉甚好,舌苔变为薄白,说明痰湿有所减轻,乃在方中加制首乌、枸杞子补肝肾、益气血以增强消脂之力。实验表明,两者均有降低胆固醇,抑制脂肪在肝内沉积的作用。后加蒲公英清热解毒,意在保护受损伤的肝细胞,起到保肝作用,有助于肝细胞指标之恢复。

[感悟]

脂肪肝临床表现不一,约25%轻度脂肪肝无明显临床症状,常在体检或高血压、冠心病、胆石病等其他疾病就诊时发现,中度或重度脂肪肝则症状较为明显,常感腹部不适,右胁隐痛、乏力、纳差等,且常伴肝功能损害或高脂血症。鉴于其病机特点是肝郁气滞,痰湿内阻,瘀血阻络,脂质沉积于肝内,故治疗当以辨证与辨病相结合的方法,采取疏肝理气、活血化瘀、化痰消脂的原则组方,常在方中加用具有降脂作用的中草药,如泽泻、山楂、草决明、何首乌、丹参、虎杖、枸杞子、大黄等。笔者通过长期临床实践自拟疏肝消脂汤一方,具有较好效果,组成为柴胡、枳壳、泽泻、赤芍、丹参、茯苓、苍术(或白术)、决明子、制首乌、山楂、甘草,药性平和,无不良反应。并可依据证候的不同灵活化裁,适当加减。如痰湿化热者,可加栀子、茵陈、大黄、车前子(草);如兼有肾虚者,可加枸杞子、黄精等;如痰瘀互结者,可加当归、桃仁、枳实、半夏等;如体型过于肥胖者,可加大黄、枳实,并重用泽泻;如兼有气虚者,可加黄芪等。现代药理和实验表明,泽泻可改善肝脏脂肪代谢,抑制外源性胆固醇的吸收,抑制肝内甘油三酯的合成,可使兔肝内脂肪含量降低。丹参有降低胆固醇合成,抗脂蛋白氧化作用,对实验性大鼠及家兔有降低肝脂蛋白特别是降低甘油三酯的作用。何首乌可抑制肠道吸收胆固醇,并促进血浆中胆固醇的运输和清除。实验治疗高脂动物,可使肝中的胆固醇降低52%。其他如片姜黄、枸杞子、山楂、决明子、黄精等均有一定降脂活性,减少胆固醇的吸收,抑制血中胆固醇升高。益气药黄芪有直接减少内源性胆固醇生成的作用。这些实验成果,都值得我们借鉴,从而进一步提高临床治疗效果。

总之,脂肪肝不是单一因素引起的疾病,而是由多种原因引起的肝脏疾病。因此,治疗上要有针对性,力求做到:①审因论治。分析其致病原因,去除致病因素。②调整饮食。③辨证施治,对症下药。因其症状轻重不一,脉象舌苔各有特点,证候虚实各有不同,故宜辨证施治,有的放矢,这将会取得更佳效果。

案 10. 眼睛发黄(酒精性肝炎)

[案例]

王某某,男,42 岁。司机。2002 年 6 月 29 日初诊。

主诉:眼睛发黄 5 个多月。患者于元旦前后频繁饮酒,每次约 250g。此后逐渐感觉胃部不适,食欲减退,身软乏力,小便黄。4 月份经医院检查肝功能异常,谷丙转氨酶 676.40U/L,总胆红素 106.73μmol/L,血脂基本正常,纤维化指标均正常,抗 HAV、抗 HBV、抗 HCV 均(−),诊为酒精性肝炎。经西医保肝治疗,病情有所好转,但肝功能仍持续不愈。前日复查谷丙转氨酶 149.30U/L,

总胆红素 49.53μmol/L。现诉肝区隐痛不适,饮食尚可,尿黄,口干,齿衄,一般情况尚可,大便正常。脉沉,苔薄白。

中医辨证:酒毒伤肝,疏泄失常,肝胆郁热,胆汁外溢。治以疏肝清热,利胆祛黄。

拟方:茵陈20g,黄芩9g,柴胡6g,茯苓12g,白术12g,赤芍20g,郁金12g,秦艽9g,丹皮12g,枳壳9g,川楝子12g,生地15g,炒山楂12g,蒲公英20g,甘草6g。水煎服。6剂。每日1剂,早晚分服。

7月6日:服药后症状减轻,口不干,肝区疼痛不适亦缓解,精神好转,未再齿衄。脉有起色,苔薄白。

照上方改生地12g,茯苓9g,白术15g。加麦芽20g。水煎服。6剂。

7月13日:偶感肝区胀满,或背后隐痛,肠鸣,其他均好。脉沉弦,苔薄白。照原方加泽泻15g,麦芽20g。水煎服。6剂。

7月20日:仍时而肝区发胀,大便稍稀,肠不鸣。脉弦滑,苔白根腻。照原方去丹皮。改茯苓15g,白术15g。加泽泻15g,丹参12g,麦芽20g。水煎服。6剂。

7月30日:复查转氨酶正常(30.30U/L),总胆红素 29.83μmol/L,较前好转。B超拟诊慢性胆囊炎。脉弦滑,苔薄黄。鉴于有胆囊炎症,湿热证较为明显。改方为:

茵陈30g,黄芩9g,金钱草20g,柴胡6g,赤芍20g,郁金12g,蒲公英20g,连翘20g,金银花20g,茯苓15g,泽泻15g,白术9g,枳壳9g,丹参12g,炒山楂12g,麦芽20g,甘草6g。水煎服。12剂。

8月15日:复查转氨酶32.20U/L,总胆红素 17.20μmol/L,均属正常。现感觉良好,无不适陈诉。脉沉弦,苔薄白。

照7月30日方去麦芽。12剂。以善其后。

[解析]

肝脏是酒精代谢的主要场所。若长期大量饮酒,不仅可以引起肝脏的直接损害,造成代谢紊乱,又能引起肠道菌群失调产生内毒素造成对肝脏的间接影响,轻者可致酒精性脂肪肝,重者可发展成酒精性肝炎,甚至肝硬化。

中医学认为,酒属大热之品,有毒。酒毒伤肝损脾。肝失疏泄,气滞不畅,血脉内瘀。脾失健运,湿浊内生,蕴而化热。湿热内蕴,胆汁外溢,故气(滞)、血(瘀)、湿(痰)阻滞体内,热毒内蕴,胆汁内郁,是其病机的主流,采取清热解毒、疏肝理气、利湿退黄、活血化瘀之治法最为适宜。方中柴胡、黄芩、蒲公英清热解毒;郁金、赤芍、秦艽利湿退黄;枳壳、柴胡、川楝子疏肝理气;生地、丹皮凉血清热;茯苓、白术、山楂、甘草健脾和中。尔后酌加泽泻、金钱草以强化疏肝健脾利湿退黄之作用。诸药相伍,紧扣病机,患者服后效果明显,肝功能化验迅即恢复正常。

[感悟]

肝脏是酒精代谢的主要器官,可以通过各种途径影响肝之功能。中医学认为嗜酒过度,滋生湿热,湿热熏蒸肝胆,胆汁不循常道而致发黄。另一方面酒毒又可损伤脾胃,以致运化功能失常。时日一久,则肝失疏泄,脾失运化,气血郁滞,最终形成臌胀。可见酒精性肝病的发展规律,不外是三个阶段,即脂肪肝—酒精性肝炎—肝硬化。

临证时要注意辨别病情的缓急,病程的长短,湿热的轻重,证候的虚实。一般来说,初病者多实,久病者多虚或虚实夹杂。要注意的是酒性燥烈,最易耗伤阴血。所以用药以滋润为主,要养肝血,滋肝阴,不可过用猛烈之品,以免克伐肝体,这是其一;其二,要注意利湿清热。湿性黏腻,容易困阻脾胃,阻滞气机。只有肝气条达,胆液通利,脾胃健壮,才有利于湿去热清,有助于肝功能的改善,转氨酶的下降。其三,不可妄加滋补。对于病程较久,病情迁延难愈者,往往是虚实夹杂,切不可过用滋补之品,否则更使肝气郁滞,湿热难去,肝功能指标更难恢复。第四,戒酒。

案 11. 乏力、纳呆、转氨酶升高持续不降(中毒性肝病)

[案例]

蔡某,男,34 岁,工程师,1981 年 10 月 5 日初诊。

主诉:乏力、纳呆 1 年。患者于 1980 年 4 月因矿井事故参加抢险时,发生一氧化碳中毒,昏迷 6 小时,苏醒后出现头晕、视力减退、全身乏力、胃部胀满、食欲不振、腰困等症状,曾就诊于本矿医院,发现单项转氨酶升高,持续在 270~230U/L,虽经多种方法治疗,多次化验,至今仍未正常。现诉乏力,纳差,头晕,咽干,口苦,口中黏腻乏味,胃部胀满,腰困,双手肿胀,活动后稍减轻,睡眠不好,特别是入睡困难,且伴性情急躁易怒,齿龈出血,小便黄,大便稀溏,次数不多。脉沉弦,舌苔白腻。查体:营养发育中等,面色晦青,皮肤不泽,无黄染,肝掌(+),蜘蛛掌(-),心肺未见异常,肝大一指,质中,无压痛,脾未触及。化验:TTT:6U,TFT(+),ALT:140U/L,HBsAG(-),总胆固醇 200mg%,甘油三酯342mg%,β脂蛋白572mg%。超声波密集微波,肝波增多。

中医辨证:毒邪内侵,肝失疏泄,湿浊困脾。治以疏肝降浊、燥湿醒脾之法。

拟方:茵陈15g,茯苓15g,苍白术各9g,陈皮9g,厚朴6g,柴胡6g,山药15g,薏苡仁24g,麦芽24g,神曲12g,郁金9g,木瓜12g,甘草6g。水煎服。早晚分服。6剂。

10月12日:病情稳定,仍乏力,纳差,近日齿衄明显,脉舌如上。原方加丹皮12g。水煎服。6剂。

10月21日:未再发生齿衄,食欲较前改善,下肢也不沉困。现饮食增加,腹部不适。大便仍多,每日2~3次。上周做肝血流图,拟诊肝供血不足。脉较前有力,舌苔薄白。原方去苍术,加丹参15g,枳壳9g。水煎服。4剂。

10月26日:精神好,食欲佳,口中不黏,全身困乏减轻,手掌较前湿润(过去手干)。仍感口稍苦,手肿胀,大便正常。脉沉弦,舌质稍淡,苔薄白。原方去苍术,加黄芩9g。水煎服。6剂。

11月2日:一般情况良好,面色好看,肤色滋润,手不肿胀,饮食精神均佳。脉沉弦有力,舌苔薄白。重新拟方:

茵陈15g,黄芩9g,柴胡6g,茯苓15g,白术9g,当归9g,白芍12g,川芎6g,炒山楂12g,麦芽24g,山药15g,郁金9g,甘草6g。水煎服。6剂。

11月9日:昨日复查:肝功能(TTT、TFT、ALT)均正常。总胆固醇200mg%,甘油三酯162mg%,β脂蛋白572mg%。稍感肝区不适。照11月2日方改麦芽15g,白芍15g,加丹参15g。续服两周,以巩固效果。

[解析]

患者因一氧化碳中毒而发病,虽经多方治疗,仍感乏力,纳呆,转氨酶持续不降,缠绵一年仍未恢复,这是什么原因呢?

一氧化碳系无色无味之有毒气体。中医学认为毒邪侵入人体,致肝失疏泄,气滞不畅,肝郁乘脾,脾胃升降失常,以致纳呆、腹胀;脾虚不运,湿浊不化,则大便传导失司,故大便稀溏;脾虚不运,饮食不化,脏腑失养,肝血无以上荣,则头晕、乏力、视力减退;心血失养则眠差;急躁易怒为肝气不疏之表现;咽干口苦、口中黏腻说明内有湿热;肝病日久及肾,则致腰困;面色晦滞、肤色不泽为慢性肝病之面容;肝大、转氨酶升高、超声异常、血脂升高均为肝的代谢失常及慢性炎症所致。但在整个病程中,脾虚湿困较为突出,呈现湿重热轻之象。所以,既要清肝之热,解肝之毒,疏肝之郁,行肝之气,还要重点燥湿醒脾,开启后天生化之源,增加脏腑之濡养,以助功能的恢复。方中茵陈、柴胡、郁金利湿清热,利胆退黄;郁金既能清肝之热,又能活血止痛;茯苓、苍白术、山药、薏苡仁重在燥湿健脾;麦芽、神曲健脾开胃;陈皮、厚朴行气宽中;木瓜和胃化湿,且能消食。方中大部分是针对湿浊困脾所设,是治疗的重点。尔后酌加丹参以养血活血,加黄芩以清热燥湿。全方紧扣病机,重点突出,不仅使全身症状改善,化验指标也恢复正常,使缠绵一年之痛苦得以痊愈。可见扶脾以治肝,正是中医辨证施治的奥妙所在。

[感悟]

本例有两大特点:一是肝功能长期损害,谷丙转氨酶持续不降,说明肝细胞受损,炎症仍持续存在。二是自觉症状较多,脾虚湿困显著,面色晦滞不泽,患者虽经多方治疗未见效果。实践表明,中医治疗却取得了显著疗效。何以转氨酶能迅速恢复正常?全身情况得以改善?笔者颇有感悟。

1. 降酶仍需疏肝。

肝主疏泄,肝主藏血,为气血之枢纽。如今毒邪伤肝,肝郁气滞,其疏泄及藏血功能必然受到影响。再者肝病极易传变,影响其他脏腑。显然一旦肝的功能受损,势必影响肝脏的各种代谢,出现诸多症状和检测指标之改变。所以要想改善肝功能,降低转氨酶,必须用疏肝理气法则,选用疏肝理气之品以条达肝气,使肝的疏泄功能恢复正常。常用疏肝理气药如柴胡、青皮、川楝子、枳壳、枳实等,其中柴胡尤为必用之品,《伤寒论》有关柴胡汤就是典型之例证。柴胡对消除胸胁苦满、胁肋胀痛的作用效果确切,已为千百年临床实践所证实。现在进一步证实柴胡有解热、抗炎、抗过敏、镇痛、镇痉、镇吐等作用。动物实验也证实柴胡有抗肝损伤作用,可降低转氨酶。若柴胡配甘草,既可疏肝降酶,又可解毒,对本例十分恰当。显然,肝气得疏,血行通畅,肝病自然就容易恢复了。笔者集数十年之经验,疏肝理气可以降酶,即所谓疏肝降酶法。但应注意,理气药多香燥,有耗气伤阴之弊,不可久用、重用。

2. 健脾以护肝。

从中医五行理论讲,肝木最易克伐脾土,导致脾虚。脾虚则运化无力,湿浊内生。湿的特点黏腻而缠绵难去。本例正是以湿浊困脾为特点,表现纳呆、乏力、脘腹胀满等,且长期久治不愈。有鉴于此,遵照"见肝之病,知肝传脾,当先实脾"的古训,采取燥湿健脾之法,药如茯苓、白术、苍术、薏苡仁、麦芽等。临床实践表明,取得良好效果,症状迅即改善。由于脾胃振作,受纳运化有力,脏腑得以濡养,肝病自然也就易愈,此即所谓"实脾则肝自愈"之理。因此,健脾以护肝是治疗肝病的宝贵经验之一。

案 12. 肝功能指标愈治愈高（无黄疸型肝炎）

[案例]

吴某，女，13 岁，学生。1976 年 10 月 27 日初诊。

主诉(代诉):肝功能指标愈治愈高已 5 个月。患者今年 4 月初因胃部不适被疑为胃炎，检查时发现肝功能异常，谷丙转氨酶(ALT)400U/L，其他各项均正常，随即口服和注射各种保肝药物。2 个月后复查肝功能，TTT:8U，TFT(+)，ALT:620U/L，遂又请名医诊治内服中药，但治疗至今已 5 个月，而肝功能指标日趋恶化。近查 TTT:11U，TFT(++)，ALT:1 825U/L，但患者仍无任何不适症状，照常上学，饮食、精神、睡眠、二便均正常。脉沉而滑，舌尖红，舌苔白。体检:面部满布痤疮，巩膜无黄疸，心肺无异常，肝可及边，质软，无触痛，脾不大。

中医辨证:湿热内蕴，肝失疏泄。治宜利湿清热、疏肝理气之法。

拟方:藿香 9g，佩兰 9g，茵陈 15g，栀子 6g，茯苓 15g，白术 9g，当归 9g，白芍 9g，柴胡 6g，香附 6g，枳壳 9g，炒山楂 12g，甘草 3g。水煎服。每日 1 剂，早晚分服。6 剂。

11 月 6 日:药后无不良反应，本人无不适陈述。脉沉而弦滑，舌苔微黄而腻。因热象较显，改方为:

藿香 9g，佩兰 9g，茵陈 24g，栀子 6g，茯苓 15g，苍术 9g，白术 9g，泽泻 9g，车前子 9g，生薏苡仁 30g，赤芍 9g，柴胡 6g，香附 6g，甘草 3g。水煎服。4 剂。

11 月 14 日:一般情况良好，痤疮减少，色淡，别无不适，脉弦滑，苔黄腻。

11 月 6 日方去佩兰，加龙胆草 5g。水煎服。8 剂。

12 月 4 日:复查肝功能均正常，面部痤疮亦明显好转。其他无不适陈述。苔微微黄腻，改以丹栀逍遥散加茵陈以巩固之。

本例曾作长期随访观察，历时 11 年多。患者身体良好，未曾复发。

[解析]

患者为一少年，无饮酒史，无中毒史，无滥用药物史，亦无慢性病史，故最大可能是感染所致。当时社会上肝炎较多，故首当考虑为无黄疸型病毒性肝炎。

本例的特点是无任何自觉症状，中医辨证有一定困难，故当综合分析。患者脉象弦滑，舌苔白，说明内有湿浊;舌尖红则反映内有郁热;面部痤疮较重，说明湿热内盛;谷丙转氨酶升高，提示肝细胞有炎性损害，病变正处于活动发展阶段。故辨证当为湿热郁结,肝失疏泄所致。病理为湿热蕴结,湿重于热。治宜利湿清热,以祛湿为主,采取化湿、燥湿、利湿合用。方中藿香、佩兰化湿,苍术、白术燥湿,茵陈、茯苓利湿,使湿邪上下分消;当归、白芍养肝血;柴胡、香附、枳壳疏肝气;栀子清泄肝热;山楂化瘀消滞。尔后因苔腻未减,又加泽泻、车前子、薏苡仁以加大祛湿之力。三诊时黄苔较为明显,说明热象较盛,故加龙胆草配栀子以增强清肝泻火之作用,共成利湿清热及疏肝理气并重之剂。因药证相符,获得良好效果,共服中药18剂,不仅肝功能恢复,面部痤疮亦基本痊愈。

[感悟]

无黄疸型肝炎是病毒性肝炎的一种表现类型,症状轻微,易被忽略。中医学认为其病因仍为湿热所致。惟热毒轻微,湿浊较盛。湿性黏腻,最易困阻脾胃,临床表现多以湿盛为其特点。本例虽经数月治疗,何以肝功能不愈而且恶化呢?究其原因与其治疗用药有关。一是过用苦寒清热之品,如黄芩、龙胆草、黄柏、栀子、大黄等,而患者热象并非突出,苦寒之品易伤脾胃,脾虚则运化失职,致湿浊更盛。湿性阴寒凝滞,最易阻滞气机,气失和顺,胃脘胀满不适。其二,在既往治疗用药中清热之品较多,而疏肝之力不足。肝主疏泄,性善条达。肝失疏泄,则肝气郁滞,从而造成疏泄功能紊乱,代谢失常,遂使肝功能指标更加恶化,此即原因之所在。有鉴于此,在利湿清热之中,加强疏肝理气之品,半月治疗即恢复正常。由此,深深体悟到对于肝病的治疗,切勿过用苦寒之品,以免损伤脾胃,影响脾胃的腐熟、运化乃至化生功能。一定要时刻顾护脾胃。再者,治疗肝病勿忘疏肝,一定要调节肝的疏泄功能,发挥肝的条达作用,这会有助于肝功能指标的恢复。

案13. 眼黄、腿肿(酒精性肝硬化)

[案例]

任某,男,56岁。2014年3月20日初诊。

主诉:发现眼黄、腿肿1年余。此间曾断断续续服药,因自我感觉良好,未多介意。今年以来眼黄、腿肿日益加重,遂于今年2月去北京某专科医院检查并住院治疗,最后确诊为酒精性肝硬化失代偿期、腹水、乙肝病毒感染、低蛋白血症、腹腔感染、慢性肝衰竭。经治疗后病情有所好转,但黄疸持续不退,肝功能异常,遂于本月出院,改求中医治疗。既往有饮酒史30年,每次约饮300ml。

刻下:面色晦滞,两眼黄染,精神不振,口苦,出汗多,肝区憋胀,下肢水肿,小便深黄,饮食一般,可见明显肝掌。化验:谷丙转氨酶(ALT)32U/L,谷草转氨酶(AST)46U/L,总胆红素(TBIL)49.7μmol/L,白蛋白34.3g/L,球蛋白43.4g/L,总胆汁酸(TBA)64.8μmol/L,甲胎蛋白(AFP)47ng/L。B超提示脾大4.1cm。脉沉,苔白腻。

中医辨证:肝胆湿热,湿重于热,肝失疏泄,胆汁外溢,兼有脾气虚弱。治以利湿清热,疏肝利胆,佐以健脾扶正。

拟方:茵陈30g,茯苓20g,泽泻12g,防己9g,黄芪12g,柴胡6g,白术12g,枳壳9g,黄芩9g,生地15g,郁金12g,赤芍20g,垂盆草20g,蒲公英20g,虎杖20g,薏苡仁20g。水煎服。每日1剂。早晚分服。20剂。

4月10日:精神转佳,面色较前好看,右下腹隐隐胀痛,尿黄,腿肿,近日咽部稍疼,检查咽壁稍红。复查肝功能:ALT:24U/L,AST:31U/L,A/G:33.3/37.6,TBIL:34.8μmol/L,TBA:56.8μmol/L,AFP:20.4ng/L,各项指标均较前好转。脉沉弦,舌尖红,苔白滑。

照原方改黄芩12g,薏苡仁30g,茯苓15g。加玄参15g。水煎服。24剂。

5月8日:精神好,食欲增,小便颜色变淡,但仍感口稍苦,肝区不适,腿肿减轻。脉沉,苔白滑。

照原方改茵陈20g,薏苡仁30g。加丹参15g。水煎服。24剂。

6月5日:腿肿明显减轻,小便稍黄,口苦,眼肿胀。复查肝功能ALT:25U/L,AST:33U/L,A/G:37.7/32.5,TBIL:20.3μmol/L,TBA:19.8μmol/L,AFP:9.9ng/L,HBV-DNA<1.0×10³cop/ml(正常)。脉沉,苔薄稍白。鉴于白蛋白已恢复正常,病情明显好转,改方为:

茵陈15g,茯苓15g,泽泻9g,防己9g,黄芪12g,黄芩9g,白术9g,枳壳9g,生地15g,郁金12g,虎杖20g,垂盆草20g,丹参15g,丹皮15g,赤芍20g,薏苡仁30g。水煎服。24剂。

7月10日:精神及饮食均佳,小便不黄,大便较稀,每日2~3次,其他无明显不适。复查肝功能:ALT:31U/L,AST:41U/L,A/G:41.1/30.7,TBIL:15.4μmol/L,TBA:15μmol/L,ALP:70U/L,γ-GT:44U/L。脉沉,舌尖稍红,苔薄滑。

照6月5日方去生地、虎杖、垂盆草。改丹皮12g,赤芍15g,加麦芽20g。每服2剂,休息1天。24剂。

8月21日:日前已开始半日工作。患者面色滋润,精神良好,偶感肝区不适,复查AST:45U/L,TBA:12.4μmol/L,AFP:7.7ng/L,其余各项指标均正常,

B 超提示脾厚 3.9cm,拟诊胆囊炎,胆囊息肉。脉沉,苔薄白。改方:

白芍 15g,当归 9g,茯苓 12g,白术 9g,柴胡 6g,黄芩 9g,枳壳 9g,丹参 15g,蒲公英 20g,金银花 15g,连翘 20g,莪术 12g,垂盆草 20g,麦芽 20g,甘草 6g。水煎服。24 剂。

9 月 25 日:无不适感觉,已全日上班,复查肝功能均正常,CT 检查示肝胆脾胰肾均正常。脉沉,苔薄白,舌边有少许齿痕。

照 8 月 21 日方去垂盆草、金银花。改连翘 15g。加山楂 12g,枸杞子 15g。水煎服。24 剂。

11 月 13 日:一般情况良好,复查肝功能系列及凝血指标均正常。可停服药物治疗,嘱其注意日常饮食起居。

[解析]

本例突出的特点是:①眼睛发黄,腿肿。②有长期饮酒史。③不久前曾发生腹水、腹腔感染、慢性肝衰竭。④化验显示有明显肝功能损害。据此西医诊为酒精性肝硬化是无疑问的。属中医"黄疸""臌胀"范畴。

肝脏是酒的主要代谢器官,只有小量的酒精在肺、肾、肠道氧化分解,绝大部分都是由肝脏代谢,所以酒精对肝脏的损害是显著的。酒精性肝硬化是酒精性肝病的终末期,早期可能没有明显症状,常常是到了晚期或出现并发症时才被发现。本例饮酒史长达 30 年,由于患者长期嗜酒,滋生湿热,损伤脾胃,运化功能失常,湿热蕴结肝胆,肝失疏泄,胆汁不循常道而外溢以致出现眼黄;脾失运化,水湿停滞故而水肿,严重者可成臌胀;肝气受损,肝血不足,气血不能上荣于面,因而面色晦滞;肝气郁结,失于条达,故而胁肋胀满不适;口苦为气郁化热所致;脾气亏虚,卫外不固,故而多汗;由于脾虚运化失常,水湿下注而致下肢水肿;肝的疏泄功能失常,影响肝的正常代谢,以致肝功能指标异常;酒精性肝硬化者常易合并乙肝病毒感染,此乃正气亏虚,免疫功能降低所致,这在酒精性肝硬化者是十分常见的。患者虽属湿热,但其脉沉,是为脾虚之证。舌苔白腻为湿盛之象。综合上述分析,其辨证属酗酒过度,肝失疏泄,湿热蕴结肝胆,胆汁外泄,迁延日久,脾虚湿滞。因湿重热轻,故治宜利湿清热,疏肝利胆,佐以健脾扶正之法。方中茵陈利湿清热,为利胆之主药;黄芩、赤芍、蒲公英、虎杖清泄肝胆郁热;茯苓、泽泻、防己、薏苡仁淡渗利湿,与上述药物配合,达到清泄肝胆湿热之目的;柴胡、枳壳、郁金疏肝理气;垂盆草清热解毒以降酶;生地清热养阴以防清泄过度而伤阴;黄芪、白术健脾益气以扶正。全方利湿清热,侧重于利湿,以达湿去热清,促使黄疸消退之目的。尔后参考化验指标之变化,在清热、利湿、解毒中稍加化裁,病情日渐好转,很快完全康复。

还要注意一点,本例化验甲胎蛋白(AFP)较正常升高,是否并发肝癌呢?据文献报告酒精性肝硬化并发原发性肝癌约为5%,故仍需重视。甲胎蛋白虽属检测肝癌之灵敏指标,特别是其动态变化更有价值,然而在其他疾病如睾丸癌、卵巢癌中也可升高。慢性活动性肝炎、肝硬化也可一过性升高,所以要结合临床全面分析才有意义。本例治疗后即逐渐恢复正常,故可除外并发肝癌之诊断。

[感悟]

酒精性肝硬化的药物治疗与其他肝硬化类似,首先要及时应用利湿清热、疏肝利胆之法。黄疸在酒精性肝硬化中最为常见,酒易生湿,湿蕴化热,湿热蕴结肝胆而致黄疸,故利湿清热特别是利湿是退黄的重要环节,《金匮要略》指出:"黄家所得,从湿得之。"故而在治疗时无论是阳黄或是阴黄都要着重利湿。"诸病黄家,但利其小便",从而达到湿去黄退的目的。

其次,要重视健脾,酒精不仅直接伤肝,又极大的损伤脾胃,出现纳呆、乏力、胃痛甚至出血等。脾胃为气血生化之源,脾气健旺,气血充盈,则正气旺盛,有利于提高抗病能力,有利于肝的疏泄功能的发挥。脾主运化,脾虚则痰湿内生,或痰瘀互结,或水湿内停,由此衍发种种病端,故健脾要贯穿于整个病程,诸如黄芪、党参、茯苓、白术、山药、薏苡仁等是常用之品。

第三,如发生腹水,当应利水为先,要依据气滞、血瘀、水停之轻重,结合肝脾肾虚损之程度,采取虚实兼顾、标本兼治之法,不宜用猛攻泻水之剂。

此外,要注意卧床休息,适当增强营养,给予高蛋白饮食,补充多种维生素,特别是B族维生素,对病情的恢复都是十分有益和必要的。

案 14. 腹水(1)

[案例]

胡某某,女,35岁。1976年12月6日初诊。

主诉:腹部膨隆1周。患者既往体健。3个月前曾出现纳呆,乏力,但未介意。上月(11月)仍参加修大寨田义务劳动,此后出现纳呆,乏力,腹部胀满不适并日渐明显,有时腹部隐痛,尿少。近1周来腹部日渐胀大膨隆,并感呼吸气紧。经省某医院检查诊为腹水待查。查体:一般情况良好,体温36.8~37℃,浅淋巴结不大,无黄疸,心肺未见异常,腹部膨隆,腹围 100cm,肝脾触诊不满意,腹水征(+),下肢轻微水肿。化验:白细胞 5 600/mm³,中性粒细胞 62%,淋巴细胞 36%,大单核细胞 2%,血沉 80mm/h,谷丙转氨酶(GPT)150U/L。1 周后正常,尿蛋白(+),1 周后正常。甲胎蛋白(-)。腹水外观微混,红细胞 2 000/mm³,白细胞 2 200/mm³,比重 1.018,瑞氏试验阳性,腹水未见癌细胞。胸片:两侧横膈升高,右侧更为明显,活动受限。中消化道造影:粘连性炎症,伴肠粘连。西医诊为结核性腹膜炎。中医诊查:脉滑数,苔黄腻。

中医辨证:湿热蕴结,浊水内停。治以利湿清热,行气利水。

拟方:茵陈 15g,栀子 9g,茯苓 30g,泽泻 12g,猪苓 9g,大腹皮 15g,车前子 15g,陈皮 9g,白芍 15g,广木香 6g,厚朴 6g,槟榔 9g,赤芍 15g,连翘 30g,薏苡仁 24g。水煎服。每日 1 剂,早晚分服。4 剂。

12 月 11 日:服药后诸症好转,小便增多,腹胀减轻,食欲增加。呼吸好转。脉舌如上。

照原方去茵陈。改薏苡仁 30g。加当归 9g。水煎服。4 剂。

12 月 16 日:尿量多,腹胀不明显,气不紧,腹不痛,食欲佳,惟大便干。查体腹部柔软,反跳痛(-),腹围缩小至 85cm。脉沉缓无力,苔薄白腻。改方为:

茯苓 24g,猪苓 6g,泽泻 9g,厚朴 6g,槟榔 9g,赤芍 15g,白芍 12g,当归 24g,丹皮 6g,连翘 30g,栀子 6g。水煎服。4 剂。

12 月 21 日:一般情况良好,食量每天近 500g,精神佳,大便一日一行,无其他不适。查体腹水征消失。复查血常规正常,血沉 20mm/h。脉滑,苔薄白腻。改方为:

当归 24g,白芍 12g,赤芍 15g,川芎 6g,栀子 9g,茯苓 15g,泽泻 9g,厚朴 6g,连翘 30g,丹皮 6g,薏苡仁 6g。水煎服。7 剂。以巩固之。

案 15. 腹水(2)

[案例]

王某某,男,43 岁。2009 年 10 月 19 日初诊。

主诉:纳果,胁痛 3 个月,腹胀、腹部膨大近半月。患者 20 多年前发现乙肝表面抗原(HBsAg)阳性,肝功能正常。10 年前发现乙肝"大三阳",6 年前发现脾大,并开始治疗,但未见明显效果。今年 1 月开始服用抗病毒药拉米夫定至今。6 月份第 1 次出现腹水,治疗后好转。本月又感腹胀、腹部膨大。检查血常规白细胞 3.5×10⁹/L,血小板计数 4.3×10⁹/L,谷丙转氨酶及谷草转氨酶均正常,总胆红素 30.44μmol/L,总胆汁酸 21μmol/L,补体 C3:0.58,乙肝系列为"小三阳",HBV-DNA 正常。B 超提示门静脉 1.5cm,脾厚 6.6cm,腹水征阳性。刻下:食欲不振,左胁疼痛,腿困背困,四肢乏力,尿少,腹胀而膨隆,睡眠不好,午后腿肿。既往有饮酒史。中医诊查脉沉弦,苔薄白。

中医辨证:疫毒内侵,肝郁脾虚,瘀血内阻,水湿停聚而成臌胀。治以健脾益气,活血消癥,化湿利水消胀。

拟方:茵陈 20g,茯苓 30g,泽泻 12g,白术 15g,当归 9g,白芍 15g,丹参 15g,黄芪 15g,枸杞子 15g,莪术 12g,柴胡 6g,麦芽 20g,猪苓 9g,片姜黄 9g,生地 12g,鳖甲^(先煎)15g,生牡蛎^(先煎)30g。水煎服。每日 1 剂,早晚分服。7 剂。

10 月 24 日:服药后小便稍多,仍睡眠不好,其他无明显变化。脉弦,苔薄白。

照原方改生地 15g。加黄芩 9g,炒枣仁 15g。水煎服。7 剂。

10 月 31 日:小便明显增多,胁肋胀痛消失。腹不胀,饮食增,精神状态明显好转。惟睡眠仍差。

照原方去片姜黄。加炒枣仁 15g,夜交藤 20g。水煎服。7 剂。

11 月 1 日:睡眠仍差,其他均感觉甚好。脉弦,苔薄白。

照原方加炒枣仁 15g,夜交藤 20g,灵芝 12g。水煎服。7 剂。

11 月 19 日:精神及食欲基本正常,小便多,腹部柔软,腹不胀,偶左胁隐痛,腿困,入睡慢。脉弦,苔薄白。

照原方去猪苓。加炒枣仁 15g,夜交藤 20g。水煎服。7 剂。

12 月 2 日:复查谷丙转氨酶(ALT)48U/L,谷草转氨酶(AST)44U/L,总胆红素(TBIL)18.4μmol/L,恢复正常。查体及 B 超检查腹水消失。目前除睡眠稍差外,其他均感觉良好。参照上方,随证加减,继续治疗。

[解析]

此 2 例均是以腹胀、腹部膨隆为主证,西医属于不同的病,中医学则均属"臌胀"范畴。

本病病因多样,病机复杂,病情重笃。但不管病因如何,都可导致肝脾肾虚损,水湿代谢紊乱,水液停聚于腹而成臌胀。最终形成本虚标实或虚实兼夹的病机特点。因此,临证时应分清标本虚实,区别气(气滞、气虚)、血(血虚、血瘀)、湿、热、水、瘀、虚的程度,采取或攻(攻逐水湿)或补(扶正补虚)或攻补兼施的治疗措施,但总以消除腹水为先。

从例(1)而言,具有以下特点:①患者数月前已有纳呆、乏力之表现,而近期又参加修大寨田的体力劳动,显然已显示劳累过度,正气不足,脾气虚弱之征象。②尿少、腹部胀大乃气滞湿停,肝脾肾水液代谢功能失职之象。③脉滑数、苔黄腻说明内有湿热。④参考化验报告,白细胞虽属正常,但血沉较快是有炎症之表现。⑤腹水化验瑞氏试验阳性,说明腹水为渗出性,乃炎症所致。⑥消化道造影显示粘连性炎症,伴肠粘连。以上几点均说明此例腹水之发生系炎症所致,故西医诊为结核性腹膜炎。中医学则辨证为湿热蕴结,水湿停聚于腹。故治以利湿清热以治本,行气利水以治标。方中茵陈、栀子、连翘清热解毒;赤芍活血清热;茯苓、猪苓、泽泻、车前子、薏苡仁渗湿利水;大腹皮、陈皮、广木香、厚朴、槟榔行气,共同达到行气利水的作用,从而使湿去热清。本方特殊之处在于重用连翘清热解毒,抗结核杆菌,行气利水以治标,佐赤芍以活血,全方针对形成腹水的病理因素气、血、水而设,药证紧扣,有的放矢,故而服后小便增多,腹胀减轻,迅即腹水消退。

例(2)虽然同属腹水,但具有以下特点:①患者感染乙肝病毒,出现乙型肝炎已有 10 年之久,可见疫毒内侵时日较久,已成慢性过程。②胁痛、纳呆、精神不振、乏力、背困等肝郁脾虚之证十分明显。③已出现过一次腹水,说明肝脾肾功能早有损伤,水液代谢功能失常,说明病情已至晚期。④脉沉弦、苔薄白为肝郁脾虚之证。⑤参考化验肝功能有异常,补体 C3 降低、白细胞减少、血小板计数减低,说明免疫功能低下,亦即正气亏虚明显。⑥门脉增宽、脾大,反映了瘀血阻滞,已形成癥瘕。显然本例是慢性乙肝导致肝硬化形成,并发腹水,而且出现门脉高压、脾功能亢进之象。两者相比,共同的是都有腹水,都属臌胀。不同的是病因不同,例(1)为湿热蕴结,即细菌炎症所致,例(2)是疫毒即乙肝病毒所引起;其次例(1)表现以湿热证为主,例(2)则以肝脾肾亏虚即正气亏虚为甚。第三,例(1)虽标实较盛,但正气尚可,例(2)则标实盛而正虚明显。故本例辨证为疫毒内侵,肝郁脾虚,水湿停聚,瘀血内阻而致臌胀。治以益气健脾,活血利水,消癥除胀之法。方中黄芪、白术益气;当归、白芍养血;茵陈、柴胡疏肝利胆;茯苓、泽泻、猪苓渗湿利水;枸杞子滋肾柔肝;丹参、姜黄、莪术活血化瘀;生地滋阴凉血以防脾功能亢进之出血;麦芽消食以健脾胃;鳖甲、牡蛎软坚消癥。全方以健脾益气、滋肾柔肝、疏肝利胆为基础,配合淡渗利水、活血化瘀、软坚消癥之品,达到健脾益气、活血利水之效。实践表明,服药后腹水迅即消退,说明方药的组合是合理和正确的。

需要说明一点,例(2)既是感染乙肝病毒导致疫毒内侵所致,何以方中没有抗病毒之品?这是因为患者正服用抗乙肝病毒的西药拉米夫定,故而不再过度加用抗病毒之中药,而是侧重于健脾益气,活血消癥。其实健脾益气之黄芪、茯苓、白术,补肾柔肝之枸杞子均能提高免疫功能,有助于提高抗病毒效能之发挥。

[感悟]

腹水是水液停聚腹腔的一种体征,可由不同性质的疾病所引起。临床常见于肝硬化失代偿期、结核性腹膜炎和腹腔肿瘤等。腹水在中医学中属于"臌胀"范畴。因其病情重笃,病机复杂,症状变化多端,治疗十分棘手,是中医学传统的"难证"之一,故临证时应注意以下几点:

1. 探病因,明病机。

腹水的原因很多,如情志不畅,精神抑郁;或饮食不节;或贪嗜酗酒;或劳累过度;或感染疫毒,如感染血吸虫、乙肝或丙肝病毒;或内伤肿瘤等,都可伤及肝脾。肝郁则气血郁滞,脉络壅塞。脾虚则水湿不化,迁延日久,累及于肾,以致肾的气化功能受损,无以蒸化水湿,使水液停聚,最终形成气滞、血瘀、水湿壅结腹中。显然正气亏虚是其本,气滞、血瘀、水停属于标,形成本虚标实、虚实夹杂的病机特点。

鉴于此,临证时务必要探求病因,依因施治,这是治疗腹水的基本环节。明晰病机特点,辨清气滞、血瘀、水停的主次是提高疗效的根本关键。

2. 辨虚实,定治疗。

根据病情的标本虚实,分别采取不同的治疗措施,如标实为主的,可用行气、活血、利水、解毒、清热之法;本虚为主的,或以温补脾肾,或以滋养肝肾之法治之。对于虚实夹杂者,可用攻补兼施之法。这里要特别强调一点,要注意虚实的转化,若只着重攻逐泻水,易致正虚,会出现电解质紊乱等并发症;若过于滋补,反使腹部胀满更重,腹水难消。要注意祛邪与扶正的有机配合与平衡,特别是当腹水消退后,要善于顾护胃气,培补正气以保持病情稳定,防止复发。

3. 腹水治疗法则。

笔者在临床医疗中,常采用以下法则治疗腹水,往往取得较好效果,但腹水是属重症、难症,需慎重处置。对于难治之腹水,宜与西医结合治疗以提高疗效。

(1)行气利水:此法适用于腹水之早期。即气滞湿阻型。临床表现肝气郁结证较为明显。查体腹部胀大,但胀而不硬,气多水少。脉沉弦,苔白腻。常用药如柴胡、白芍、枳壳、枳实、厚朴、木香、茯苓、猪苓、泽泻、大腹皮等。

(2)健脾益气利水:此法适用于标实而正虚,特别是脾气虚弱较为明显。

证见面色萎黄,精神不振,气短乏力,纳呆,腹胀,尿少,肢肿,便溏。脉沉弱,舌淡苔白腻,有齿痕。常用药如党参、黄芪、茯苓、白术、泽泻、山药、薏苡仁等。

(3)化瘀利水:适用于病程较久,慢性腹水而致气滞血瘀者,如肝炎后肝硬化腹水,酒精性肝硬化腹水,伴脾功能亢进者。证见人体消瘦,面色晦暗,皮肤不泽,腹部胀大而硬,齿衄,腹壁静脉怒张。舌暗,夹有瘀斑,脉涩。常用药如黄芪、当归、赤芍、川芎、三棱、莪术、红花、丹参、土鳖虫、茯苓、泽泻、车前子等。

(4)清热利水:此法适用于内有湿热证者。如各种肝硬化腹水或腹膜炎症者。证见腹部膨大,巩膜及皮肤黄染,恶心,口苦口黏,肢体困重,小便黄赤而短少,大便不利,脉弦滑,苔黄腻。常用药如茵陈、黄芩、龙胆草、栀子、茯苓、泽泻、猪苓、通草、薏苡仁等。

(5)温阳利水:此法适用于慢性腹水者。常见于慢性肾炎肾变性期、肝硬化腹水、慢性充血性心力衰竭等病。临床表现一派脾肾阳虚见证,如腹部膨大,面色苍白,小便短少。脉沉而无力,舌淡,舌体胖大,苔白滑。常用药如附子、黄芪、党参、茯苓、白术、泽泻、肉桂、车前子等。

(6)滋阴利水:本法适用于重度腹水的晚期。不仅肝脾损伤,而且累及肾阴,出现一派肾阴亏虚的见证。常见于肝硬化腹水晚期、肝肾综合征或肝性脑病前期。证见精神萎靡,四肢消瘦,腹部膨隆,胀满不适,口干欲饮,小便短少,口鼻衄血,舌红无苔或少苔,舌尖红刺,脉沉弦细。常用药如生地、玄参、麦冬、女贞子、茯苓、猪苓、泽泻、车前子、枸杞子等。这一阶段处方用药十分棘手,因为滋阴药物性多滋腻,易助湿恋邪,腹水更难消退。若利水太过,更容易伤阴,加重肾阴亏虚,故此时在用药用量上一定要全面考虑,配伍得当,力争做到滋阴而不助湿,利水而不伤阴。

(7)益气消癥利水:此法多用于肿瘤引起之腹水。如肝癌、卵巢癌、肺癌及肠癌肝转移等。证见腹部膨隆,胀满不适,人体消瘦,精神萎靡,纳呆,尿少等。常用药如人参、党参、黄芪、茯苓、泽泻、猪苓、大腹皮、半枝莲、白花蛇舌草、龙葵、莪术、土鳖虫等。

(8)峻下逐水:此法适用于体质壮实,正气尚好,腹水发展较快,一般利水难以奏效的患者。证见腹大膨隆,腹胀难耐,小便短少。肝功能化验血浆白蛋白尚不太低者。常见于肝硬化腹水、血吸虫病腹水者。常用药如甘遂、大戟、芫花、牵牛子、商陆、巴豆等。要特别注意的是本类药物作用猛烈,可致剧烈腹泻,使腹部积水从大便排出,容易导致水和电解质紊乱,血浆白蛋白降低,诱发肝性脑病等,故在用药用量上应十分审慎,适可为宜,不可猛攻峻泻。可根据患者正气的盛衰,采用先攻后补或攻补兼施之法,并及时纠正电解质紊乱,补充人血白蛋白,应用中药扶正补虚之品,泻水而不伤正,以提高攻逐腹水之效果。

案16. 肝性胸水

[案例]

张某某,男,42岁。1985年12月9日初诊。

主诉:咳嗽,气紧日渐加重1个月。患者原有肝炎后肝硬化、亚急性重型肝炎、肝性脑病史,经中西医积极治疗后,病情好转。近半年来仍在继续治疗中。上月初开始常感腹胀,食后较明显,但食欲甚好,继而咳嗽,气紧,而且日渐加重,右胸胁部胀满,不能侧卧,否则气紧更甚,呼吸困难,时时牙龈出血,二便如常。查体:一般情况尚好,无黄疸,蜘蛛痣(-),肝掌(-),右胁第2肋以下叩浊,呼吸音减低,心脏未见异常,肝脾未触及,无腹水征,下肢不肿。化验肝功能轻度损害,TTT:9U,TFT(+),GPT(谷丙转氨酶)149U/L,HBsAg(-)。胸片:右侧大量胸水。中医诊查:脉弦数,舌红,苔少。

中医辨证:脾气亏虚,肺气壅塞,水道不利,水湿停聚于胸胁,兼有热毒阴伤。治以健脾益气,泻肺利水,佐以清热养阴凉血止血。

拟方:黄芪24g,茯苓15g,白术9g,葶苈子9g,陈皮9g,杏仁9g,远志9g,黄芩9g,丹参12g,枸杞子12g,女贞子15g,茵陈24g,仙鹤草20g,白花蛇舌草30g。水煎服。每日1剂。早晚分服。6剂。

12月16日:咳嗽、气紧均减轻,能左右翻身,但仍有右胁憋胀感,齿衄减轻,精神亦好,小便增多。惟睡眠较差。脉沉弦。舌质红,苔少。

照原方去陈皮。加生地15g,炒枣仁15g。水煎服。6剂。

12月23日:病情较前好转,咳嗽减轻,气不短,左右侧卧自如,齿衄大为减轻,饮食、睡眠、精神均好。二便如常。胸片:右侧胸腔积液平前第4、5肋间。脉沉弦,舌质红,苔微黄。改方为:

黄芪24g,葶苈子9g,黄芩9g,杏仁9g,白花蛇舌草30g,玄参15g,生地15g,败酱草15g,丹参15g,茵陈20g,枸杞子15g,杏仁9g,柴胡6g,茯苓15g,仙鹤草15g。水煎服。12剂。

1986年1月6日:面色滋润,偶尔轻咳,无气紧感,侧卧自如,右胁憋胀感消失,未再发生齿衄,其他均好。脉沉弦,苔薄白。

照12月23日方加白术9g。水煎服。6剂。

1986 年 1 月 20 日:复查胸片:右侧胸腔积液已吸收,双侧肋膈角清晰,其他未见异常。目前无不适陈述。脉平缓,舌稍红,苔薄白。

照 12 月 23 日方去葶苈子、仙鹤草、杏仁。改黄芪 15g,茯苓 12g。加麦冬12g。水煎服。6 剂。

1986 年 1 月 27 日:再次拍片复查:胸水全部吸收,心膈肺未见异常。感觉良好,无不适陈述。脉平缓,苔薄白。改方为:

黄芪 15g,黄芩 9g,当归 9g,白芍 15g,茵陈 15g,柴胡 6g,茯苓 9g,白术 9g,山药 15g,白花蛇舌草 24g,败酱草 15g,枸杞子 15g,女贞子 15g,丹皮 6g,生地15g。水煎服。12 剂。以善其后。

[解析]

本例有以下特点:①以咳嗽、气紧为主证。②伴有右胸胁胀满,这提示它的病位在右胸胁。③参考 X 线片,证实有水液潴留。④此前有严重肝病史。显然,根据前三点,本例即可诊为胸水,即胸腔积液。中医学则属"悬饮"范畴。第四点则对治疗用药有重要参考价值。

中医学认为饮证是体内水液运化输布失常,停积于某一部位的一类疾病。其发病不外是由感受寒湿、饮食不节、阳气虚弱等原因导致肺脾肾气化功能失调,水湿停聚所引起。从病史中可知本例无其他呼吸道症状,结合患者此前有严重肝病史,首先应考虑肝硬化引起的肝性胸水,这是肝硬化的并发症。中医学认为肝居胁肋为气机升降之路,饮停胸胁,脉络受阻,气机不畅,故胸胁胀满,转侧不利。水饮上犯于肺,肺失宣肃,功能受阻,故而咳嗽、气紧。齿为肾之余,肝肾阴亏,相火上浮,热迫血行,以致齿龈出血。脉弦数,舌红,苔少,为水湿内盛,蕴而化热,热盛伤阴,阴虚火旺之象。肝功能受损,转氨酶升高,说明为热毒伤肝,肝失条达所致。故本例辨证为脾气亏虚,肺气壅塞,水道不利,湿聚胸胁,兼有热毒内侵,肝肾阴虚,血热妄行之证,治以健脾益气、泻肺利水,佐以清热养阴、凉血止血之法。方中黄芪、白术健脾益气;葶苈子、茯苓泻肺利水;陈皮、杏仁、远志理气止咳;黄芩、白花蛇舌草清热解毒;配茵陈清利肝胆郁热;枸杞子、女贞子滋补肝肾以扶助正气;仙鹤草收敛止血;丹参活血而祛瘀。后加生地以加重养阴清热、凉血止血之性,齿衄明显减轻;又加白术以增健脾之力,胸水日渐减少而痊愈。此后继续治疗原发病,最终诸症皆愈。患者健康生活至今已 30 余年。

[感悟]

肝硬化并发胸水,临床并非少见。发病率约为 6%～15%。大多数患者是在有腹水的基础上产生,但少量腹水或无腹水的患者亦可发生。肝性胸水以右侧为多见(约 59%~66%),左侧(约 9%~17%)或双侧(约 17%~32%)发生的亦有。其发病机制至今尚不十分清楚。

根据中医学对胸水病机的认识,胸水的治疗应从以下几方面着手:

1. 泻肺以利水。

肺主气,有通调水道下输膀胱的功能。若肺气壅塞,肺气不降,则通调水道失利,导致水液潴留,故须泻肺以利水。常用药如葶苈子,具有泻肺利水、消痰平喘的作用。应注意的是其性大寒,用量不宜过大,虽然单用即可有效,若与其他药物配伍,效果更为满意。对心包积液、心力衰竭、肺心病水肿等病证均有一定疗效。

2. 健脾以行水。

脾主运化,主宰水谷的消化吸收与输布。若脾失传输,水津输布失常,则水湿停聚而为饮。肝病最易伤脾,肝硬化并发胸水不能单纯着眼于抽水,而应重在健脾益气,加强脾对水谷津液的吸收与输布。健脾的常用药如黄芪,功能益气健脾,利水消肿,与泻肺气的葶苈子合用,一寒一温,一泻一补,达到相反相成之效。所谓泻,即泻肺气以通调水道;所谓补,即补脾气以加强水液之运行,从而促进胸水的排泄与吸收,效果明显而稳健,未见不良副作用。要注意的是黄芪用量要大,一般比葶苈子大两倍以上。

3. 加用活血化瘀药以增效。

在治疗胸水时适当加用活血化瘀药可改善全身及病变部位血液循环,使渗出减少,并加快回吸收,从而减少胸水再形成,能提高疗效。本例方中加用丹参即是此意。此外,活血化瘀药物如赤芍、当归等具有改善血循环、抗肝纤维化等多种作用,对肝病患者也十分有益。

4. 治疗原发病是根本。

胸水的发生原因很多,如结核性渗出性胸膜炎、细菌性胸膜炎、肝硬化、肿瘤、心力衰竭、肾功能衰竭等,所以临证时不能单纯考虑胸水的治疗,更要着重病因学的治疗,重视引起胸水原发病的治疗最为关键,如结核性引起的渗出性胸膜炎,要加用具有抗结核作用的中药,如夏枯草、连翘、金银花、黄芩、百部等;对炎性引起的胸水,要加用清热解毒之品,如金银花、黄芩、连翘、蒲公英等;对肿瘤引起的胸水,宜加入抗肿瘤之品,如白花蛇舌草、半枝莲、莪术、龙葵等;对肝硬化引起的胸水要加入疏肝、健脾、滋肾之品,如茯苓、白术、当归、白芍、柴胡、枸杞子等,这样效果将会明显提高。

总之,通过长期临床实践深切体会,胸水的治疗应采取健脾益气、泻肺利水之法。由此创制的黄芪葶苈汤(黄芪、葶苈子、茯苓、泽泻、白术、丹参)是笔者长期临床实践的经验总结。不管什么原因引起的胸水都可应用,当然临证时可在主方的基础上依病因之不同、病情之轻重适当灵活化裁,加用有关病因治疗药物,效果当会更加满意,不仅免去穿刺引流之弊,也无不良之副作用,安全而有效。

案17. 右上腹痛、黄疸(急性胆囊炎)

[案例]

杜某某,女,62岁。1981年10月6日初诊。

主诉:右上腹痛3天,黄疸2天,皮疹1天。国庆节期间家来客人,患者盛情款待,饭菜丰盛。既吃肉菜,又吃饺子,还喝点酒。当晚夜间即感上腹疼痛,并阵发性加剧。起初疑为胃病,服胃病药物未见效果。次日开始右上腹痛,有时呈绞痛并向右肩背放射,昨日眼睛及皮肤发黄,方疑为胆囊炎,当即静脉点滴庆大霉素,肌注青链霉素。次日全身出现皮疹,色红,高出皮肤,瘙痒。今日停用全部抗生素,改求中医治疗。刻下:右上腹痛,右肩困,纳呆,恶心,皮肤瘙痒,小便黄,大便干。查体:体温37.6℃,巩膜黄染,浅淋巴结不大,全身皮疹,以胸部、四肢为多,心肺(-),右上腹明显触痛,墨菲征(+),局部肌紧张,肝脾未触及,血常规白细胞12 000/mm³,中性粒细胞85%,淋巴细胞15%。中医诊查:脉弦数,苔薄黄,舌根腻,舌质略紫暗。

中医辨证:湿热蕴结肝胆,胆汁外溢。药毒伤肝,血热生风。治以清利肝胆湿热,疏风凉血。

拟方:茵陈30g,金钱草30g,黄芩9g,柴胡9g,赤芍12g,枳壳9g,木香9g,郁金9g,川楝子6g,当归9g,川芎6g,丹皮9g,蝉蜕9g,荆芥6g,防风6g,茯苓12g,甘草6g。水煎服。每日1剂。早晚分服。2剂。

10月7日:服药后体温恢复正常,皮疹大部分消退,瘙痒减轻。小便色泽变淡,右上腹痛减轻。但食欲仍差,已不恶心。脉弦数,苔薄黄。

照原方去郁金、荆芥、防风。水煎服。3剂。

10月11日:皮疹已全部消退,不瘙痒。右上腹痛减轻,黄疸隐隐,食欲稍增,精神转佳。仍肩背酸困。查体:黄疸轻微,右上腹肌紧张不明显。墨菲征(-),局部稍感隐痛。脉弦,不数,苔薄微黄。改方为:

茵陈20g,金钱草20g,黄芩9g,柴胡9g,枳壳9g,郁金9g,木香6g,川楝子6g,茯苓9g,当归9g,白芍15g,连翘20g,甘草3g。水煎服。4剂。

10月15日:病情进一步好转,偶感右上腹隐痛,或肩背酸困,食欲好,小便不黄。查体:巩膜黄疸消退,腹软,右上腹压痛不明显。脉沉弦,苔薄白。

照 10 月 11 日方去川楝子、茯苓。改金钱草 15g,茵陈 15g。加蒲公英 20g。水煎服。6 剂。

10 月 20 日:在做胆囊造影时受凉,今日咳嗽,吐痰,量不多,不易咳出,纳差。脉浮,苔薄白。改方为:

金银花 20g,连翘 15g,黄芩 9g,瓜蒌 12g,蒲公英 24g,前胡 9g,柴胡 6g,杏仁 9g,枳壳 9g,当归 9g,白芍 12g,甘草 6g。水煎服。6 剂。

10 月 26 日:咳嗽好转,痰少,其他均稳定。脉沉弦,苔薄白。

照 10 月 20 日方加川贝母 9g,陈皮 9g,半夏 9g。水煎服。6 剂。

11 月 3 日:病情已稳定,无明显不适。化验血常规、肝功能及胆囊造影均正常。脉沉,苔薄少。改以下方巩固之:

柴胡 6g,黄芩 9g,白芍 12g,当归 9g,枳壳 9g,茯苓 9g,白术 12g,木香 6g,郁金 9g,丹参 12g,连翘 20g,甘草 6g。水煎服。6 剂。

[解析]

本例显示以下特点:①发病急,在饱餐之后发病。②症状以右上腹痛为主,并向肩背放射。③继而出现眼黄,尿少。④消化道症状明显,如纳呆、恶心等。参考化验结果白细胞增高,西医诊为急性胆囊炎。中医则属"胁痛""黄疸"等范畴。

从病史中可知,患者发病明确,系过食油腻饮食而发病。中医学认为过食油腻之品,内伤脾胃,脾气壅滞,脾失健运,以致湿热内生。湿热交结,肝胆气机壅滞,气郁不疏,不通则痛,故而胁痛;湿热蕴结肝胆,肝络失和,胆失疏泄,胆汁不循常道而外溢,遂致眼黄、身黄、尿黄;湿热中阻,胃气失和,故纳呆、恶心;全身皮疹、瘙痒系输注庆大霉素、青链霉素之后出现,属于药物过敏反应。中医认为系药毒入营,血热生风,风热相搏所致。故辨证为湿热蕴结肝胆,胆汁外溢,药毒内伤,风热相搏。治以清利肝胆湿热,利胆退黄,疏风凉血之法。方中茵陈、金钱草、黄芩清热祛湿,利胆退黄;柴胡、枳壳、木香、郁金疏肝理气;赤芍、当归、川芎、丹皮凉血活血;荆芥、防风、蝉蜕疏风止痒;茯苓利湿;甘草解毒。服药 2 剂,皮疹大部消退,瘙痒减轻,又续服 3 剂,皮疹退净,不再瘙痒。鉴于患者腹痛已不明显,食欲渐增,精神转佳,遂在原方基础上稍加化裁,病情迅即痊愈。

还需要说明几点以助解惑:

一是患者体温何以不是很高?初病时仅有 37℃ 多,尔后也多属正常,这和患者就医及时,迅即应用抗生素有关。虽说后来因过敏而停用,但中药迅即加上,及时控制住了病情,所以体温不是很高。

其二,患者没有胆结石,何以要用金钱草？一般学子误认为金钱草是专治结石的。其实,金钱草既能除湿退黄,又善于利水通淋,临床常用于治疗结石,但治疗湿热黄疸也是其长。笔者长期临床实践体会,治疗急慢性胆囊炎,特别是伴有黄疸者,常常把茵陈与金钱草合用,以增强清热祛湿、利胆退黄之效。有资料表明,急性胆囊炎患者伴有结石者达90%以上,可见胆囊炎症与结石密切相关。长期炎症容易形成结石,结石者又常伴有炎症,两者相互影响,常常合而为患。所以,不论患者有无胆结石,金钱草都可应用。如果既有胆囊炎又伴胆结石,金钱草与茵陈合用更能发挥相得益彰之效。

其三,胆囊炎的治法应着眼于通,何以本例未用大黄？这要从具体病情说起。本例证属湿热蕴结胆系,治当清热利湿为正法,湿去热清,胆系通畅,也就达到以通为用的目的了。再者,本例患者已属老年,体质虚弱,气血亏虚,况且腑实证并不严重,故而未用大黄,改用清热祛湿、利胆退黄之法更为切合病情。

[感悟]

根据中医理论,急性胆囊炎应属于实证、热证。病位在胆,常会波及脾胃。病理以气郁、湿热、血瘀为主,并相互交织一起,互为因果。在生理上胆为中清之腑,具有泄而不藏、以通降为顺的特性,故其治疗应注意以下几点：

1. 急性胆囊炎虽有气滞、湿热、瘀血、火毒等证型的不同,但常伴有郁滞。所谓郁滞即郁而不畅、不通之义,如气郁、热郁、湿郁、血瘀、胆郁等。从生理上说胆与肝相表里,肝主疏泄,为条达气机之枢纽。胆若有病,必会累及于肝,影响肝气条达,胆的肃降,所以在诸多郁滞中气机郁滞尤属重要,也最为常见,因而在治疗胆病时要酌加理气之品,以增强行气利胆之效。

2. 急性胆囊炎属于实证、热证,特别是火毒壅盛之时,如坏死性胆囊炎、化脓性胆囊炎等,应加入和重用清热解毒之品,如金银花、连翘、蒲公英、栀子等,从而增强泻火解毒之作用,达到抑菌消炎之目的。

3. 胆囊炎患者常伴大便秘结,腑气不通,甚至出现高热、神昏等。根据"六腑以通为用"的原则,急性胆囊炎或慢性胆囊炎急性发作者可予以通利攻下之法,药选大黄、玄明粉等,常获明显效果。大黄既能攻实泻下,又能清热化瘀,为临床常用之品。实验研究表明,大黄有利胆功能,有利于解除胆道梗阻。若属慢性胆囊炎者,更要突出一个"通"字,以通腑利胆之法为主,并审证求因,辨证施治,如因热而郁者,可清热而通之;因湿而郁者,可利湿而通之;因气滞而郁者,可行气而通之;因蛔虫而梗阻者,可驱虫以通之;因结石阻滞者,可排石以通之。凡此种种,都应从通下着手,即所谓通者不痛也。但应注意通并非猛泻,应以通降缓泻为主,选药不宜过于苦寒,以免损伤正气。

4. 根据气血相关理论,气行则血行,气滞则血瘀。当急性胆囊炎时常伴有不同程度的气滞血瘀,引发剧烈疼痛,故酌加活血化瘀之品,如赤芍、丹参、郁金、姜黄、延胡索等,有助于改善症状,促进胆系功能的恢复。

案 18. 阵发性上腹痛(胆道蛔虫病)

[案例]

宋某,女,47岁。1973年7月21日初诊。

主诉:阵发性上腹痛4天。患者于4天前突然上腹痛,尤以右上腹为显著,并向腰背部放射,疼痛阵发性加剧,过后即缓解。食后疼痛明显,伴上腹胀满,右肩沉困,纳食不振,恶心,但未呕吐,已4天未进食,疼痛时发时止。先后在数家医院求治,服各种中西药物如胃得宁、溴丙胺太林、阿托品及中药等未见效果。昨日出现眼睛发黄。西医诊为胆道蛔虫病、胆道感染。现在急诊室观察。查体:体温36.9℃,白细胞12 300/mm^3,中性粒细胞78%,淋巴细胞20%,嗜酸性粒细胞2%。急性痛苦病容,巩膜黄染,心肺未见异常,腹胀,右上腹明显压痛,无肌紧张,无反跳痛,肝脾未触及。脉弦数,舌稍暗红,苔白。

中医辨证:虫入胆道,肝胆郁滞,气血不畅,寒热夹杂。治以安蛔止痛,行气利胆,清热温中之法。

拟方:乌梅30g,白芍20g,柴胡9g,细辛3g,川椒9g,川芎6g,当归9g,枳壳9g,川楝子6g,黄芩9g,黄柏6g,郁金6g,甘草6g。水煎服。2剂。每日1剂,早晚分服。

7月23日:服药后上腹部疼痛明显减轻,持续时间亦短,食欲好转。右上腹压之稍痛,现感困乏,自汗,大便已能排出,复查白细胞6 350/mm^3,中性粒细胞80%,淋巴细胞18%,嗜酸性粒细胞2%。脉沉弦,不数,苔稍白滑。

上方去黄柏。水煎服。2剂。

7月25日:上述症状均缓解,巩膜黄疸消退,惟感乏力,大便不畅,腹部发凉。脉沉,苔白。改方为:

乌梅15g,当归15g,白芍15g,草蔻仁9g,枳实6g,广木香6g,陈皮9g,焦山楂12g,炒莱菔子12g,甘草6g。水煎服。2剂。每日1剂,早晚分服。

7月27日:一般情况良好,食欲增,精神佳,腹不痛,二便正常,惟感身软乏力。脉沉弦,苔薄白。改方为:

党参 12g,茯苓 9g,白术 9g,当归 9g,白芍 12g,焦山楂 12g,乌梅 12g,柴胡 6g,甘草 6g。2 剂。以善其后。

[解析]

本例有以下特点:①阵发性上腹和右上腹疼痛,并向腰背部放射。②有恶心、食欲不振等消化道症状。③仅上腹和右上腹有压痛,无肌紧张,无反跳痛。④白细胞及中性粒细胞升高。显然依其上述临床表现,诊为胆道蛔虫病当无疑问。

胆道蛔虫病是肠蛔虫病的严重并发症之一。蛔虫喜碱恶酸,有钻孔习性。当肠道功能紊乱,肠道环境改变时就易乱窜,向上进入胆道,导致肝胆郁滞,气机被阻,而发生疼痛。若虫体窜动,则出现剧烈疼痛;若虫体静止,则疼痛暂时缓解,这种时发时止、阵发性发作是本病的特点之一。当疼痛剧烈时,气机逆乱,以致汗出淋漓,四肢冰凉而成寒象。患者血象较高,脉弦数,说明有热;苔白显示有湿。如此寒热并见,故辨证为虫入胆道,肝胆郁滞,气血不畅,寒热夹杂之证。鉴于蛔虫有喜温恶寒、闻酸则止的特点,治疗予以安蛔止痛、疏肝行气、清热温中之法。方中重用乌梅之酸,使蛔虫静止,即所谓酸能制蛔;细辛、川椒性温,可以温脏祛寒;黄芩、黄柏苦寒以清湿热;当归、川芎养肝而活血;白芍配甘草缓挛急而止痛;柴胡、枳壳、川楝子、郁金疏肝胆之气滞,从而使肝气条达,胆气疏通,肠道寒温适宜,虫静而痛止。其实,本方即乌梅丸加减,因其脏寒不甚,故不用附子、干姜、桂枝等过温之品,又因其热象也不严重,故不用大苦大寒之黄连。患者服后效果明显,迅即疼痛缓解,血象恢复正常,黄疸消失。而后在原方基础上稍事加减,病情恢复正常。

[感悟]

在临证过程中要特别注意本病的临床表现特点:①如突然发生阵发性上腹部疼痛,并向右肩背部放射。疼痛呈钻顶样或绞痛,患者辗转不安,屈膝弯腰,大汗淋漓,极度痛苦,尔后很快缓解,症状消失,如此反复发作者,是胆道蛔虫病的一个重要特点。②症状虽然严重,但体征不明显,腹部平软,局部无反跳痛者,都应高度怀疑本病。

中医辨证方面,要注意患者既有虚寒证的表现,又常有肝胆热盛的征象,往往寒热夹杂,虚实兼有。其总的治疗原则是先安蛔,后驱蛔,以免激惹虫体发生不良反应。待疼痛消失后,可续服驱蛔利胆药物如使君子、苦楝皮根、乌梅、槟榔等,以排除钻入胆道的残留虫体。

案 19. 慢性腹泻(肠易激综合征)

[案例]

米某某,女,33 岁。1973 年 10 月 4 日初诊。

主诉:腹泻 2 年余。患者为此在多家医院求治,经中西药物治疗,仍时轻时重,未能根本好转。刻下:大便仍稀溏,每日 2~4 次,多在夜间或黎明时排便。腹不痛,粪便无脓血。有时便前伴有恶心、头晕、腹胀、小腹发凉或下坠感,规律的是每当进食生冷或菜蔬、肉食后即泻。经西医消化道造影、肠镜检查,无阳性发现。既往无肠炎、痢疾史。脉沉,尺脉弱,苔薄白。

中医辨证:脾肾阳虚。治以健脾温肾。

拟方:补骨脂 12g,吴茱萸 5g,炒山药 30g,肉豆蔻 12g,茯苓 9g,白术 9g,厚朴 6g,陈皮 9g,五味子 9g,炒山楂 12g,干姜 5g。水煎服。每日 1 剂。早晚分服。2 剂。

10 月 6 日:服药后未再恶心,腹胀稍减,大便一日两次,仍不成形。脉舌如上。

照原方改吴茱萸 3g。加炙甘草 3g,广木香 3g。水煎服。2 剂。

10 月 12 日:日前吃二三块鸡肉,遂即大便次数增多,一日 4~5 次,腹胀明显。脉沉,苔薄滑。改方为:

党参 9g,茯苓 12g,白术 9g,陈皮 9g,广木香 6g,砂仁(后下)5g,山药 24g,薏苡仁 15g,干姜 6g,补骨脂 12g,吴茱萸 6g,肉豆蔻 12g,炙甘草 5g。水煎服。2 剂。

10 月 16 日:大便转稠,成浓糊状。腹稍胀,偶尔腹部隐痛,小腹发凉。食欲转佳,仍不能吃菜和肉,否则即便。脉沉,苔薄白。

照 10 月 12 日方改干姜 9g,加肉桂 3g。水煎服。4 剂。

10 月 20 日:腹不痛不胀,小腹亦无下坠感,便前亦无头晕,能吃少量蔬菜和肉,大便基本正常。

照 10 月 12 日方改山药 30g。加麦芽 18g。水煎服。2 剂。

10 月 23 日:病情明显好转。自认为服中药以来有三大症状获愈。一是大便前未再恶心、头晕;二是小腹未再发凉;三是腹胀消失。目前已能吃些肉和蔬菜,其他感觉均好。脉沉,苔薄白。

照 10 月 12 日方加肉桂 3g。续服半月以巩固之。

[解析]

本例主要表现以下特点:①以慢性腹泻为主证,伴有轻微腹胀、腹痛。

②一般情况良好,无慢性消耗性改变。③客观检查如大便常规、消化道造影、肠镜等检查无阳性发现。④无痢疾病史。据此西医诊为肠易激综合征。中医则属"泄泻"范畴。

中医学认为脾虚湿盛是导致泄泻发生的重要因素,其病机主要是肝脾气机不和,运化失常,大肠传导失司,日久及肾,形成肝、脾、肾及胃肠功能失调。外因与湿邪关系最大,内因则与脾虚关系最为密切。但脾胃的腐熟与转输又依赖肾阳之温煦,脾虚日久,必及于肾,肾阳虚衰,不能温煦脾阳,又必加重脾失健运,水谷不化,混杂而下遂成慢性泄泻。本例正属此种情况。因患者脾胃虚弱,不能正常运化水谷以致大便稀溏,次数增多,稍进油腻或蔬菜、肉食即泻,说明脾胃功能减退;由于脾胃虚弱,气机不畅,故而腹胀、腹痛;进食生冷,大便即泻,说明脾胃虚寒。病史中有两点要特别注意,对辨证治疗很有帮助。一是排便时间,患者排便多在黎明时候,说明患者命门火衰,无以温煦脾阳。二是脉象,脉沉而尺脉弱,此乃肾火虚弱之象。所以,本例辨证为脾肾阳虚、治宜健脾温肾之法。方中补骨脂温补肾阳;肉豆蔻、五味子涩肠止泻;吴茱萸温中散寒,四者合用即古方之四神丸,共奏温补脾肾之作用。配木香、陈皮、厚朴行气消胀止痛;山楂健脾消食;茯苓、白术、干姜、山药温中健脾止泻,后加党参、砂仁、陈皮与茯苓、白术相伍,实乃香砂六君子汤加减,取其补益脾胃、益气和中之意。

[感悟]

肠易激综合征是消化系统最常见的功能紊乱性疾病。其发病主要与精神因素有关,如严重的焦虑、愤慨、抑郁、恐惧等,影响自主神经功能,从而引起结肠运动功能与内分泌功能的失调。根据其证候表现相当于中医学的"泄泻"范畴。中医学认为泄泻的发生主要与肝、胆、脾、胃、小肠、大肠的功能失调有关,尤其是与脾胃关系最为密切。对其治疗应当重点把握三个方面:

1. 健脾止泻为主。

中医学强调"泄泻之本无不由于脾胃"之说。脾主运,胃主纳。饮食之腐熟运化全赖脾胃之功能。若脾胃虚弱,运化无权,则清浊不分而致泄泻。所以治疗慢性腹泻,健脾益胃为根本之法。常用药如人参、党参、茯苓、白术、山药、薏苡仁等。若脾胃虚寒,宜加用砂仁、干姜、附子等;若中气下陷者,可加用黄芪、升麻等。

2. 温肾固涩为辅。

泄泻日久,常会导致肾阳虚衰。肾主火,肾虚不能温养脾胃,以致运化失常。其特点是黎明时即腹胀肠鸣,患者常常起床即泻,而且常伴有肾阳不足之征,如畏寒肢冷、腰部酸困、脉沉弱等,此时即需在健脾基础上采取温肾健脾、涩肠止泻之法,常用药如吴茱萸、肉豆蔻、五味子、附子、肉桂等。

3. 注意肝气之条达。

肠易激综合征之发病与精神因素密切相关,在整个病程中或多或少出现肝气郁结之证候。由于肝失条达,气机不利,横逆犯脾,失其健运之职,故要注意肝气之条达,适当佐用疏肝理气之品,如柴胡、香附、木香等,有助于提高健脾止泻之效果。

案20. 脐周发凉(胃肠神经官能症)

[案例]

张某,女,30岁。1974年11月4日初诊。

主诉:脐周发凉2年。患者体质较为瘦弱。近2年来常感脐周发凉,每晚睡后更为明显。自去年产后至今更加严重。素日饮食尚可,精神欠佳,常感头痛,咽喉有堵塞感,二便正常。在省城各医院诊查并作上消化道造影未见异常。服各种西药亦未见效果。脉沉弦,苔稍白。

中医辨证:中焦虚寒。治宜温中散寒。

拟方:党参9g,桂枝9g,白芍12g,白术9g,干姜6g,吴茱萸6g,炙甘草6g。水煎服。每日1剂,早晚分服。4剂。

11月11日:患者服药后体内温热,感觉舒适。脐周亦不发凉,精神转佳。近日白带较多。脉舌如上。

照原方加黄芪12g,芡实24g。水煎服。4剂。

11月25日:患者因受凉咳嗽来诊。追问病史,自初诊服药4剂后,再未感脐周发凉。二诊服药后,白带亦减少。原先之病已愈。

[解析]

本例虽经医院多方检查,均无器质性病变发现,拟诊为胃肠神经官能症、消化不良等,虽服多种西药未见明显效果,患者十分苦恼,改求中医诊治。

中医学认为凉与寒只是轻重程度之差别。轻者为凉,重者为寒。显然其病因为寒邪所致。患者体质单薄,身体瘦弱,属于阳虚体质。从阴阳学说而言,白日属阳,夜间属阴,入夜则阴寒较盛,故睡后腹凉明显;加之产后气血亏虚,故而脐凉更为严重;脉沉弦,苔白,为阳虚寒盛之象。故辨证为阳虚里寒证。但阳虚较轻,里寒也不甚重,因而治疗时选用温中祛寒的轻剂即可。方中党参补气益脾;干姜温中祛寒;白术健脾燥湿;甘草和中益脾,共奏温中祛寒、补益脾胃之效用。此即《伤寒论》之理中丸(汤),另加吴茱萸、桂枝以增强温中祛寒之力,配白芍与桂枝相伍,调和营卫,又能安神、和血脉、固腠理,又可防止温热过量耗伤阴液之弊。诸药相伍,紧扣病机,药证相符,仅服药4剂,2年之苦恼即霍然而愈。

[感悟]

许多功能性疾患虽经医院多方检查,常无异常发现,治疗效果不显,而求治于中医常获满意效果。其病因就在于中西医理论体系之不同,在于医学模式之差异。本例就是典型例证之一。

中医学认为寒证有表寒、里寒之分。里寒证多由脾阳不足,寒从内生或外寒直入脏腑、经络,或治疗不当误治而成。临床多见的脾胃虚寒证,即为里寒证常见证候。《伤寒论》的理中丸(汤)即是常用的代表方,效果显著。临证时既可原方应用,又可根据病情适当加味。不管是功能性或器质性病证,都有良好作用。如贪食瓜果,过食冷饮,特别是冷冻食品的"冷饮综合征",或赤身露肩,或长时间处于空调下而引起的呕吐、腹痛、腹泻,应用理中丸(汤)都能获得明显效果。

案 21. 腹痛、发热(结核性腹膜炎)

[案例]

周某,女,15岁,学生。1973年5月7日初诊。

主诉:腹痛明显2个月。患者于旧历年前即常感腹痛,伴食欲不振,食后即感腹部胀痛,初疑消化不良,后经检查,诊为胸膜炎(右侧),经异烟肼、链霉素治疗月余,病情好转而停止治疗。近2个月来腹痛逐渐加重,伴有纳呆,恶心,倦怠乏力,头闷,右胁痛,下午发热,体温在38~40℃,盗汗,手心热,两颊烘热,大便时干时稀,小便黄。查体:慢性病容,消瘦,营养及发育欠佳,两颊潮红,颌下及颈淋巴结肿大、硬、活动,有压痛,右胸下部叩击痛,呼吸音减弱。心脏未见异常。腹部胀满,呈典型之柔韧感,满腹压痛,无反跳痛,肝脾未触及,右下腹可触及条索状肿物,肠鸣音稍亢进。化验:血红蛋白11.3g/dl,白细胞9 100/mm³,中性粒细胞68%,淋巴细胞31%,嗜酸性粒细胞1%,血沉60mm/h,尿检(-)。肝功能正常。B超:腹部可触及多个实质性肿块,大小不等。消化道造影:腹部硬韧,小肠肠曲粘连,移动性差,服钡剂后6小时始达盲部,符合结核性腹膜炎之表现。中医诊查脉细数,苔白腻。

中医辨证:毒邪内侵,耗伤阴液,气滞湿阻,痰瘀互结。治以清热解毒,养阴化痰,行气散结,活血化瘀之法。

拟方:夏枯草 12g,黄芩 9g,玄参 12g,生地 12g,连翘 20g,百部 12g,茯苓 12g,白术 9g,柴胡 6g,香附 9g,当归 9g,赤芍 12g,甘草 6g。水煎服。2 剂。每日 1 剂,早晚分服。

5 月 9 日:药后体温稍降,38.2℃。仍腹痛,肠鸣,其他如前。

上方加金银花 15g,去香附。水煎服。2 剂。每日 1 剂,早晚分服。

5 月 11 日:体温下降,下午最高 38℃。病情平稳,肠鸣、胁痛稍轻。脉舌如上。

原方加丹参 12g,金银花 15g,黄芪 12g。去香附。2 剂。

5 月 15 日:精神及食欲好转,腹不痛,体温 37.8℃,惟感右侧胸胁痛,因无链霉素供应而停用(仅用 3 天)。现仅服用异烟肼。脉沉稍数。舌苔薄黄腻。

照 5 月 11 日方加枳壳 9g,改黄芪 9g。水煎服。15 剂。每日 1 剂。早晚分服。

6 月 8 日:一般情况明显好转,精神佳,食欲好,腹不痛,体温基本正常,偶有低热,37.2℃,晚上盗汗亦减少。脉沉较前有力,苔薄白。化验:血红蛋白 12.2g/dl,白细胞 6 500/mm^3,血沉 28mm/h。

原方去香附。加黄芪 9g,丹参 12g,丹皮 9g。水煎服。15 剂。每日 1 剂。早晚分服。

6 月 25 日:患者一切好如常人,体温正常,腹不痛,无盗汗,腹软,右下腹未触及条索状肿物,身体烘热不明显,食欲好,大便成形,1~2 次/天,体重增加 1kg。复查血常规及血沉正常,肝功能正常,胸透未见胸水,右肺肋膈角增厚。脉沉有力,舌苔薄白。

拟方:黄芪 9g,黄芩 9g,生地 15g,玄参 12g,茯苓 9g,白术 9g,当归 9g,白芍 15g,连翘 20g,百部 9g,丹皮 12g,丹参 12g,甘草 6g。水煎服。继续服用 1 个月,以巩固之。

[解析]

本例以腹痛、发热、盗汗、腹部柔韧感及腹部包块等为主证,结合血沉较快,有结核性胸膜炎病史,西医诊断为结核性腹膜炎当无疑问。中医学可参考"腹痛""积聚"等进行诊治。

关于本病之病因,现代医学研究证实为结核杆菌(中医称为"瘵虫")所引起。当体质虚弱、正气亏虚时则易遭受"瘵虫"侵袭,"瘵虫"当属毒邪。毒邪内侵,耗伤阴液,气机壅滞,血行受阻,水湿内停,痰瘀互结,不通则痛,故而引起腹痛、肠道排便异常、腹内包块,甚至腹水或肠道梗阻等诸多证候。显然本病病机是毒邪内侵,耗伤阴液,气滞湿阻,痰瘀互结,故予以清热解毒、养阴化痰、行气散结、活血化瘀之治法。方中夏枯草、黄芩、连翘、百部清热解毒;玄参、生地养阴清热;当归、赤芍活血化瘀;柴胡、香附疏肝行气;茯苓、白术、甘草顾护脾胃。尔后加金银花以增强清热之力。待发热基本控制,气阴两伤显现时,加黄芪以健脾益气,增强扶正祛邪之功。配丹参以增强活血化瘀之作用。全方标本兼治,虚实兼顾,故而获得明显效果。

现代医学研究表明,夏枯草、黄芩、连翘、百部不仅能清热解毒,还有抑制结核杆菌作用,辅以玄参、生地之品,更能增强解毒清热之力,使升高之体温稳步下降。此外,夏枯草、黄芩等清热解毒药物又可增强免疫功能,提高抗病能力,这种双向调节作用,一药多种功效正是中药整体治疗的优势之处。

[感悟]

腹痛之原因很多,综观历代医籍及现代编撰之中医内科教材,其病因多从寒、热、虚、实论述,不外乎外受寒邪,过食生冷或暑热之邪外侵,或恣食辛辣厚味,或素体阳虚,或寒湿停滞,致脾阳不振;或暴饮、暴食,过食肥甘厚味,或误食不洁之物致食积停滞等,但和本病之病因病机均不相吻合。实践表明应用有关方药也收效甚微,因此对本病的诊治必须强调两个问题:

1. 关于病因病机。

结核性腹膜炎的病因是结核杆菌,多继发于其他结核如肺结核、肠结核等。有关腹膜炎的临床表现在中医古典医籍中早有记载。如《金匮要略》血痹虚劳篇说:"肠鸣,马刀,挟瘿者,皆为劳得之。"《外台秘要·灸骨蒸法图》说:"其为状也……或腹中有块。"所谓"肠鸣""腹中有块"就是结核性腹膜炎常见表现。就其发病而言,感染瘵虫是发病的一个方面,也即外因。而禀赋薄弱,气血虚弱,正气不足是发病的内因,也是致病的关键。外因通过内因而起作用,两者有着密切的联系和影响。其病机是感染瘵虫日久,阴虚内热,气血虚弱,气滞血瘀,痰瘀互结。由此而衍生成腹痛、积聚、臌胀等症。

2. 关于治疗。

《医学正传·劳极》说:"一则杀其虫以绝其根本,一则补其虚以复其真元。"显然,补虚扶正,抗瘵杀虫是治疗瘵病的根本原则。在结核性腹膜炎治疗上也同样适用。临床上常用连翘、金银花、百部、白及、夏枯草、黄芩等以抗瘵虫,生地、玄参、麦冬、丹皮等养阴清热,黄芪、党参等以扶正补虚,可改善气虚、乏力等症状,但益气之品性多温燥,久用伤阴,须与甘寒养阴之品配伍,方能相得益彰,有助于改善气阴两伤之候。气滞血瘀,痰瘀互结是病程演变过程中的基本规律,故常用广木香、香附、柴胡、乌药等理气药以疏散气滞,活血化瘀药如当归、赤芍、川芎、丹参等有助于缓解组织之粘连及包块的消散,茯苓、泽泻、白术、甘草健脾除湿,有助于水湿之转输,加速痰瘀之消融,如此全面兼顾,既治病之因,又治证之标,则可提高疗效,加速病情之恢复。

案 22. 间歇性荨麻疹(蛔虫病)

[案例]

马某某,男,15 岁。1974 年 8 月 29 日初诊。

主诉:间歇起风疹块七八年,近四五天复发。患者七八年来间歇发病,时而皮肤起风疹块。犯病时先是皮肤瘙痒,继而起风疹块,疹块色泽较红,大小不一,形态多样,或圆形,或椭圆形,或不规则形,发作及持续时间不定,疹块退后不留痕迹。常伴腹痛,痛以脐周较为明显。有时气短,咽喉不利,食欲不振,面色黄,精神欠佳。脉沉数,舌质略红,苔薄黄腻。

中医辨证:风热束表,湿浊内盛。治以疏风清热,除湿止痒。

拟方:荆芥 6g,防风 6g,蝉蜕 6g,黄芩 9g,泽泻 9g,赤芍 9g,当归 9g,川芎 5g,茯苓 9g,乌梅 12g,浮萍 9g。水煎服。每日 1 剂。早晚分服,2 剂。

8 月 31 日:荨麻疹及瘙痒减轻,大便稍稀,口渴。脉沉,苔薄黄腻。

照原方加白术 9g。水煎服。2 剂。

9 月 4 日:风疹块已消失,身不痒。进食后胃痛不适,但饮食尚可。时而脐周隐痛,二便正常。脉沉有力,苔薄白。化验大便有蛔虫卵 0~2/HP。改方为:

荆芥 6g,防风 6g,蝉蜕 6g,赤芍 12g,茯苓 9g,白术 9g,当归 9g,泽泻 6g,乌梅 12g,苦楝根皮 12g,使君子 15g。水煎服。2 剂。

9 月 7 日:服药后食欲增加,精神好转,面色润泽,未再起风疹块,身不痒,腹不痛。便出蛔虫大的二条,小的五六条以及无法辨清的白色细小幼虫。脉舌正常。改方为:

乌梅 12g,使君子 15g,苦楝根皮 12g,茯苓 9g,白术 9g,白芍 9g。水煎服。2 剂。以善其后。

[解析]

本例以皮肤大小不等风团样损害为主证。俗称风疹块,西医诊为荨麻疹,中医则类似于"瘾疹"。

本病病因复杂,原因甚多。其发病机制尚不十分清楚。西医认为与变态反应有关。中医认为多因禀赋不足,腠理不密;或饮食不节或不洁,脾胃失调,化热生风;或体虚卫表不固,复感风热、风寒、风湿外邪,郁于皮肤肌腠之间;或情志不畅,气机郁滞,郁而生火,伤及阴血复感外邪而发病。本例则属慢性久病,急性发作。根据其表现,风团较红,脉沉数,舌红,苔薄黄腻,是为风热束表,兼有湿浊,及营血热盛所致。风热盛则痒,苔黄腻为湿热内盛之象;风邪束表,肺失肃降,故而气短、咽喉不利;值得注意的是伴有腹痛,且以脐周明显,可能为蛔虫扰动之候。故辨证为风热束表,湿浊内盛,治以疏风清热、除湿止痒,兼以制蛔之法。方中荆芥、防风、蝉蜕、浮萍疏风解表;黄芩清热;茯苓、泽泻祛湿。治风先治血,血行风自灭,故用当归、赤芍、川芎活血以疏风,稍佐乌梅以制蛔。药后风疹块减轻,瘙痒亦好转。而后发现大便有虫卵,证实有蛔虫感染之分析,乃加用苦楝根皮、使君子以增加驱蛔之力。服药后排出大小虫体,精神迅即好转,饮食增加,风疹块消失,也不再瘙痒,病情康复。半年后随访获悉,患者再未发生荨麻疹。

本例特殊之处在于临床表现是荨麻疹,而其病因却是感染蛔虫引起的过敏反应所致。显然,皮肤表现的荨麻疹是病之标,感染蛔虫是病之本。这就提示我们,临证时当应全面考虑,认真辨析,务必做到治病必求于本。

[感悟]

蛔虫病是我国常见的肠道寄生虫疾病。是由进食虫卵污染的食物而感染。生食未洗净的瓜果、蔬菜为感染的主要因素。虫卵在人体内发育为成虫,寄生于小肠。发病率农村高于城市,儿童感染率尤高。

本病临床表现差异很大,或无症状,或十分严重。在蛔蚴移动中可出现蛔虫性哮喘。儿童患者以腹痛为常见,尤以脐周明显,常伴纳呆、恶心、便秘甚至营养不良等,或出现过敏反应,如血管神经性水肿、荨麻疹等。由于蛔虫有乱窜钻孔的习性,常引起各种并发症,如胆道蛔虫病、蛔虫性肠梗阻、蛔虫性阑尾炎、肠穿孔、腹膜炎等。笔者在1975年至1981年曾诊治过多例类似病例。如一40多岁的农村妇女,形体消瘦,面色萎黄,纳食不振,长期腹部疼痛,因疑有不治之症,专程来省城求治,检查大便有蛔虫卵,乃予以驱蛔治疗,结果五天内共便出大小不等的蛔虫达320余条。此后,患者精神振作,食欲大增,腹部再未疼痛,愉快返回故乡。又如一位50多岁的农民,形体消瘦,上腹疼痛,有时痛如刀割,难以忍受,检查上腹可触及如桃子大小的包块,质地较硬,表面凸凹不平,有明显压痛,临床诊为胃癌,上消化道造影为胃部占位性病变,外科同意住院治疗,因暂无床位而等待。考虑大便化验有蛔虫卵,便先予服中药驱蛔,结果便出大量蛔虫,而患者精神也随之好转,食欲增加,腹部舒适,1周后嘱其住院,再予复查,发现腹部柔软,未触及任何包块。再做上消化道造影,食管及胃均属正常,排除了占位性病变。

上述情况当属误诊,然而何以会如此呢?这与蛔虫的特性有着密切关系。蛔虫性动好窜,善钻孔窍,又好团聚。当蛔虫数量较多时,彼此缠结成团,越缠越紧,在胃中上不来,下不去,形成包块,所以临床上易误诊为占位性病变。如果阻塞肠道,就会形成肠梗阻。过去在农村巡回医疗中曾遇此情况,服中药驱蛔(安蛔)治疗后缓解了病情,次日排出虫体而康复。

笔者在驱蛔治疗中不用峻烈之剂,以免刺激虫体乱窜引发肠穿孔等意外,而是采取先安后驱或安蛔为主,辅以驱蛔的原则,最常应用的是以乌梅为主的组方或乌梅丸加减。乌梅性酸,具有和胃安蛔的功效,而蛔虫有闻甘即起,闻酸即止,闻苦即定,遇辛则伏的特性,所以应用乌梅最为合拍,若遇到病情较重时,可在乌梅为主的基础上配以使君子、苦楝根皮、芜荑、雷丸、槟榔、大黄等以驱蛔通腑治之。

案23. 放射治疗后腹泻不止

[案例]

刘某某,男,46岁。1973年6月16日初诊。

主诉:腹泻5月余。患者于去年在肿瘤医院确诊为食管癌,住院行放射治疗。近5个多月每天晨起和饭后即须大便,粪便清稀,无脓血,无明显腹痛,无里急后重感,大便每日至少2~3次,多则6~7次,精神不振,食欲减退,全身乏力,四肢酸软,肢体发凉,必须平卧方适,口干欲饮,手脚心热,心烦,背困,睡眠不实,多梦,精神压力沉重,动辄欲哭,曾服多种西药未见效果,也曾服藿香正气丸、四神丸、理中丸等亦未见效。脉弦而数,舌质偏红,苔薄白。

中医辨证:脾肾虚衰,气阴两虚。治以温肾健脾,益气养阴。

拟方:黄芪15g,党参12g,麦冬12g,山药30g,五味子6g,生地15g,茯苓9g,白术15g,山萸肉9g,白芍12g,补骨脂12g,肉豆蔻12g,川断12g。水煎服。每日1剂。早晚分服,4剂。

6月20日:服药后精神好转,但大便仍稀,一日五六次,呈水样便,无黏液及脓血,腹胀,肠鸣,其他症状同前,未见改善。脉舌如上。

上方去山萸肉。改生地12g，加陈皮9g。水煎服。3剂。

6月23日：大便仍呈水样便，每日七八次，食欲不振，口淡乏味，胸前闷痛，精神萎靡，腹胀，失眠，小便黄，化验大小便常规均正常。脉弦而无力，舌质红，苔薄白。鉴于温补脾肾无效，考虑脾虚湿困所致，改方为：

陈皮9g，苍术9g，厚朴6g，茯苓15g，猪苓9g，泽泻9g，白术9g，山药30g，五味子9g。水煎服。2剂。

6月25日：服上方2剂，大便即减少，饭后也不大便，腹不胀满，感觉良好。效不更方。

照6月23日方再服2剂。

6月27日：大便次数不多，精神好转，上述诸症均有所减轻。患者因腹泻久治无效，今服如此简单之中药而控制，十分惊奇。刻下：纳食稍差，胃脘稍胀，偶感胸前闷痛。脉沉弦，舌质不红，苔薄白。改投下方以善后。

茯苓9g，白术9g，陈皮9g，半夏9g，泽泻9g，广木香6g，麦芽20g，山药15g，甘草6g。水煎服。3剂。

[解析]

本例以腹泻为主证。乍一听，似觉简单，但实践表明，并非如此。首先要明确腹泻的属性范畴。患者无明显腹痛，无里急后重感，大便无脓血，可以除外痢疾。患者无发热，无腹痛，大便化验亦属正常，可以排除肠道炎症。患者大便次数多，但以清稀如水样粪便为主，当属中医的"泄泻"范畴。

从临床症状来看，患者精神不振，食欲减退，全身乏力，是脾虚之表现；心烦、口干、手脚心热、失眠多梦乃阴虚之征象。故证属气阴两虚当无疑问。由于晨起即便，腹泻较久，累及肾阳，而且四肢怕冷，又当考虑肾阳虚衰，所以拟为脾肾亏虚、气阴两虚之证，初诊时治以温肾健脾、益气养阴之法当属合拍，但服药后仅感精神好转，仍腹泻如故，腹胀肠鸣，未见改善，况且此前也曾服用理中丸、四神丸等亦未见效，可见温补脾肾法值得商榷。反思之后，重温病史，患者系食管癌放射治疗之后而发病，这就不能不考虑放射治疗的因素。放射治疗伤及正气，脾肾受损，其腐熟、运化、吸收水谷精微之功能失职，不仅出现口干、舌红、纳呆等津伤阴亏之证，还可出现腹胀、便溏等脾虚之象，久之脾虚失运，湿浊内生。此即所谓湿胜则濡泄。显然脾虚湿盛是发病的关键。脾虚是本，湿盛是标。根据急则治标的原则，改以祛湿为主。方中陈皮、苍术、厚朴理气燥湿；茯苓、猪苓、泽泻淡渗利湿；白术、山药健脾祛湿；五味子益气生津。诸药合用，祛湿健脾，理气止泻。服药后立竿见影，腹泻即止。舌质红亦转为正常,可见舌红并非热象,乃阴津亏损所致。此外,患者思想压力过大,以致肝旺克脾,故其脉弦。既然湿盛,何以舌质不腻? 这与放化疗之火热毒盛导致阴津不足有关,这从另一个侧面提示用药不可过于温补之原因所在。

[感悟]

放化疗是目前治疗癌症的常用方法,由此衍发的各种毒副反应也十分多见,如消化道反应中的腹泻就是其中之一。

要强调的是放化疗引起的腹泻与一般内科病证的腹泻有所不同,因为放射性物质及抗癌化学药品既能杀伤癌细胞,也能损伤人体的正气,特别是脾胃功能受损。脾虚则运化失职,湿浊内生。中医学认为湿多成五泄,故脾虚湿盛是引起泄泻发生的主要因素。根据这一传统理论,采取祛湿健脾之法,少佐益气生津之品而见效。可见既不用温补,又不用固涩,也不用苦寒清热之剂,同样可以收到良好效果。这是本例治疗成功的特殊之处。

中医学认为湿性黏腻,最容易阻滞气机,气机不畅,水湿内停,更加重了腹胀、腹痛、纳呆、腹泻等症。故治疗时不宜单纯使用健脾如参芪之类,要适当选用理气化滞之品,如枳实、厚朴、陈皮、半夏、木香等,以协调脾胃功能,达到健脾理气、祛湿止泻的目的。

案 24. 食 物 中 毒

[案例]

张某某,女,34 岁。1976 年 8 月 11 日初诊。

主诉:腹泻、腹痛 1 月余。患者于 1 个多月前吃臭鱼,4 小时后出现呕吐、腹痛、腹泻,大便呈黏液样。次日发热,体温达 39℃,腹泻一日 20 多次,粪便恶臭,清稀如水,夹有少量脓血似烂肉样组织,先后服用四环素、痢特灵、黄连素及中成药等,腹泻好转,但仍时轻时重,至今 1 个多月仍未痊愈。刻下:腹部隐痛,大便一日 2~3 次,清稀如水,夹有少量黏液。大便常规红细胞(++),白细胞(+)。大便培养两次均见雷极氏变形杆菌。下消化道造影未见器质性病变。中医诊查:脉濡,苔薄黄腻。

中医辨证:食物不洁,以致湿热疫毒蕴结肠道。治以清利肠道湿热。

拟方:白头翁 24g,茯苓 12g,车前子 9g,薏苡仁 30g,赤芍 12g,白芍 12g,黄柏 6g,马齿苋 30g,连翘 24g,苍术 9g,广木香 9g,黄连 6g,焦山楂 12g,甘草 3g。水煎服。每日 1 剂。早晚分服。3 剂。

8月17日：腹痛减轻，食欲转好，大便次数仍多，一日四五次，粪便较稠。脉舌如上。

照上方加金银花24g。水煎服。3剂。

8月21日：腹不痛，大便一日4次，粪中黏膜样物质减少，仍夹有少量血液。

白头翁24g，黄柏9g，黄连6g，薏苡仁30g，茯苓12g，车前子12g，赤芍12g，金银花24g，苍术12g，广木香9g，焦山楂12g，藿香9g，佩兰9g，甘草6g。水煎服。3剂。

8月25日：便前轻微腹痛，大便一日3次，粪中黏液、血液明显减少，食欲精神俱佳。脉沉濡，苔白滑。

照8月21日方去黄连。改白头翁15g，黄柏6g，广木香6g，苍术9g。加陈皮9g，半夏9g。水煎服。4剂。

8月30日：大便次数基本正常，一日2次。粪中黏液、血液消失。但便前仍感隐隐腹痛。脉沉弦，苔薄滑。改方为：

马齿苋24g，薏苡仁24g，茯苓12g，苍术9g，陈皮9g，半夏9g，黄柏6g，白芍12g，焦山楂12g，山药15g，广木香6g，甘草6g。水煎服。4剂。

9月3日：大便成形，次数正常，未见黏液及血液，常感乏力，稍感腹痛。脉沉较前有力，苔薄白。

照8月30日方去陈皮、半夏。加黄芪12g，白术9g。水煎服。4剂。

9月11日：大便正常，腹痛消失，惟感消化欠佳。脉舌如上。复查大便常规蛔虫卵0~1/HP，余皆(-)，大便培养，未见致病菌。改拟下方以善其后。

藿香9g，茯苓15g，苍术9g，白芍15g，薏苡仁24g，焦山楂12g，神曲12g，乌梅12g，马齿苋24g，甘草6g。水煎服。4剂。

[解析]

本例是因吃了臭鱼后引起的腹泻腹痛，大便培养为变形杆菌，故诊为细菌性食物中毒当无疑问。中医学则属于"泄泻"范畴的急性腹泻。

中医学认为食入不洁食物，湿热疫毒蕴结肠道，以致传导功能失常而致腹泻，故治以清利肠道湿热之法。方中茯苓、车前子、薏苡仁利湿止泻；苍术燥湿止泻；白头翁、马齿苋清热解毒；黄柏、黄连清热燥湿，合而则为解毒止泻；又加赤芍清热凉血及连翘之清热解毒以增强解毒之力；木香行气止痛；白芍、甘草缓挛急而止痛；山楂消食除胀，以缓解患者之症状；后又加金银花以增加清热解毒之作用。全方药随证施，标本兼治，故而迅即见效。在病程观察中发现舌苔黄腻变为白腻,说明热象已减,湿象仍盛,故加藿香、佩兰以化湿,加大祛湿之力,使湿浊上下分消。后期加黄芪、白术意在健脾益气,扶正祛邪以加速康复。可以看出,本例病情虽不复杂,但在治疗中紧紧抓住了几个重要环节,即湿、热、毒、虚,依其在不同阶段的盛衰,用药有所侧重,从而发挥了治疗的最佳效果。

[感悟]

引起食物中毒的原因很多,而细菌性食物中毒尤为常见。其证候起病急,便次多,粪便清稀,或夹有黏液、脓血,常伴呕吐、腹胀、发热等,因其暴泻势猛,故中医治疗应重点把握以下几点:

1. 祛湿止泻为先。

急性腹泻多因食物不洁,湿热疫毒内侵以致脾胃受损,传导功能失职,以致水反为湿,谷反为滞,合污下降而为泻。《难经》所谓"湿多成五泄",故祛湿止泻为首要举措。祛湿当用芳香化湿、苦温燥湿、淡渗利湿之法。值得注意的是湿与热常合而为患,故祛湿清热最为常用,达到湿去热清,腹泻即止。

2. 清热凉血解毒为本。

食入不洁食物后,疫毒之气侵入脾胃与肠道,壅阻气血,血络受损,致粪便中常有黏液、脓血,粪便腥臭,治疗当用清热凉血解毒之品,如常用的白头翁、黄柏、马齿苋、赤芍、金银花、连翘、黄连等。

3. 运脾止泻为辅。

暴泻之后期或由于脱水、电解质紊乱会出现一派虚象,尤以脾虚为明显。脾虚则湿生,湿盛则脾阳被遏,更使脾失健运,肠道传导功能失常,如此恶性循环,故后期适当佐以健脾之品,可促使病情之恢复。但注意健脾而非峻补,更不能涩肠止泻,以免闭门留寇,使病情迁延难愈。

案 25. 恶心、呕吐、消瘦(胃癌)

[案例]

马某某,男,61岁。农民。1980年4月18日初诊。

主诉:恶心、呕吐1月余。患者1个月来呕吐,日渐加重,近来吃啥吐啥,甚至喝水也吐。伴嗳气、纳呆,一天进食不到50g。吞咽自如,但食后感觉食物不能下行,停滞于胃。有时隐隐胃痛,腹部胀满,大便少而稀,体重减轻,消瘦明显。经省城某医院检查肝功能正常,上消化道造影确诊为胃癌。脉沉而无力,苔薄少。

中医辨证:气血虚弱,痰气交阻,痰瘀互结,积滞于胃。治以益气养血,理气和胃,化痰散结,解毒化瘀。

拟方:黄芪 15g,党参 9g,茯苓 9g,白术 9g,陈皮 9g,半夏 9g,当归 15g,白芍 9g,丹参 12g,桃仁 9g,红花 6g,白花蛇舌草 30g,枳实 6g,炒山楂 12g,麦芽 20g,甘草 6g。水煎服。每日 1 剂。早晚分服。2 剂。

4 月 20 日:服药后精神稍好,恶心稍微减轻,带方返回故乡,继续服用。

7 月 13 日:患者服药 27 剂后,已能进食,精神良好。至今共服 60 多剂。全身明显改善,精神好,食欲佳,每日能吃 400g,并能下地劳动。现感口干,脉沉较前有力,苔薄白。照原方加生地 15g,继续服用。

[解析]

本例以恶心呕吐为主要表现,伴有嗳气、纳食不振、上腹不适、胀痛等,当考虑胃部病证。经 X 线检查确诊为胃癌。

胃癌的发生病机与其他肿瘤一样,主要是正气亏虚与癌毒内侵两方面。正气亏虚是癌瘤形成的内在因素,癌瘤是多种外邪长期刺激而内生的结果,显然正气的盛衰在肿瘤的发生发展中占有重要作用。《治法机要》曰:"壮人无积,虚人则有之。脾胃虚弱,气血两衰,四时有感,皆能成积。"《医宗必读》明确指出:"积之成者,正气不足而后邪气踞之。"因而中医治疗肿瘤的原则,一方面要补益气血,提高人体的正气,增强抗病能力;另一方面要针对致癌因素如气滞、痰结、热毒、血瘀等着手,使内因与外因,整体与局部相结合,从而发挥中医整体治疗的优势。

本例患者为一贫困山区农民,在当时年代,生活困苦,饮食不节,常吃腌菜,时日一久,必会损伤脾胃。脾失健运,聚湿成痰,痰阻经络,血行不畅,化生瘀毒,痰瘀互结,阻滞于胃而成肿瘤;胃失和降,故而恶心呕吐、嗳气、纳呆;气滞不通,气血郁滞而致胃痛;脾胃功能失调,运化失司,以致便少而稀;脾胃失于化生精微,肌肤失于濡养,故而消瘦;脉沉无力,苔薄少,为脾胃虚弱气血俱虚之证。故证属气血虚弱,胃失和降,痰气交阻,瘀毒内结。治当益气养血,理气和胃,化痰散结,解毒化瘀之法。方中黄芪、党参、当归、白芍益气养血以扶正;桃仁、红花、丹参活血化瘀;茯苓、白术、陈皮、半夏、枳实、甘草理气和胃;山楂、麦芽健胃消食;白花蛇舌草解毒抗癌。诸药合用,扶正祛邪,标本兼治。服药 1 个月后诸症好转,病情明显改善。服药 2 个多月后,已能正常饮食,下地劳动,生活正常。从一个已属晚期的肿瘤患者,能恢复到这种效果当属不易。患者与家属无比喜悦,也彰显了中医治疗的优势。

[感悟]

胃癌是我国常见的消化道肿瘤。随着病程的发展,可出现不同的证型,因此在治疗上应根据不同的阶段,依其不同的病情,采用不同的治疗原则。比如早期胃癌应以手术为首选,中晚期胃癌则宜中西医结合治疗为宜。如患者一般情况较差,或已广泛转移,已不能手术者,或年高体弱,伴有多种慢性病者,可选用中医中药治疗。但不论哪些情况,总以健脾益气、扶正抗癌为基本法则,要突出中医扶正与祛邪、整体与局部相结合的整体治疗为好。具体而言,应把握以下几点:

1. 健脾益气以扶正。

脾胃为后天之本,气血生化之源。脾主运,胃为水谷之海。《内经》明确指出:"有胃气则生,无胃气则死。"可见胃气的盛衰对人体健康和生命的重要性。一旦脾胃虚弱,纳运无权,聚湿生痰,痰阻经络,血行不畅,化生瘀毒,痰瘀互结,阻于胃部而成积。积聚日久,导致胃气更虚,可见在胃癌的发生机制中或是已经发生或是已经手术,或是化疗,或是已经转移过程中都存在脾胃气虚的因素和证候表现,因此,健脾益气在治疗上具有重要意义,应贯穿于治疗过程中的各个环节。只有在此基础上与其他治则联合应用,才能发挥更大的作用,常用健脾益气药物如黄芪、党参、茯苓、白术、山药、薏苡仁等。

2. 化痰散结,祛瘀解毒以抗癌。

胃癌是在机体正气虚弱,抗病能力降低时,各种致癌因素乘虚侵袭而形成。在病理演变过程中出现气血郁滞,痰浊内生,瘀血内阻,热毒弥漫,瘀毒互结相互影响,交结于胃而成,因而在治疗时应针对这些因素采取理气化痰、软坚散结、活血化瘀、清热解毒等法以达抗癌之效。常用药物如白花蛇舌草、半枝莲、龙葵、猪苓、莪术、三棱、水蛭、穿山甲、山慈菇、浙贝、生牡蛎等。这些药物经现代药理研究证实,都有一定抗癌作用。

3. 和胃理气以调畅气机。

中医对肿瘤的治疗有其共性,但应依不同的脏腑部位也有其特性。胃癌病变在胃,必然影响胃的气机,以致胃失和降,胃疼、胃胀、胃纳失常的症状较为突出,这是其特点,因而和胃理气,调畅气机可增强胃的受纳,腐熟水谷的功能,有助于化痰消积,这是其一。其二,配伍理气药物可消除补药的壅滞及苦寒药物伤胃的副作用。所以,在健脾益气、化瘀抗癌的同时,辅以理气之品,可以明显缓和症状,消除胀满,改善食欲,提高抗癌疗效。常用理气药如陈皮、半夏、枳壳、枳实、木香等。若纳呆、胀满显著者,可用麦芽、谷芽、焦山楂、鸡内金等;若偏胃寒者,宜用木香、砂仁等;若偏胃热者,可选用川楝子等。

四、循环系统病证案例

案1. 水肿(高血压)

[案例]

宋某,男,46岁。教师。1979年6月25日初诊。

主诉:水肿将近5年。患者无意中发现腿肿,自认为劳累、休息不好所致,未曾在意。此后仍时肿时消,经血、尿、同位素检查肾功能正常,心肺正常,惟血压时而偏高,时而正常,遂服降压药治疗,但血压仍时高时低,水肿亦未减轻,后即停用。刻下:下肢肿胀,水肿,劳累后加重。头昏,脑涨,全身沉重感,四肢困乏无力,腰膝酸软,步履不稳,上楼都感困难,纳食欠佳,小便尚可。下肢有散在片状之色素沉着,皮肤粗糙增厚。血压130/100mmHg。脉沉弦,苔白腻。

中医辨证:湿浊困阻,肝阳上亢。治以利湿消肿,平肝潜阳。

拟方:防己9g,茯苓18g,泽泻9g,白术9g,车前子9g,当归9g,丹参15g,牛膝9g,木瓜12g,枸杞子12g,钩藤20g,菊花9g。水煎服。每日1剂。早晚分服。3剂。

6月28日:病情如上,未见明显变化。

照上方去枸杞子。改钩藤24g,加藿香9g。3剂。

7月2日:病情好转,头昏、头重减轻,两腿较前有力,走路较稳,但仍下肢水肿。苔腻减轻。血压120/90mmHg。

照原方去枸杞子,改钩藤24g,木瓜15g。加藿香9g。水煎服。3剂。

7月5日:症状明显好转,下肢发胀沉重感消失,小便增多,大便通畅。脉沉弦,苔薄黄。

照原方去木瓜。加生石决明30g。水煎服。6剂。

7月12日:水肿减轻,下肢有劲。略感腰困,大便稍干燥,脉弦滑,苔薄白。

照原方加藿香9g,茯苓9g。改钩藤24g。水煎服。3剂。

7月16日：一般情况明显好转，体力充沛，每天跑步亦不感疲乏。下肢不肿不胀。稍感头脑不清，眼睛视物模糊。血压120/85mmHg。脉缓和有力，苔薄白。

照原方改钩藤24g，菊花15g。加薄荷6g。水煎服。3剂。

7月20日：头脑清晰，精神良好，下肢不肿，小便如常，无明显不适。血压120/80mmHg。脉平，苔薄白。

照原方加黄芩9g。水煎服。10剂。隔日1剂，以巩固效果。

[解析]

本例以水肿为主证，是水湿代谢运行失常，导致水湿停聚的证候。那么是否考虑为水肿病呢？然而仔细分析可知，本例并非单纯的水肿。患者头昏、脑涨、头部沉重、腰膝酸软、步履不稳、四肢乏力，乃是肾阴亏虚、阳亢风动的表现。参考血压较高，西医诊为高血压病当无疑问。属中医学"眩晕""头痛""心悸""水肿""虚劳"等范畴。

从证候上来看，患者之头昏、脑涨、头部沉重系湿浊困阻、清阳不升所致。湿困脾胃，胃失和降则纳食不振；腰膝酸软、步履不稳为肾虚、阳亢风动之候；由于血管压力持续升高，弹力受损，瘀血内阻，故而皮肤营养不济，失于濡养以致皮肤粗糙、增厚。脉沉弦乃肝郁之证，苔白腻为湿浊内阻之象，故辨证当为湿浊困阻，肝阳上亢。治以利湿消肿为主，平肝潜阳为辅之法。方中防己、茯苓、泽泻、白术、车前子大队祛湿之品以利湿为主；木瓜和胃化湿；当归、牛膝、丹参活血祛瘀；牛膝配木瓜补肝肾，强筋骨；枸杞子滋肾养阴；钩藤、菊花平肝阳，降血压。全方以利湿为主，为方中之主药。后加藿香意即在于加强芳香化湿之力。因本例以湿浊为主，属于邪实。肾虚为其次，故二诊后即去枸杞子之补，加大钩藤用量以增平肝之力。七月正是盛夏之时，患者稍感头昏，眼睛视物模糊，实乃暑热夹湿当令，故加薄荷配菊花以清利头目。本例特殊之处是湿浊偏盛而又肝阳上亢。为缓解阳亢之候，治以祛湿为主，佐以平肝之法，从而使湿浊分利，清阳上升，最终达到症状全消，血压恢复正常之效果。

[感悟]

高血压病是我国常见病之一。其病因复杂，除遗传因素外，随着生活水平的提高，工作及生活压力的加大，生活方式的改变，精神、心理及饮食因素日益成为致病的主要病因。中医学认为其病因病机主要为七情过极、饮食失节、内伤虚损导致阴阳失调，其病位主要在肝肾，并涉及心脾，其病情总属本虚标实证。

高血压病无特异性症状,而且因人而异,其临床表现具有病位的多重性,证候的多样性,病程的迁延性,但在整个病程演变过程中,要注意以下几方面的表现,即阳亢、风动、痰湿、血瘀及阴伤的消长与转化,这既是辨证的要点,也是治疗的依据。若能把握以上几点,对辨证用药具有极大的帮助。比如:

肝阳上亢者,治宜平肝潜阳,常用药如石决明、珍珠母、夏枯草、钩藤等;肝风内动者,治宜育阴潜阳,平肝息风,常用药如天麻、钩藤、龙骨、牡蛎、白芍、天门冬等;痰湿困阻者,治宜利湿祛痰,常用药如茯苓、泽泻、苍术、厚朴、猪苓、防己等;肝肾阴虚者,多见于病程较久者,老年患者尤为多见,治宜滋养肝肾,常用药如生地、白芍、枸杞子、麦冬、牛膝、菊花等。需要说明的是在高血压病的病程中何以常出现痰湿偏盛呢?这要从中医基本理论说起,虽说高血压病和肝肾关系密切,但肝最易伤脾,也即肝木克脾土,以致脾失健运,聚湿为痰,痰湿凝滞血脉,造成血行不畅,血压升高;再者,生活水平提高,长期膏粱厚味,饮食失节,以致血脂升高,沉积于血管壁,导致管腔闭塞,血行不畅,阻力增加而致血压升高,因而祛湿化痰、降脂利尿,增加水、钠的排泄,有助于降低血压。笔者往往重用泽泻,以及茯苓、苍术、车前子等以祛湿利水,常获良好效果。

由于长期的动脉痉挛,以致血管阻力增加,以及血液黏稠度增高等,临床上常见到瘀血阻络证,因而活血化瘀也是治疗高血压的重要治则之一,常用药如丹参、赤芍、川芎、红花、地龙等。

总之,抓住要领,对症施治,就可使复杂的病情迎刃而解。

案 2. 胸部闷痛(冠心病、心绞痛)

[案例]

樊某某,男,56 岁。2015 年 12 月 3 日初诊。

主诉:胸部闷痛,心中怔忡不适 1 周,加重 3 天。近来天气突然变冷,患者每日外出打工,寒冷刺骨,路上奔波,以致近日胸痛加重,疼痛时间长短不定,或一二分钟,或三五分钟,多以胸前闷痛为主,有时向左前臂内侧放射。伴精神不振,全身乏力,纳食欠佳,心中怔忡不适,动则汗出不已。望之面色萎黄,形体肥胖。既往有高脂血症史。当即做心电图检查,显示 S-T 波低平,提示心肌供血不足。脉沉弱,苔薄滑。

中医辨证:心脉瘀阻,胸阳不振,兼有脾气虚弱。治以活血化瘀,宣痹通阳,辅以健脾益气。

拟方:党参 12g,茯苓 12g,白术 9g,赤芍 15g,当归 9g,红花 6g,川芎 6g,丹参 15g,瓜蒌 12g,薤白 9g,葛根 15g,桂枝 9g,甘草 6g。水煎服。每日 1 剂。早晚分服。4 剂。

12 月 11 日:服药后症状明显好转,胸部不痛,心中不适感减轻,精神振作,全身舒适,身上有劲,饮食增加,面色红润。脉沉而有力,苔薄白。

照原方改茯苓 9g。水煎服。6 剂。

12 月 17 日:一般情况良好,胸痛消失,亦未发生心中不适感,偶尔感左前臂内侧隐痛,精神好,食欲佳,已恢复正常生活状态,并开始上班。脉沉而有力,苔薄白。

照原方去瓜蒌、薤白。改党参 9g、茯苓 9g。水煎服。10 剂。

2016 年 2 月 14 日:忙于准备过节,间歇服中药。现无明显不适。改拟下方:

党参 9g,当归 9g,赤芍 15g,川芎 6g,丹参 15g,茯苓 9g,白术 9g,泽泻 9g,瓜蒌 12g,柴胡 6g,红花 6g,甘草 6g。水煎服。10 剂。

2016 年 2 月 25 日:一般情况良好,再未发生胸痛,现无明显不适。复查心电图正常,照上方间歇服之。

[解析]

本例以胸痛为主证,西医诊为冠心病心绞痛。中医学当属"胸痹""心痛"等范畴。

胸痹的病因病机较为复杂,其临床表现多属本虚标实证。本虚是以心的阴、阳、气、血之不足,标实常为气滞、痰阻、阴寒、热毒、瘀血等导致心脉瘀阻所致。治疗当分清标本虚实。先治其标,后治其本,或两者兼治。那么,本例在证治上有何特殊之处呢?

首先从病机来说,本例虽以胸痛为主证,但以闷痛为主,说明气滞不畅。病史中又明确提示,近来气候突变,寒冷袭人。患者外出打工,势必遭受寒冷之苦。寒性凝滞收引,以致胸阳不振,气机受阻故胸部闷痛、心中怔忡不适;寒凝气滞,血脉痹阻所属经脉,故而出现前臂内侧隐痛;精神不振、面黄纳呆、倦怠乏力乃一派脾气虚弱之表现;动则汗出不已,说明心气亏虚;脉沉、苔薄滑为脾虚湿浊偏盛之象。故辨证为心脉瘀阻,胸阳不振,脾虚气弱。治以活血化瘀、温通心阳、健脾益气同时并举之法。方中赤芍、当归、川芎、丹参、红花、葛根活血化瘀,扩张冠状血管,以改善血脉之循环;瓜蒌、薤白宽胸理气,通阳散结;桂枝温通心阳,与瓜蒌、薤白合用以增强温通胸中之阳气,促使温通心阳之作用更强,从而改善症状以治标;党参、茯苓、白术、甘草健脾益气以治本。诸药合用,标本兼治,同时并举,从而达到益气活血、通脉止痛之效果。实践表明,服药后确实收到十分满意的效果。

本例特殊之处在于虽有寒凝气滞,致胸阳不振,但并不严重;虽是肥胖体质,有痰湿偏盛之象,而湿浊并不壅盛;虽有心血瘀阻,但并未阻塞不通,相对来说并不十分严重。而突出的是脾虚气弱之象较为明显,故治疗重点应是健脾益气、扶正补虚为主,配以活血化瘀、宣痹通阳之品,迅即使病情得以改善。实践证明这个思路是正确的。

[感悟]

冠心病心绞痛是指冠状动脉因发生粥样硬化而致管腔狭窄或闭塞导致心肌缺血缺氧而引起的心脏病,临床上甚为常见。因其病情复杂,常常虚实并见。因此在辨证上应首先分清虚实,明其标本。本虚以气虚为主,标实以血瘀最为常见。本虚中还应进一步分清阴虚、阳虚、气虚、血虚之不同,标实有气滞、痰浊、寒凝、血瘀之异。但气虚血瘀、心脉痹阻、心肌缺血是本病发生发展的根本,也是冠心病心绞痛的基本病机。

对于冠心病心绞痛的治疗,应重点把握以下几点:

1. 宣痹通阳不可忽视。

阴寒、痰浊等最易痹阻阳气,导致胸阳不振,阳气不展。若阳虚寒凝,则血脉凝滞,血行不畅,不通则痛。叶天士指出:"胸痹,则因胸中阳虚不运,久而成痹。"可见阳气的虚实与胸痹的发生有着密切关系。临床常以瓜蒌薤白剂为代表,即瓜蒌薤白白酒汤、瓜蒌薤白半夏汤治之。瓜蒌功能清肺化痰,宽胸理气,是散结通络之良药。现代实验研究瓜蒌有扩张冠状动脉之作用。薤白行气止痛,通阳散结,用于寒湿痰浊滞于胸部,阳气不得疏散之证,与瓜蒌合用,相得益彰,效果明显。对冠心病心绞痛确有一定疗效,是临床最为常用的药物组合。

2. 重在化瘀通络。

临床实践表明,单用瓜蒌薤白剂其药力远远不足,难以达到改善心脉瘀阻的理想效果,故必须采用活血化瘀之法,加用活血化瘀通络之品,以改善心肌缺血,这是治疗的根本大法。常用药物如当归、赤芍、川芎、丹参、红花、蒲黄、五灵脂、姜黄、葛根等。若病情严重者,可选用破血之品如乳香、没药、血竭、水蛭等。

3. 益气补虚以治本。

根据中医学气血相关理论,气为血帅,气行则血行。血液的运行,靠心气的推动。若心气虚衰,推动乏力,必致瘀血内阻,这在瘀久致虚,虚实夹杂证中最为常见,故益气补虚以活血通脉极为重要,不可一味应用破血祛瘀之品耗伤正气。常用药物如人参、党参、黄芪等,与活血化瘀药相伍,达到气行血行,从而发挥益气活血通脉止痛之效果。

案 3. 头晕、胸痛(心律失常)

[案例]

付某,女,21 岁。1979 年 5 月 11 日初诊。

主诉:头晕、胸痛 4 月余。患者体质较弱,容易感冒。去年 12 月因感冒而头晕,经检查心电图显示Ⅲ度房室传导阻滞,诊为心律失常。服西药治疗效果欠佳,转往北京治疗。住院两月余,效果仍不明显,遂返回求治于中医。刻下:经常头晕,但视物不旋转,精神疲惫,四肢乏力,口干,多汗,胸部憋闷,食欲不振,偶尔胸骨后疼痛,失眠多梦,脉沉细而缓,偶结代,舌稍红,少津,苔薄少。查体:面色黄白而虚胖,肺部未闻异常,心尖区可闻柔软之吹风样杂音,心律不齐,心率 54 次/min。血象、肝功能及血气分析均正常。耳鼻喉科检查未见异常。

中医辨证:气血亏虚,气阴两伤。治宜补养气血,益气养阴之法。

拟方:党参 9g,麦冬 12g,茯苓 9g,白术 9g,丹参 15g,当归 9g,白芍 12g,黄精 12g,菊花 9g,五味子 9g。水煎服。每日 1 剂,早晚分服。6 剂。

5 月 25 日:药后头晕稍轻,精神稍好,仍多梦,时感胸痛。脉沉缓,结代脉较前减少。心率 64 次/min。苔薄白。

照上方去菊花。水煎服。6 剂。

6 月 30 日:精神甚佳,肢体有劲,胸痛减轻,口稍干。脉较前有力,未触及结代脉。苔薄白。改方为:

党参 9g,瓜蒌 15g,薤白 9g,茯苓 9g,白术 9g,当归 9g,白芍 12g,丹参 15g,麦冬 12g,黄精 9g,菊花 9g,玄参 15g,连翘 18g,五味子 9g。水煎服。早晚分服。6 剂。

7 月 4 日:一般情况良好,面部水肿消退,精神振作,心律平稳,心率 65~74 次/min,脉沉而有力,苔薄白。心电图未见异常。遂依上方加减化裁,续服 15 剂。隔日 1 剂,以巩固疗效。

9 月 16 日:患者来院复查,好若常人,无不适陈述。血象、心电图检查均正常。

[解析]

本例有以下特点:①患者以头晕,胸部闷痛为主要表现。②体质较弱,易患感冒。③症候表现纯属一派虚象。

从中医来分析,患者体质较弱,可能因先天禀赋不足,或后天失养而致正气亏虚。疲惫乏力乃气虚之表现,出汗较多乃气虚卫气不固所致;心气虚弱鼓动无力,致心率缓慢;气虚则血行不畅,脉来艰涩,故心律不齐;气血虚弱,不能上荣而头晕;心血亏虚,失于养心,致心络失养,"不荣则痛",故而心胸闷痛;血虚不能养心,影响心的正常功能和神志活动,以致神不守舍,故易多梦、容易受惊吓;心气不足,心阳不展,因而胸部憋闷;食欲不振、乏力、面色黄白而胖乃脾虚之表现;脉沉细而缓,偶结代,苔薄少乏津,舌尖红,乃气血虚弱而津伤之证。显然,中医辨证当属气血亏虚,气阴不足。治疗当宜补益气血,益气养阴之法。方中党参、麦冬、五味子即生脉散,能补益气阴,敛汗生脉;党参配茯苓、白术健脾益气;当归、白芍、丹参养血活血止痛;黄精则滋阴补脾,善于补阴血。《本草纲目》谓"补诸虚……填精髓",可治头晕等症。何以配菊花?此乃鉴于当时气候较热,防补气太过而加重热势上炎,故加菊花。此方服后,头晕减轻,精神好转,心率增加,但仍感胸痛,故去力微之菊花,加瓜蒌、薤白以宣痹通阳,增加冠脉流量。药后效果斐然,全身有力,胸痛减轻,脉亦有劲。后在此方基础上略加化裁,患者完全康复。

也许有人疑惑,何以加连翘、玄参?笔者治病时常结合四时之变化而用药。当时正当暑热之时,气候炎热。患者年纪轻轻,恐用党参日久会出现上火之弊,故加连翘以泻心经之热。配甘寒之玄参,既能养阴凉血,又可清热泻火。此治病之法,用药之活也。

[感悟]

心律失常属于中医的"心悸""怔忡""眩晕""虚劳"等范畴,多由于脏腑功能失调,气血阴阳亏损以及内伤七情、外感六淫、气滞血瘀等因素引起。病变部位主要在心。证候特点以虚为本,虚实相兼较多,故治疗以补虚为主,并结合阴阳气血亏损的程度,或补其不足,或协调脏腑之盛衰,对虚实夹杂者当以标本兼顾治之。本人体会是:

1. 益气养血以治心。

心主血脉,血行脉中。血的充盈是维持正常血液循环的基础,而血之运行靠气的推动,才能保持心血充盈,发挥心的正常功能。若心血不足,心失所养,或心气不足,失于统帅,就易发生心悸、怔忡等症,故治疗心律失常首当益心气,养心血,这是主要治法。补心气的药常用人参、党参、黄芪等,现代研究证实,这些药可改善心肌缺氧,扩张冠脉血管,增加冠脉流量等,从而改善心律失常。养心血常用当归、丹参等,实验表明它们亦有抗心律失常作用。此外,中医学认为心主藏神,故常加用炒枣仁、柏子仁、远志以宁心,琥珀、龙齿等以定心,更能增强心律失常恢复的效果。

2. 依证参病以治标。

心律失常的原因很多,临证时应依据其证,参考其病,病证结合,遣方用药,效果更佳。如兼有血压高者,可加天麻、钩藤、杜仲;兼有高脂血症者,可加决明子、山楂、泽泻、黄精等;兼有冠心病者,可加丹参、红花、三七等;对快速性心律失常者,可加用苦参、黄连等;对缓慢性者,可加温里之品,如附子、细辛、吴茱萸等;若系心阳不振者,可加瓜蒌、薤白、桂枝等。

3. 协调脏腑以治本。

心律失常虽以治心为主,但并非忽视其他脏腑的调摄。中医学认为脾肾为人身之本。气血的生成和运行,有赖于脾的运化,这样水谷精微才能上奉于心。肾的蒸腾气化,营运于全身。若脾失健运,气血两虚而心无所主。或肾水不能上济于心,则心肾不交,均可致心悸不宁,惊惕不安,故在治疗心律失常时切勿忽视其他脏腑的调摄。如心肺同居上焦,心气上通于肺,故肺气虚者心气亦虚。心火亢盛者,常致肺阴耗伤,故常加麦冬以养心安神,滋阴润肺。若脾虚健运失职致心失所养者,应加山药、白术以健脾益气。肾阴不足时,则宜加用山萸肉、怀牛膝等以滋养肾阴。所以,在治心的同时,一定要维护其他脏腑的功能,从而保证脏腑协调,气血冲和,阴平阳秘而安泰。

案 4. 发热、咳嗽、胸闷、心悸(病毒性心肌炎)

[案例]

李某,男,16 岁,学生。2009 年 11 月 12 日初诊。

主诉:发热 1 天,咳嗽半个多月。近半月来因寒流突然来袭,不慎受凉,出现咳嗽,咽部不适,少量白痰,胸部憋闷,呼吸不畅,出气不利,时而心悸、气紧,但未介意,亦未服药。昨日突然发热,体温 39.2℃。检查:白细胞 10 200/mm³,中性粒细胞 68%,血沉 25mm/h,胸透正常。心电图:心率 120 次/min,心律不齐,ST-T 段改变。西医诊为病毒性心肌炎。脉沉数,偶结代,舌尖边红,舌苔薄白乏津,舌根微黄。

中医辨证:毒邪外袭,肺气失宣,内舍于心,心失所养。治宜清热解毒,宣肺止咳,宽胸养心之法。

拟方:生石膏 30g,知母 6g,杏仁 9g,陈皮 9g,半夏 9g,玄参 15g,生地 15g,麦冬 12g,金银花 20g,连翘 20g,瓜蒌 12g,蒲公英 30g,黄芩 9g,丹参 15g,板蓝根 20g,甘草 6g。水煎服。3 剂。每日 1 剂,早晚分服。

11 月 15 日:服上方 1 剂,体温即正常。服完 3 剂后,咳嗽减轻,痰亦减少,胸闷好转。脉沉,苔薄白。改方为:

金银花 20g,连翘 20g,黄芩 9g,杏仁 9g,陈皮 9g,半夏 9g,茯苓 9g,白术 9g,蒲公英 30g,瓜蒌 12g,丹参 15g,生地 12g,麦冬 12g,板蓝根 20g,甘草 6g。水煎服。用法同上,6 剂。

11 月 26 日:病情大为好转,精神佳,体力增,心不悸,胸不憋,偶尔咳嗽,感觉良好,现已开始上学。脉沉,苔薄白。

照 11 月 15 日方加当归 9g,川芎 6g。水煎服。6 剂。

12 月 2 日:一般情况良好,无不适陈述。复查血常规、血沉及心电图均正常。改方为:

黄芪 9g,茯苓 9g,白术 9g,陈皮 9g,半夏 9g,金银花 12g,连翘 15g,黄芩 9g,瓜蒌 12g,麦冬 12g,丹参 15g,生地 12g,当归 9g,蒲公英 15g,远志 9g,甘草 6g。水煎服。6 剂。以巩固疗效。

[解析]

本例有以下特点:一是有明显的上呼吸道感染史,出现发热、咳嗽、吐痰、咽部不适等。二是有心胸部症状,如胸闷、气紧、心悸等。三是心电图检查,有明显的 ST-T 波改变、心律失常等,其他如血象较高、血沉较快等。据此,西医诊断为病毒性心肌炎是没有问题的。

中医学认为本病属于中医的"胸痹""心悸""怔忡"等范畴,其发生与感受外邪、过度劳累、体质虚弱等多种因素有关。患者身体瘦弱,体质较差,平时衣着单薄,加之学习紧张、作业较多,过度劳倦以致正气不足,抵抗力较差,故易感受外邪。叶天士谓"温邪上受,首先犯肺,逆传心包",故而出现咳嗽、吐痰、咽喉不利以及心悸等。显然本病的病理变化以外邪袭肺侵心为突出表现。由于肺气失宣,故咳而胸闷、咽部不适、气喘等;外邪伤及营血,心失所养,乃致心悸；舌尖边红、脉沉数为热毒内侵、心火较盛之象；心阴伤而心气不继则脉见结代。故治宜清热解毒，宣肺止咳，宽胸养心之法。方中石膏、知母大清气热；陈皮、半夏、杏仁、茯苓、甘草宣散肺气，化痰止咳；金银花、连翘、蒲公英、黄芩、板蓝根清热解毒；生地、麦冬、玄参养阴清热；瓜蒌、丹参宽胸理气，活血养心。全方针对肺、心而设，以期改善心肺功能。服药 1 剂，体温即降至正常，症状减轻。后去石膏、知母之甘寒，加当归、川芎以增加活血之力，共服半月，诸症全消。复查各项指标均恢复正常。最后方中配以黄芪、茯苓、白术健脾益气之品以扶助正气，防止复发。

[感悟]

1. 关于病因病机的认识。

病毒性心肌炎的发生主要是外感温热毒邪，由表入里，袭肺侵心，搏于血脉，伤及心的正常功能，以致心气不足，心血匮乏，心阴耗损，心阳不振。显然，外邪是发病的一个重要方面，正气不足是发病的基本因素。由于温热毒邪自口鼻而入，首犯肺经，壅滞于咽，耗气伤阴，更加重了气血亏虚。热毒内盛，耗伤阴液，气虚无力，血行不畅，阻滞血脉，乃致血脉痹阻，心失所养。显然，毒邪入侵，正气亏虚是病毒性心肌炎发病的主因，由此导致的虚、瘀是病理过程中的基本病理变化。在初期阶段外邪袭肺侵心为突出表现，呈现为实热证，应及时控制病情。随着热势消退，气虚阴伤则日益明显，继而或夹痰夹瘀，或阴阳两虚，出现虚实夹杂之证。在整个疾病过程中，正虚邪实，阴阳消长在不断变化，应密切观察这些变化，以便随证施治。

2. 关于治疗问题。

病毒性心肌炎与毒邪内侵密切相关，因而清热解毒是治疗的重要法则。实践表明，应用清热解毒方药，每每获效。应注意的是：一要及早应用。二是剂量要大。这有助于迅速控制病情。三是疗程要长，以免病情反复或发生他变。可以说，清热解毒要贯穿于病程的始终。因为毒邪的留滞极易造成病情的反复，为了保证远期疗效，清热解毒药不宜撤除过早。现代药理研究表明，许多清热解毒药有明显的抗病毒作用。显而易见，清热解毒在治疗中决不可忽视。

随着热势的消退，将会出现气虚阴伤的表现，或气血亏虚之候，此时应注意益气养阴，健脾养血等扶正之法，从而使气血充盈，脾胃生化有力，这将有助于加快病情的恢复。

活血化瘀的应用。病毒性心肌炎的病理过程中容易出现胸痛、怔忡即心律失常的表现。其发生多由毒邪内侵、血脉痹阻所致,故在应用清热解毒的基础上,适当佐用活血化瘀之品,使血脉通畅,心血充盈,有利于改善心肌的血液循环,促进炎症的吸收,对于改善或治疗心律失常是大有裨益的。

案5. 心悸、气短、水肿、紫绀(慢性肺源性心脏病)

[案例]

王某某,男,66 岁。2001 年 7 月 16 日初诊。

主诉:心悸、气短半年多,明显加重 1 周。患者长期吸烟达 44 年之久,既往冬季寒冷时咳嗽、心悸、气喘较重,如今夏天时节也感明显。近来天气闷热,更感呼吸困难。刻下:咳嗽,吐痰,量不太多,气喘,活动后更甚。夜间不能平卧,必须端坐方适。纳食不振,说话低沉,断断续续无力,尿少,眼肿,腿肿,每日必须间歇吸氧。查体:急性病容,两眼水肿,呼吸喘促,口唇及指甲紫绀,杵状指,胸部叩响增强,肺浊音界消失,两肺满布干湿啰音。心率快,律齐。西医诊为慢性肺源性心脏病急性复发。脉象沉弱而数,舌紫,苔薄,舌根稍腻。

中医辨证:热毒壅肺,肺失宣肃,心气不足,血脉瘀阻。治以清热解毒,肃降肺气,补益心气,活血通络。

拟方:党参 15g,茯苓 30g,白术 15g,泽泻 15g,金银花 25g,连翘 25g,陈皮 9g,半夏 9g,麦冬 12g,五味子 9g,苏子 6g,杏仁 9g,蒲公英 20g,黄芩 12g,前胡 9g,防己 9g,赤芍 20g,当归 9g,丹参 15g,甘草 6g。水煎服。每日 1 剂。早晚分服,4 剂。

7 月 20 日:咳嗽吐痰减轻,呼吸较前平稳,精神好转。听诊两肺啰音减少。惟睡眠较差。脉沉弱,舌质紫,色较淡,苔薄白。

照原方加猪苓 12g,车前子 15g,远志 9g。水煎服。7 剂。

7 月 27 日:近日天气闷热,上述症状更重,仍眼肿,腿肿,心悸,气短。脉沉数,舌质暗,苔薄白。

照原方改白术 20g。加黄芪 18g,猪苓 9g,车前子 15g。水煎服。7 剂。

8 月 3 日:病情明显好转,精神转佳,水肿减轻,饮食增加,仍咳嗽,吐痰,动则气喘,虽仍心悸,也较前减轻,吸氧次数减少。脉弦滑稍数,舌稍紫,苔薄白。

照原方改白术 20g,党参 20g。加黄芪 12g,远志 9g,车前子 12g。水煎服。7 剂。

8 月 10 日:紫绀已不明显,目前饮食佳,精神好,呼吸平稳,偶有轻微咳嗽,腿稍肿,肺部啰音消失,停止吸氧。惟感身软乏力。脉弦滑,较前有力,舌质微暗,苔薄白。鉴于病情稳定,改以下方调治。

黄芪 12g,党参 12g,茯苓 20g,白术 15g,泽泻 9g,麦冬 12g,五味子 9g,陈皮 9g,半夏 9g,赤芍 15g,丹参 15g,金银花 15g,连翘 15g,蒲公英 20g,远志 9g,桔梗 9g,甘草 6g。水煎服。7 剂。

[解析]

本例有以下特点:①有长期吸烟史。②慢性咳嗽、气喘。③心悸,夜间不能平卧,必须端坐呼吸。④水肿。⑤紫绀。西医诊为慢性肺源性心脏病急性发作。中医则属"咳喘""肺胀""心悸""水肿"等范畴。

患者长期吸烟,烟毒伤肺,使肺的功能失职,肺气不能宣降,上逆而为咳;气机升降失常而致喘;肺病日久,传于脾肾,脾为后天生化之本,脾胃失健,则纳食不振;运化失司,则水湿内停,外溢肌肤,则见水肿;肾主水,肾虚不能制水,又可使水湿停聚,重者可成痰饮,上犯而使肺气壅遏,又致咳喘,病变由肺及脾及肾,最后累及于心。心主营血,肺主卫气,辅心而行血脉。肺虚不能推动血液运行,血脉瘀阻又可累及于心,心气不足,血行不畅,则出现心悸、气短等。血瘀又可使水道不利而水肿。水气凌心,则心悸、气短加重,如此相互影响,最终形成严重之水肿,即所谓右心衰竭。

本病虽属慢性过程,但又容易急性发作。本例患者近日病情加重,与感受外邪有关。患者咳喘不能平卧,说明肺气失于宣降。语音低沉无力是肺气亏虚之证;纳呆、水肿是脾肾不足之表现;唇紫、舌暗为瘀血之象;心悸、脉沉弱而数是心气不足所致。故证属热毒壅肺,肺失宣降,心气不足,血脉瘀阻。治以肃降肺气,清热解毒,补益心气,活血通脉之法。方中党参、麦冬、五味子补益心气;茯苓、白术、泽泻、防己健脾利水;陈皮、半夏、苏子、杏仁、前胡、甘草肃降肺气;金银花、连翘、蒲公英、黄芩清热解毒;当归、赤芍、丹参活血化瘀。全方标本兼治,双管齐下。服后好转,尔后酌加黄芪,又加大白术之用量以增健脾益气之力,加猪苓、车前子目的在于增强利水之势。服后病情大为好转,诸症减轻。鉴于病情趋于正常,犹如常人,嘱其坚持治疗,以期巩固效果。

[感悟]

慢性肺源性心脏病(简称肺心病)是临床上的常见病,其患病率随年龄增长而增高。我国吸烟者众多,由此引发的慢性支气管炎,进而至肺气肿,最终发展至肺心病者最为多见。有资料显示,吸烟引发肺心病者较不吸烟者高 5倍以上。因其病程漫长,病情时轻时重,在整个病理演变中应注意以下几点:

1. 慢性肺心病的病机特点。

（1）病变部位主要在肺、心：肺为娇脏，外合皮毛。外邪侵袭，首先犯肺，肺失宣降而致咳喘。心主血，肺主气，共主血脉运行。肺气虚则无力推动血液循环，血脉瘀阻而累及于心。心气不足而致心悸、气短。故本病之演变过程由肺及心，其病位最初在肺，最终在心。

（2）病情极易复发：慢性肺心病进展隐匿，病程漫长，以至久病耗气，或起居失调，或劳累过度，或精神所伤，或外邪侵袭都会导致脏器失和，营卫失调，以致正气亏虚，免疫力低下形成夙根，一旦遭受诱因即易发病，所以本病在漫长的病程中极易因各种诱发因素而急性复发。

（3）病证容易传变：肺心病者病程日久，病证极易传变，由肺而及脾肾。肾主水，为先天之本。肾虚不能制水，则水湿停聚而成痰饮，痰饮上犯，肺气壅遏而生咳喘。脾为后天之本，主宰水谷精微及水湿之运化和代谢。脾失健运，则水湿内停，蕴而生湿酿痰，水湿溢于肌肤而水肿。心主营血，肺主卫气，辅心而行血脉。肺气虚不能推动血液循环，血脉瘀阻而累及于心。心气不足则致心悸、气短。血瘀则气血失和，脏腑功能失调，水湿代谢不利而水肿。水气凌心更使心悸、气短加重，形成右心衰竭。外邪引动伏痰，痰迷心窍，可致烦躁不安、神昏谵语而成肺性脑病。痰热壅盛，肝风内动，可致筋惕肉𥆧，惊厥抽搐。肺气亏虚，气失统摄，或气滞血瘀，或火热上炎，均可迫血妄行而致出血。若热毒炽盛，气阴两伤，或气血衰微，最终均可导致阳气欲脱、四肢厥冷之休克。

总之，本病病位在肺心，关乎脾肾。病机为本虚标实。病理因素主要是热、痰、瘀、虚。治疗时要权衡标本缓急，缓解期以治本为主，急性复发期以治标为先。

2. 清热解毒，控制感染。

慢性肺心病病程漫长，并发症多，病死率高，要提高疗效，降低死亡率，关键是控制感染，所以清热解毒药物的应用至关重要。清热解毒药物不仅是单纯杀灭或抑制病原微生物，重要的是调节机体的免疫反应，特别是与抗生素合用，可明显提高疗效。常用清热解毒药物如金银花、连翘、蒲公英、大青叶、黄芩、鱼腥草、野荞麦根等，它们具有较强的抑菌消炎和抗病毒作用，还能改善微循环，提高机体的抗病能力。潘智敏[①]等曾对 140 例肺心病急性发作期的治疗作了对照研究，结果显示，清热解毒组总有效率为 93.4%，温阳蠲饮组（以小青

---

① 潘智敏，徐志瑛.清热解毒法与温阳蠲饮法治疗肺心病急性发作期的对照研究[J].中医杂志，1988(6):34-35.

龙汤、苓桂术甘汤为基本方)为 75.0%,西药组为 76.2%,经统计学处理,清热解毒组疗效明显优于温阳蠲饮组和西药组($P<0.001$ 和 $P<0.05$)。显然,控制感染是防止病情复发、提高疗效的主要关键。

3. 活血化瘀,改善血循环。

肺主气,肺朝百脉,具有调节全身气机、推动血液运行的作用。若肺气亏虚、肺气失调,则血行不畅,运行不利,最终导致气滞血瘀,临床上常见唇甲紫绀、舌质紫暗等。现代医学研究表明,这和血管内皮细胞损伤,管腔狭窄,肺血管床减少,血流阻力增加等有关。所以在治疗时常加用赤芍、丹参、当归、红花等活血化瘀之品,以改善血液循环,有助于提高疗效。再如从中药川芎中提取的川芎嗪可直接改善肺心病患者红细胞变形性和聚集性,降低血黏度,抑制血小板的聚集,在扩张血管的同时,也扩张支气管,增加肺通气。实践表明,应用活血化瘀药物,改善血循环应贯穿于治疗的全过程,这对提高疗效、改善病情有着重要意义。

案 6. 咳嗽、心悸、气短、水肿(心力衰竭)

[案例]

宋某某,女,43 岁。1972 年 8 月 29 日初诊。

主诉:咳嗽、心悸、气短、水肿 20 多天,加重三四天。20 多天来患者病情日益加重。目前咳嗽,痰不多,心悸,气短,夜间不能平卧,必须端坐方感舒适。食欲不振,恶心,呕吐,腹部胀满,小便少,下肢水肿。查体:巩膜黄染,口唇紫绀,颈静脉怒张,两肺满布哮鸣音,心率 122 次/min,心律不齐,心前区可闻及收缩期及舒张期杂音,肝肿大三指,下肢明显凹陷性水肿。西医诊为风湿性心脏病,二尖瓣狭窄及关闭不全,心力衰竭。中医诊查:舌质淡,苔白腻。脉沉数而结代。

中医辨证:心气虚弱,心阳不振,血瘀内阻,水湿上泛。治以补益心气,温通心阳,利水消肿,肃降肺气,化痰止咳。

拟方:黄芪 12g,北五加皮 12g,茯苓 15g,猪苓 9g,泽泻 9g,白术 9g,茵陈 18g,陈皮 9g,车前子(包)9g,桂枝 9g,远志 9g,前胡 9g,生姜皮 9g。水煎服。2 剂。每日 1 剂,早晚分服。

9 月 1 日:药后诸症好转,精神佳,咳嗽少,心悸气短减轻,小便增多,夜间稍能平卧,食欲增加,紫绀减轻,心率减慢 98 次/min。脉沉细稍微,结代,苔白腻减轻。

效不更方,照原方。2 剂。

9 月 4 日:心悸气短明显好转,不咳嗽,腹不胀,不恶心,小便多,晚上已能平卧。一般情况良好,心率 86 次/min。脉沉,结代,苔稍白腻。

原方去远志、前胡。加麦芽 15g。2 剂。

9 月 6 日:眼睛发黄明显减轻,走平路如常,惟上楼或快步走时感心悸气短,下肢稍肿,心率 78 次/min。脉沉而结代,苔薄白稍腻。

原方加党参 9g,麦冬 12g,五味子 9g。水煎服。2 剂。

9 月 9 日:精神及饮食均好,心悸气短消失,下肢不肿,已正常生活。脉沉较前有力,结代减少,苔薄白。遂改方以善其后。

黄芪 12g,党参 9g,茯苓 12g,猪苓 9g,白术 9g,泽泻 9g,茵陈 15g,麦冬 12g,五味子 9g,北五加皮 12g,桂枝 9g,丹参 12g。水煎服。4 剂。

[解析]

本例以咳嗽、心悸、气短、水肿为主证,西医诊为风湿性心脏病导致的心力衰竭。中医古籍中有很多类似心力衰竭症状的描述,分属于中医的"心悸""喘证""水肿"等范畴。中医学认为其病因与感受外邪、劳累过度有关,其病理演变与肺、脾、肾三脏功能失常关系密切。就整个病情而言,虚是其本,咳、喘、肿是其标。临床表现多属本虚标实、虚实夹杂之候。故其治疗补益心气、温通心阳以治本,利水消肿、肃降肺气、化痰止咳以治标,以达标本同治之目的。

方中以黄芪、白术健脾益气;五加皮强心利尿;桂枝温通心阳;茯苓、猪苓、泽泻、车前子、生姜皮利水消肿;茵陈利胆祛湿,佐以前胡、远志肃降肺气,化痰止咳。全方标本兼顾,虚实兼治,从而获得显著效果。在病程中随着咳嗽好转,去前胡、远志,加麦芽以开胃消食,改善消化功能。后加党参、麦冬、五味子即生脉散以增强益气复脉之力。

[感悟]

中医学认为心主血脉,主宰着血液的循环运行,故凡影响心的正常功能活动都可引起心功能障碍而发生心力衰竭。显然,心是发病的主体,其病位在心。但常与其他脏腑相互影响。当心气亏虚,则鼓动血脉乏力,出现心悸、气短等。进一步发展,必致心阳亏虚,病情更为重笃。阳虚寒盛,气血凝滞,血行不畅而致瘀。血脉瘀滞,影响脏腑濡养,则其功能失常,如瘀血在肝,则胁痛、黄疸、肝脏肿大。瘀血充滞胃肠,则纳呆、呕恶。血液回流不畅,导致颈部血管怒张,唇舌青紫。心血不济,肺脾肾功能失职,以致肺虚不能通调水道,脾虚不能运化水湿,肾虚则气化不利,乃致水湿停留。而水气上泛心肺,更易出现悸、咳、喘。总之,心气及心阳亏虚是其本,由此导致瘀血内阻,水湿内停,形成悸、咳、喘、肿等征象是其标,而瘀、悸、咳、喘、肿反过来又加重心的伤害,两方面相互影响,而成恶性循环,最终形成本虚标实的虚实夹杂症。所以,治疗上应重点强心、补心气、温心阳以治本,同时消肿、平喘、化瘀、宁悸以治标,这样,标本同治,立见显效。当然临证时还应权衡标本缓急之程度以有所侧重。

党参、西洋参、黄芪均有补心气的作用。现代药理研究表明西洋参含人参皂苷,有类似强心苷的作用。党参、黄芪及其注射液,均有增强左心室收缩力的作用,从而发挥强心功能。桂枝、附子温通心阳,有利尿、强心作用。临床和实验研究表明,益气药与温阳药配伍合用,更能显著提高强心效应。在治疗心力衰竭中,北五加皮是笔者常用之品,每每收到良好效果。其作用与西药毒毛旋花素 K 或 G 相似,具有增加心肌收缩力、减慢心率的作用。

案 7. 头晕、心悸、恐惧感(高血压、糖尿病、冠心病、高脂血症、焦虑症)

[案例]

牛某某,男,45 岁。2013 年 9 月 14 日初诊。

主诉:头晕、心悸加重半月余。患者因明显头晕、心悸住某医院,经详细检查,最后确诊为高血压、动脉硬化、糖尿病、高脂血症、冠心病、焦虑症、颈椎病等。现诉头晕,心悸,失眠,健忘,下午 5 点以后心悸更加明显,并伴恐惧感,心神不宁,坐立不安,全身不适,心中烦乱,不能自我控制,每天规律如此,虽服多种西药,如镇静剂、抗精神剂,仍未明显好转。检查血压 150～160/90～95mmHg,空腹血糖 9.4mmol/L,甘油三酯 4.2~4.6mmol/L,心电图:S-T 段缺血性变化,颈部彩超:双侧颈动脉颅外段硬化,斑块形成。中医诊查脉沉,苔白腻。

中医辨证:痰湿郁滞,肝阳上亢,阴虚内热,心血瘀阻。治以燥湿化痰,滋阴清热,养心安神,兼以平肝潜阳之法。

拟方:茯苓 15g,苍术 9g,当归 9g,白芍 15g,丹参 15g,黄连 6g,远志 9g,泽泻 15g,天花粉 15g,生地 15g,麦冬 12g,玄参 15g,山药 15g,葛根 15g,枸杞子 15g。水煎服。10 剂。每日 1 剂,早晚分服。

9 月 28 日:上述症状有所减轻。脉较前有力,苔白腻。

照原方加炒枣仁 15g。水煎服。9 剂。

10 月 12 日:病情明显好转,心中恐惧感及睡眠均较前减轻。心悸也好转。头晕已不明显。脉沉弦有力,苔薄白。

照原方去苍术,加白术 9g,菊花 9g,炒枣仁 15g。水煎服。7 剂。

10 月 19 日:病情日渐好转,晚上恐惧感不明显,精神转佳,体力增强。空腹血糖 5.1mmol/L,已降为正常。头晕轻微。脉稍滑,苔白腻。

照原方加炒枣仁 15g,白术 9g。水煎服。7 剂。

10 月 26 日:血糖仍正常,空腹 5.3mmol/L。近日轻度感冒,痰不多。脉沉弦,舌淡,苔白滑,舌根腻。

照原方去黄连。加炒枣仁 15g,连翘 20g,杏仁 9g。水煎服。7 剂。

11 月 2 日:焦躁及恐惧感消失,睡眠正常,偶尔血压较高。脉沉弦,苔薄白。

照原方加钩藤 15g。水煎服。7 剂。

11 月 9 日:病情稳定,偶尔血压较高。脉沉弦,较前有力,苔白稍腻。

照原方去黄连、麦冬。加钩藤 15g,生石决明 20g。水煎服。12 剂。

12 月 14 日:复查 TC:4.76mmol/L,TG:1.55mmol/L,LDL:2.81mmol/L,HDL:1.22mmol/L。血压白天正常,晚上略高。脉平稳,苔白滑。改以下方:

生石决明 30g,白芍 15g,当归 9g,茯苓 12g,白术 9g,天花粉 20g,葛根 15g,生地 15g,玄参 15g,菊花 9g,枸杞子 15g,山药 15g,钩藤 15g,丹参 15g。水煎服。7 剂。以巩固之。

[解析]

本例以头晕、心悸、恐惧感为主要证候,也是患者的主要痛苦。西医诊为高血压、动脉硬化、糖尿病、冠心病、高脂血症、颈椎病、焦虑症等。这种多因素、多病种集于一身的情况,近几年在临床上并非少见。那么,如何对错综复杂的病情进行辨证施治呢?

追问病史可知,患者为一个体经营者,工作上较为紧张忙碌,生活上没有规律,经济上较为富裕,饮食上往往进食肥甘,醇酒厚味,而体力活动较少。长期如此,必然导致脾胃运化失职,脾虚湿盛,积热内蕴,化燥伤津,积而为痰。由于精神紧张,肝气郁结,肝郁化火,肝阳上亢,或肝郁湿阻,煎熬津液发为郁痰。痰湿内壅,痰热互结而成热痰。痰湿壅滞,肝失条达,壅塞血脉,以致形成高脂血症、动脉硬化、高血压、冠心病等。肝脾功能失调,积热内蕴,化燥伤津,精微物质不被利用,又引发消渴,血糖升高。痰湿上蒙,阻塞气机,清窍不展,乃致头晕。痰火郁结,心血亏虚,心神失养,故而心悸、失眠、心中恐惧、坐立不安。脉沉、苔白腻为湿浊内盛之象。显然患者诸症均由痰引发,因痰致病。因此治疗上应抓住痰湿这一环节,采取燥湿化痰,滋阴清热,养血安神兼以平肝潜阳之法。方中茯苓、泽泻、苍术燥湿化痰;生地、麦冬、玄参滋阴清热;天花粉清热而生津;黄连燥湿清热,尤以清心胃之火见长,对于动脉硬化所致之心中烦乱躁热,坐立不宁,心有实火者效果甚佳;当归、白芍、丹参、远志养血活血而化瘀,既能起平肝之效,又能养心安神;山药、枸杞子补肾益阴,有助于降低血糖;葛根则清热生津,有一定降压和改善微循环的作用。综合而言,本方有一定降脂、降糖、降压之效果。随后又加炒枣仁以增安神养心之力,使心中恐惧感渐消。加钩藤、石决明意在增强平肝降压之作用。本例病情虽然复杂,但认真辨证,抓住重点对症下药,使诸多症状得以一一消除。

[感悟]

由于生活水平的提高,生活习惯的改变,饮食营养的失衡以及多坐少动等因素,以致"三高"(血压高、血脂高、血糖高)现象日趋普遍,代谢性疾病日渐增多,造成不少人身患多种疾病。本例有七种主要疾病。面对这错综复杂的多病种、多脏器、多证候的虚实夹杂情况,如何辨证用药,从何处入手是医者棘手的难题。因此,树立良好的临床辨证思维,仔细分析认证,对提高临床疗效有着十分密切的关系。

1. 全面分析,病证结合。

辨证与辨病是中西医两种医学不同的认识疾病的方式。病是疾病全过程临床反应的综合,证是疾病不同阶段的动态的不同表现。它们都是在各自的不同理论指导下去分析和认识疾病的病理变化,揭示疾病的现象和本质,突显各自的特点。一般而言,中医侧重于宏观认识,尤其重视整体。西医则侧重于实验的微观认识,更强调局部变化,特别是近年来遗传学、免疫学、内分泌学的发展,使不少疾病的病因和发展机制得以阐明,许多检测技术水平的提高和新诊断仪器,如CT、核磁共振、超声的临床应用都大大提高了对疾病的早期诊断,因此,把西医辨病也即侧重于病因和病理形态的诊断与中医侧重于全身生理病理的疾病反应的诊断结合起来,将会提高对疾病认识的深度和广度,会对整个病情进一步的全面了解,从而更好地指导治疗,提高治疗效果。

2. 重视中医病机,突出证的特点。

在一些多因素、多证候、多脏器引起的多种疾病集于一身的情况下,要注意其病机的演变,重视证的特点,力求在不同的疾病中找出共同的证,也即异病同证,从而找出一个治疗的突破节点。从这个节点下手,将会使复杂的病情一一缓解,达到异病同治的目的。如本例所述,患者因肝气郁久,导致肝阳上亢;因饮食不节,思虑过度而伤脾,乃致痰湿内盛,痰瘀互结;因其气血不畅,血脉瘀阻而伤心;肝病日久累肾(子病累母),脾病久而伤肾。肾水不能上济于心,又引起水火不济,心肾不交。显然,其病位在肝、脾、肾、心。其病理因素为气(滞)、火、痰、湿、热、虚(阴虚、血虚)、瘀,形成虚实夹杂之证。针对上述诸方面,依其标本主次,采取燥湿化痰,滋阴清热,养心安神,平肝潜阳之法,顺利地使其复杂的病证得以消除,各种化验亦恢复正常。

3. 全面兼顾,药宜精专。

对于多脏器疾病的治疗,应全面兼顾,不可偏颇。要善于抓主要矛盾,分清标本主次,突出重点,用药要有针对性。以本例而言,突出的是脾虚湿盛,痰湿上蒙。另一方面痰湿化热,痰热伤津扰心,因而燥湿、化痰、清热当属首要之法。故选用茯苓、泽泻、苍术、黄连燥湿清热。以天花粉、生地、玄参、麦冬养阴生津清热。而天花粉配黄连则清热降火,对糖尿病患者更为适宜。由于痰热扰心,心神不宁,故加用养心安神之品,如当归、白芍、丹参、远志、炒枣仁等。肝脾损伤日久必累肾,故加山药、枸杞子以养脾滋肾摄精以治本。因肝阳上亢,血压升高,故配以石决明、钩藤等以平肝潜阳。现代药理研究证实,黄连、天花粉、生地、麦冬、玄参、山药、葛根、枸杞子等均有降低血糖作用,而葛根、当归、白芍、丹参则养血活血,改善血液循环,有助于稳定斑块,对改善动脉硬化、心脏冠状动脉供血不足都有所助益。显然,无论从中西医哪方面来说都是合拍的。病虽多,而用药不杂,绝非药物的堆集。所以临证时要善于分析,仔细认证,紧扣病机,对证下药,这是提高疗效根除大处方的根本关键。

案 8. 头晕、手指痛(高血压、高脂血症、冠心病)

[案例]

陈某,男,56 岁,1973 年 8 月 25 日初诊。

主诉:头晕六七年,左手指痛 10 余天。患者常感头晕,颈部发强,时轻时重,间歇发病,并伴头痛、耳鸣、听力减退。近 10 余天常感胸部憋痛,并向左肩放射,左肩臂酸困,左手指灼痛尤为明显,有时心悸,气短,精神不振,口干,饮食及睡眠尚可。脉沉弦,舌质淡,苔薄腻。检查:血压 150/90mmHg,血胆固醇 316mg/ml,心电图显示冠状动脉供血不足。

中医辨证:痰湿上蒙,胸阳不振。治宜健脾燥湿,宣痹通阳。

拟方:瓜蒌24g,薤白9g,当归9g,川芎9g,丹参15g,茯苓15g,白术9g,泽泻9g,丝瓜络9g。水煎服。每日1剂,早晚分服。2剂。

8月28日:服药1剂,左手指烧灼样疼痛感消失,但仍头晕,胸憋,左臂麻木酸困。脉舌如前。

原方去丝瓜络,加葛根15g。水煎服。2剂。

8月31日:左臂不觉酸困、麻木,精神好转,仍感胸憋、头晕。脉舌如前。

原方加葛根15g,蒲黄9g,五灵脂9g。水煎服。2剂。

9月3日:左臂酸痛麻木消失,仅感头晕、胸憋。脉沉,舌质正常,苔薄白。

照8月31日方加枳壳9g。水煎服。4剂。

9月7日:胸部不憋,耳鸣减轻,稍感头晕。脉沉弦,苔白稍腻。改方为:

瓜蒌24g,薤白9g,当归9g,川芎9g,丹参15g,茯苓15g,泽泻9g,白术9g,枳壳9g,葛根15g,龙骨30g,牡蛎30g。水煎服。4剂。

9月12日:药后感觉很好,头晕明显减轻,全身舒适。仍照上方服用。15剂。

10月9日:患者复查:血压正常,130/85mmHg,血清胆固醇正常,心电图未见明显异常。乃依上方化裁以巩固效果。

[解析]

本例以头晕、左手指痛为主证,并伴有胸憋、心悸、气短等表现,相当于中医的痰湿眩晕、胸痹、血瘀等范畴。西医则依血压高、胆固醇较高、心电图提示冠状动脉供血不足等指标,诊为高血压病、高脂血症、冠状动脉硬化性心脏病。

就中医而言,患者脉象沉弦,舌质淡,苔薄腻,说明脾气虚弱,运化水湿功能减退,致湿浊上蒙,清阳不升,以致头晕、耳鸣、听力减退;湿邪困阻,气机不利,胸阳不振,故而心悸、气短、胸憋;气滞血凝,血行受阻,即所谓不通则痛,以致手指疼痛。显然,心胸痹阻是当前的主要矛盾,患者最大的痛苦。故而辨证当属痰湿上蒙,胸阳不振。治宜宣痹通阳、燥湿健脾、活血通络之法。方中瓜蒌、薤白宽胸理气,通阳散结。现代药理研究证实,瓜蒌有扩张冠状血管之作用;当归、川芎、丹参活血化瘀,改善血脉之痹阻;茯苓、白术、泽泻健脾祛湿;丝瓜络祛湿通络。诸药合用,共达宽胸理气,活血通脉,祛湿健脾之效用。实践表明,患者仅服1剂,手指即不疼痛,说明药已中的,药症相符。后去丝瓜络加葛根,乃加强扩张血管及降压之效果。现代药理研究表明,葛根可以明显地扩张冠状动脉,增加冠状动脉和脑血流量。药后肩臂酸困麻木好转,再加蒲黄、五灵脂二味,实乃加强活血化瘀改善心肌供血之意。随着胸部症状之好转,加用龙骨、牡蛎以平肝潜阳,降低血压。药后效果良好,坚持服用,诸症渐消而病愈。

[感悟]

冠心病、高血压病、高脂血症是临床上的常见病。它们或独立成病,或数病兼夹为患。它们既有各自的特点,又相互密切联系。如何在诸多证候矛盾中抓住重点,确定治则遣方用药是疗效好坏的关键。笔者体会应从以下治法入手:

1. 痰瘀同治。

中医认为高脂血症是产生痰浊的物质基础,痰浊偏盛,致阳气不展而头晕。痰浊困脾,脾失健运,则生化气血受阻,以致血行不畅,容易聚而成瘀。血脉瘀阻,心失所养,而成胸痹、怔忡。显然痰、瘀在病理演变中都具有重要的作用。因此,痰瘀同治就成为常用的治则,常用药物如瓜蒌、薤白、半夏、茯苓、泽泻、川芎、赤芍、丹参等。

2. 化瘀通络。

气虚血瘀,心脉痹阻是冠心病的基本病机,故祛瘀通络、活血化瘀是不可忽视的治疗大法。依其证候轻重的不同,选择不同的药物。如轻者可用养血活血之品,如当归、赤芍、丹参、红花、鸡血藤等;瘀证明显者,可选用蒲黄、五灵脂、桃仁、葛根等;再重者,可选用乳香、没药、血竭、地龙、莪术等。

3. 平肝潜阳。

患有高血压伴有冠心病者,应在治疗冠心病的同时注意平肝潜阳的运用,常用药如石决明、龙骨、牡蛎、钩藤、白芍、磁石等。加用平肝之品,不仅症状改善较快,而且血压亦下降平稳。笔者用之每获效验。

总之,冠心病常与其他慢性病如高血压、高脂血症兼夹为患。这些病证病机复杂,虚实兼夹,证候多变,故临证时遣方用药务要灵活化裁,不可固守一方一剂之成见。

五、血液、风湿、代谢及过敏性病证案例

案1. 小腿疼痛、红斑(结节性红斑)(1)

[案例]

王某,女,54岁。1974年4月25日初诊。

主诉:左腿发生红斑并疼痛1月余。患者于1个月前咳嗽咽痛,气喘,曾自服感冒药后好转,后来发现左下肢外侧起红斑,并触及如花生米大小的结节,触摸时疼痛,红斑呈暗红色,逐渐扩大,并融合成片。近日结节增多至3个,小如黄豆,最大的如杏核,触痛明显,影响行走,伴口干口苦,大便干,下肢稍肿。苔黄白,脉沉而弦滑。

中医辨证:湿热内蕴,瘀血痹阻。治以燥湿清热,活血通络。

拟方:苍术9g,黄柏9g,茯苓15g,防己9g,秦艽9g,威灵仙12g,连翘24g,当归9g,赤芍15g,丹参15g,薏苡仁30g。水煎服。2剂。每日1剂,早晚分服。

4月27日:药后下肢水肿好转,结节疼痛稍有减轻,脉舌如上。

效不更方,仍照上方。2剂。

4月29日:下肢疼痛减轻,红斑色淡,口干不苦,下肢不肿。脉弦,苔稍白。

上方去防己。3剂。

5月2日:左腿红斑明显变淡,结节仅剩1个,亦较前缩小,触痛不明显,行走如常。脉沉弦,苔薄白。

原方去秦艽、防己。2剂。

5月4日:一般情况良好,结节消散,红斑基本消失,局部无触痛,行走如常。脉舌如上。

照原方去防己、秦艽。改连翘12g,黄柏6g,茯苓12g。水煎服。6剂。以巩固疗效。

案 2. 小腿疼痛、红斑(结节性红斑)(2)

[案例]

张某,女,73 岁。1975 年 8 月 21 日初诊。

主诉:左腿疼痛半月余。患者素体瘦弱,近 1 个多月来天气阴雨,气温较低,夜间更感寒凉之意,入睡后下肢伸露在外,次晨则感下肢沉困不适,继而疼痛,左腿尤甚。不久发现左小腿稍外侧皮肤发红,色较暗,并能触及如枣核大小之硬结,触痛明显,影响活动,脉沉而滑,舌质稍淡,苔白滑。

中医辨证:寒湿流注经脉,气血凝滞痹阻。治宜散寒除湿,活血通络之法。

拟方:黄芪 12g,当归 12g,白芍 15g,川芎 6g,桂枝 6g,独活 12g,牛膝 9g,威灵仙 12g,木瓜 12g,川断 12g。水煎服。2 剂。每日 1 剂,早晚分服。

8 月 23 日:药后精神好转,下肢温暖,红斑疼痛减轻。脉沉,苔薄白滑。

原方加连翘 20g,苍术 9g。水煎服。6 剂。

8 月 31 日:红斑色泽变淡,结节缩小,触痛减轻,下肢有力。脉沉,苔薄白。

原方去川断。加连翘 20g。水煎服。6 剂。

9 月 7 日:红斑不明显,结节消散,局部无肿痛,行走如常。脉沉而有力,苔薄白。

原方去桂枝。加连翘 15g。水煎服。6 剂。

[解析]

上述二则案例,西医均诊为结节性红斑。从病史中可以看出,例(1)有明显外感史,继而出现下肢红斑、结节、疼痛,口干口苦,此乃外邪入里之热象。肢肿,苔黄白,脉弦滑乃湿盛兼热之象。中医认为结节为痰湿流注筋脉所致。湿浊不化,蕴而化热,湿热下注,凝滞筋脉,气血不畅,血脉凝滞不通。故宜采取燥湿清热、活血通络之法。方中苍术、黄柏燥湿清热,即古方二妙散,是治下焦湿热的常用方,也是基本方。另加茯苓、防己、薏苡仁、秦艽、威灵仙更有增强燥湿清热之力;湿热相搏,阻滞筋脉,气血不通则疼痛,故加当归、赤芍、丹参活血化瘀;连翘清热散结,诸药相伍,共奏燥湿清热、活血通络、祛瘀散结之效用。

例(2)虽亦表现下肢红斑、疼痛,但其病因病机有别。患者是由于正气虚弱,感受寒湿之邪,寒湿流注筋脉,气血痹阻所致。治疗当宜散寒除湿,活血通络之法。中医认为湿性重浊黏滞,易痹阻气血。寒属阴邪,其性凝滞,气血运行更为不畅。寒湿交结凝滞而成痰核,更加重气血痹阻,使疼痛更为明显。所以治疗时应重在散寒除湿,活血通络。方中桂枝温经散寒;独活、威灵仙性温,祛风湿,通经络而止痛;木瓜为舒筋活络之要药;黄芪、当归、川芎益气养血活血,起到扶助正气之作用;川断补肝肾且能通利血脉;牛膝既能补肝肾,又能活血化瘀。全方寒湿兼治,活血通络,经脉温煦,气血通畅。随后再加苍术、连翘更增强燥湿散结之力,病情迅即得以缓解。

[感悟]

上述2例,同是结节性红斑,治法却迥然不同,而结果均同样获得显效,这正是中医同病异治的独到之处。

结节性红斑,类似于中医之"湿毒流注",由湿热下注、络脉瘀阻所致,或由风寒湿邪滞留筋脉而引起。临证时应注意患者的年龄、发病季节、皮疹之色泽,有无上呼吸道感染及全身症状等表现。一般说,发病急、年龄轻、皮疹为鲜红色,多为湿热下注。若年龄较大,病程较长,体质虚弱者,多属寒湿。还要特别注意,外感六淫之邪均可蕴而化毒,脏腑功能失常,气血凝滞也可生毒,故在整个病理演变中,湿、热、瘀、毒相互交结聚而为患。在治疗上,除针对湿热或寒湿外,还要配合活血化瘀、通经活络之品,如赤芍、桃仁、红花等,这有助于结节的肿、硬、痛之消散。若当病情处于早期或进展阶段,局部红肿热痛显著者应以清热解毒为首要,重用清热解毒之品,如黄芩、黄连、金银花、连翘、生地、丹皮、玄参、蒲公英等,有迅速控制病情之势。所以,对整个病情而言,应以燥湿清热、散寒除湿、清热解毒、活血化瘀为治疗大法,并依证候之不同,相互配伍有所侧重。

案 3. 下肢紫斑(过敏性紫癜)

[案例]

任某某,女,39岁。1973年3月26日初诊。

主诉:大腿前侧及内侧突发片状紫斑6天。患者于6天前发现两大腿内侧及前侧发生大片状紫斑,彼此融合成条索状,犹如串串葡萄,或似鞭子抽打状,多数为紫红色,少数呈鲜红色,局部疼痛,触之皮肤较硬,并伴全身乏力,四肢酸困,手指麻木,饮食减退,睡眠欠佳,手足心热,午后尤甚,头晕,下肢沉重,脚肿,视力明显减退,大变软,小便如常,月经正常。自去年至今明显消瘦,经常头痛,肩背困。查体:双下肢大腿内侧及前侧有片状紫斑,彼此融合成条索状,最长达 5cm,宽约 1cm。少数紫斑散在分布,触之较硬,有触痛,小腿内侧亦可见少数紫斑。腋下淋巴结肿大,有压痛。脉弦数。舌质红,无苔,右舌边可见瘀斑。化验血常规、尿常规、血小板计数、血沉、出血及凝血时间均正常。

中医辨证:阴虚火旺,热伤血络,瘀血痹阻,气血不足。根据急则治标的原则,治以养阴清热、凉血化瘀为先,尔后辅以益气养血之法。

拟方:生地 12g,赤芍 12g,玄参 12g,丹皮 12g,茜草 12g,仙鹤草 12g,当归9g,鸡血藤 15g,黄芩 9g,桃仁 9g,红花 6g。水煎服。2 剂。每日 1 剂,早晚分服。

3 月 29 日:下肢紫斑多数颜色变浅,少数吸收,局部触之疼痛减轻,稍感头顶疼,仍脚踝肿,肢困乏力。脉弦,舌稍红,微微薄苔。

照原方加藁本 9g。水煎服,2 剂。

3 月 31 日:紫斑色泽变淡,面积缩小,头痛减轻,水肿轻微。脉弦,舌质正常,苔薄白。

照原方,2 剂。

4 月 2 日:下肢紫斑明显色泽变淡,变少,仍感头顶痛,乏力,手足心热。脉舌如上。鉴于气阴两虚较为明显,改方为:

黄芪 12g,白术 9g,白芍 9g,生地 12g,玄参 12g,当归 9g,阿胶 9g,黄芩 9g,鸡血藤 15g,茜草 12g,丹皮 12g。水煎服。2 剂。

4 月 4 日:双下肢紫斑基本消失,头不痛,身不困,手不麻,身不热,偶感头晕,脉舌如上。

照 4 月 2 日方去茜草,加枸杞子 15g,菊花 9g。水煎服。2 剂。

4 月 9 日:两腿紫斑已全部消退,头不晕,精神佳,已好若常人。

照 4 月 2 日方去茜草,再服 2 剂,以巩固疗效。

[解析]

本例西医诊为过敏性紫癜,与中医的"肌衄""发斑""葡萄疫"相似,属于"血证"范畴。其发病多为感受四时不正之气如风湿热毒等邪或食物、药物过敏以致毒邪郁滞,内逼营血,迫血妄行,或瘀血阻络,血不归经所致。就本例而言,由于热毒壅盛,迫血妄行,血溢肌肤,致皮肤斑色赤紫,互结成片。患者疲乏无力,四肢酸困,纳差为脾虚气弱之候。气虚不能摄血,脾虚不能统血,则血液妄行而溢于脉外。气血瘀滞,血行不畅,故而皮肤局部较硬而疼痛;手足心热为阴虚内热之象;阴津亏虚,虚火上浮故而头晕;脾虚则水湿运化失常,水湿下注而脚肿;气血亏虚、脏腑百骸失于濡养而致消瘦、背困;血虚不能上荣于头目,故而头痛、视力减退;脉弦数为内热郁蒸,热势亢盛之象;舌红无苔为阴精不足、虚火内盛之候。故中医辨证为阴虚火旺,热伤血络,瘀血痹阻,气血亏虚。根据急则治其标的原则,治以养阴清热、凉血化瘀为先,尔后辅以益气养血之法。方中生地、赤芍、丹皮凉血止血,活血化瘀;茜草凉血止血,活血化瘀,与上述诸药相配,以加大凉血止血之力;仙鹤草收敛止血;当归、鸡血藤补血而活血,一敛一活,相反相成;黄芩清热泻火解毒止血;桃仁、红花活血化瘀,以使脉络通,瘀血去,有助于止血。鉴于气血亏虚,后又加用黄芪、阿胶以益气养血。诸药相伍,共成虚实兼顾之效。

[感悟]

过敏性紫癜在临床上并非少见,少年儿童尤多。中医学认为,本病的发生主要是风湿热毒或饮食、药物等因素,内外相合,热毒迫血妄行,血溢肌肤所致,特别是热毒伤络是本病病机的主流。临床上初起多见实证热证,慢性者呈现虚证或虚实夹杂证。治疗上实证者清热解毒、凉血止血为主,并结合病情,配合疏风、利湿、活血化瘀等法;虚证者施以滋阴降火或益气摄血之法。

笔者经长期临床实践,拟制抗敏消斑汤一方,每每取得良好效果。药为:生地、赤芍、玄参、丹皮、连翘、丹参、茜草、仙鹤草、紫草、蝉蜕、鸡血藤,并可依病情适当加减。如伴发热,咽痛,舌红,苔黄,脉数者,可加水牛角、栀子,重用生地、玄参以清热凉血;如兼湿重者,加茯苓、苍术、泽泻、薏苡仁、防己等以祛湿清热;如兼有阴虚者,加白芍、当归、制首乌等以养阴清热;如兼气虚者,加黄芪、山药等以益气清热。根据病情,适当化裁,使治疗更有针对性,则能收到更大效果。

案4. 鼻腔出血伴皮肤瘀点(原发性血小板减少性紫癜)

[案例]

薛某,女,8岁。1981年9月7日初诊。

主诉:鼻腔出血伴皮肤散在出血点半年余。患者于今年春天突然鼻子出血,全身皮肤有散在出血点,后在儿童医院住院诊治,确诊为原发性血小板减少性紫癜。经激素治疗后好转,出院后激素减量,不久病情复发。7月11日又因大量鼻出血,并出现休克,转入省人民医院,并输血400ml,又加大激素用量,病情日渐好转。目前激素(泼尼松)已减为每日半片。刻下:皮肤苍白,体型肥胖,毛发变粗,面如满月,纳食一般,精神不佳。鼻腔少量出血,皮肤可见散在瘀点(斑)。化验:血红蛋白 10.5g/L,白细胞 8 400/mm³,中性粒细胞 64%,淋巴细胞 34%,碱性粒细胞 2%,血小板 6.9 万/mm³。脉沉而滑,舌淡,苔白滑。

中医辨证:脾虚湿盛,阴虚火旺,迫血外溢。治以滋阴清热、凉血止血为主,佐以健脾利湿。

拟方:生熟地^各 9g,山药 6g,女贞子 6g,丹皮 6g,黄芩 6g,玄参 6g,紫草 6g,白芍 6g,当归 9g,茯苓 6g,麦芽 12g,生牡蛎^(先煎)15g。水煎服。7 剂。每日 1 剂,早晚分服。

9 月 13 日:药后精神好转,面部虚胖减轻,鼻子未再出血,有时感上腹隐痛,今日改泼尼松隔日服半片。

原方加白术 6g。7 剂。水煎服。

10 月 4 日:上周因故停药。目前一般情况良好,鼻子未再出血,精神佳,惟食欲不振,食后上腹胀满隐痛,感觉有气上顶。脉沉弦,苔薄稍滑。改方为:

陈皮 6g,半夏 6g,白芍 9g,白术 6g,麦芽 12g,神曲 12g,川断 6g,女贞子 6g,生熟地^各 6g,山药 6g,乌梅 6g,鸡血藤 6g,甘草 3g。水煎服。7 剂。

10 月 10 日:仍感食欲欠佳,胃部隐痛,进食后缓解,无烧心反酸等,未再发生鼻出血,皮肤亦无出血点和瘀斑。脉沉,苔白。改方为:

党参 3g,茯苓 6g,白术 6g,白芍 9g,当归 9g,木香 3g,砂仁^(后下)3g,麦芽 15g,山药 6g,川断 6g,熟地 6g,陈皮 6g,鸡血藤 9g,乌梅 6g,甘草 3g。水煎服。7 剂。

10 月 17 日:药后上腹痛减轻,未再发生鼻腔及皮肤出血,一般情况良好。脉沉,苔薄白,复查血小板 14 万/mm³,红白细胞均正常。鉴于病情好转,改为下方:

当归 6g,白芍 9g,茯苓 6g,白术 6g,生地 6g,鸡血藤 9g,丹皮 6g,连翘 9g,枸杞子 6g,川断 6g,木香 3g,麦芽 10g,焦山楂 6g,甘草 3g。水煎服。7 剂。

10 月 25 日:精神、食欲均好,无出血现象,增粗之毛发逐渐消退,皮肤色泽正常。脉沉弦,苔薄白。乃以下方善后。

当归 6g,白芍 6g,茯苓 6g,白术 6g,生地 6g,山药 9g,枸杞子 6g,川断 6g,鸡血藤 9g,女贞子 6g,乌梅 6g,麦芽 9g,甘草 6g。水煎服。15 剂。以巩固之。

[解析]

本例的特点是:①以鼻出血为主要表现,伴有皮肤广泛出血点。②血象中血小板计数减少。③患者此前已服用激素,并出现激素后的常见不良反应;④患者为 8 岁女童,符合本病急性型的发病规律。西医诊为原发性血小板减少性紫癜。中医无此病名,依其临床特点,可归属于中医的"血证""鼻衄""发斑"等范畴。

中医学认为本病的发生与外感六淫有密切关系。患儿为稚嫩之体,感受外邪,最易化火化热,热毒与正气相搏,故起病急骤。热毒壅盛,伤及络脉,迫血外溢,留着于肌肤之间,发为紫癜。火热迫肺,上循其窍,或胃火上升,血随火动,则发为鼻衄。服用激素后影响脾之运化,水湿潴留,以致体型肥胖、面如满月;阴血不足,虚火扰动,毛发失于正常濡养,故而毛发变粗;热伤脾胃,影响腐熟运化之职,气血受损,因而精神不振,纳食欠佳;脉沉而滑,说明湿困于内;舌淡、苔白滑为湿盛之表现。上述脾虚湿盛之征象,实乃服激素后所出现的不良反应,故当细审病机,从本施治,采取滋阴清热,凉血止血,佐以健脾祛湿之法。方中生地、黄芩、玄参滋阴清热;丹皮、紫草凉血止血;熟地、女贞子滋养肝肾以增强壮骨生髓之力;茯苓健脾祛湿;山药、麦芽和胃健脾;牡蛎收敛,因其含钙质较多,有助于止血;后加白术,以增健脾和胃之作用。诸药相伍,标本兼治,使其阴虚得补,火热得降,血循常道而不妄行,出血也就自然而止矣。随着病情的好转,脾胃虚弱之证日渐显现,故以香砂六君子汤合麦芽、山药以调理脾胃,加当归、白芍、鸡血藤以养血,配枸杞子、川断、熟地、女贞子以补肾,从而使先天充盈,后天得养,迅即使病情得以控制,血小板计数恢复正常。

[感悟]

原发性血小板减少性紫癜是一种出血性疾病,多认为与自身免疫有关,属于自身免疫性疾病。临床分为急性与慢性两型。急性多见于儿童,女性发病率略高。依其临床表现,可归属于中医的"血证""发斑"等范畴。

中医学认为本病的发生与外感六淫、劳倦内伤、气滞血瘀等因素密切相关。临床上有虚实之分。实者为热毒亢盛,扰动阴血,迫血妄行;虚者多因脾肾亏虚,统摄无权,血无所归或阴虚火旺,迫血妄行。因此治疗上应重视两点:

1. 清热解毒,滋阴凉血。

张景岳在《景岳全书·血证》中总结前人经验:"血动之由,惟火惟气耳。"明确指出出血的主要原因是热盛而迫血妄行,故清热泻火是治疗出血证的基本大法。但要注意的是火有虚实之分。实火应重在清热解毒,虚火宜重在滋阴清热,通过滋水以制火。若属于虚证者,乃为脾虚不能统血,血失统摄不循常道而溢于脉外,故宜健脾益气以摄血,这种情况多见于慢性或反复发作的患者。

2. 重视调补脾肾。

脾主运化水湿,肾主骨生髓。脾为后天生化之源,肾为先天之本。脾健肾强,气血充盈,正气旺盛,抗病力强。显然脾肾与人体的免疫功能有密切关系。现代医学研究表明,血小板的减少,与免疫因素、脾脏因素、血小板生成障碍和毛细血管等因素有关,因此调补脾肾有十分重要的意义。对于慢性型特别是长期应用激素后出现的全身水肿、形体肥胖等脾虚湿盛的表现,给予健脾利湿之品,有良好的效果。

在治疗本病过程中,出血症状往往较易改善,惟治血小板升高,较为困难。因此,加用一些补肾之品,如女贞子、枸杞子、山药、熟地等以提高强肾生髓之功能,或应用健脾养血之品,如当归、白芍、制首乌、鸡血藤等,均有助于血小板计数之提升。

案5. 口干、眼干(干燥综合征)

[案例]

李某某,女,46 岁。2016 年 6 月 22 日初诊。

主诉:口干、眼干 2 年余。患者 2 年多来口干、手干、皮肤干,吃干硬食物如馒头、饼难以下咽,必须汤水送下方适,且食欲不振,精神不佳,头晕,乏力,曾到多家医院诊治无效。后到某医大附院风湿科检查,抗核抗体(ANA)1:1 605,高于正常 10 余倍,唇腺活检腺泡及导管周围可见多灶状淋巴细胞浸润,>50 个/HP,确诊为干燥综合征。刻下:口干,眼干,尿急,尿频,每日 10 余次,但无尿痛,小便化验(−),左髋关节痛,月经错后。脉沉,舌尖红,苔白腻。

中医辨证:肝肾阴亏,津液不足,兼有湿热内蕴。治以滋养肝肾,生津润燥,佐以利湿清热,舒肝养血。

拟方:沙参 9g,生地 15g,麦冬 12g,玉竹 9g,玄参 15g,黄芩 12g,丹皮 12g,茯苓 12g,白术 12g,柴胡 6g,香附 9g,当归 9g,白芍 15g,山萸肉 12g,麦芽 20g。水煎服。每日 1 剂。早晚分服。10 剂。

7 月 6 日:服药后口干明显减轻,小便次数减少,仍感尿急,无尿痛,纳食不振。脉沉,苔白腻。

照原方去丹皮。加神曲 12g。水煎服。10 剂。

7 月 18 日:口不干,惟腹部不适,左髋痛,四肢困乏。脉沉,苔白腻。

照原方去丹皮、香附。加黄芪 12g,独活 12g,川断 12g。水煎服。10 剂。

8 月 25 日:口不干,但欲饮。眼干较前减轻,皮肤不干,小便次数亦减少,仍感左髋隐痛,饮食如常,月经错后。脉沉,苔白腻。

照原方去山萸肉。加石斛 9g,川芎 6g,木瓜 15g,连翘 20g。水煎服。12 剂。

10 月 18 日:月经来潮,周期正常。腰困。脉沉,舌质正常,苔白腻。

照原方加川断 12g,黄芪 12g。水煎服。12 剂。

11 月 8 日:精神好,饮食正常,头不晕,偶尔轻微口干眼睛模糊,腰困减轻。脉沉弦,苔稍腻。

照原方去丹皮、黄芩。水煎服。15 剂。

2017 年 2 月 17 日:一般情况良好,口干眼干不明显,偶尔上腹不适。复查血象、血沉、尿常规、肝肾功能、T 淋巴细胞、B 淋巴细胞、NK 细胞、甲状腺功能均正常。脉沉,苔薄白。

照原方去山萸肉。加陈皮 9g。水煎服。20 剂。嘱其生活及饮食规律,以防复发。

5 月 25 日:复查抗核抗体(ANA)已转(-)。

[解析]

本例突出的表现是口干、眼干,参考化验 ANA 升高,唇腺活检淋巴细胞浸润,西医确诊为干燥综合征,中医则属"燥证""燥痹"等范畴。

干燥综合征是一种侵犯外分泌腺体的慢性自身免疫性疾病。除唾液腺、泪腺受损而出现的口干、眼干外,还可有多系统多器官的损害,如出现上腹痛、纳呆、关节痛等。中医学认为燥邪致病,可有外燥、内燥之分,其病机主要为肺脾肝肾等脏腑功能受损,气血津液亏虚。所以,不论外燥、内燥总以津液不足、阴血亏损为主要表现。"燥胜则干",故临床上出现一系列燥象。由于津液亏损,脾胃虚弱,津液失于输布故而口干。肝藏血,开窍于目,在液为泪。肝阴亏虚,肝血不足,不能濡润于目故而眼干;津液不足,气血不能濡养皮肤、筋骨以致皮肤干燥、筋骨疼痛。然而本例却出现了特殊之处,既然燥象突出,何以舌象却不燥不干?也非舌红少苔?相反却是舌苔白腻,舌尖红。这说明并非单纯的燥证表现,还有湿热之象。显然病变已累及脾胃,使脾的运化功能失职,水湿困阻,导致湿浊凝滞关节,出现关节疼痛,严重者可致痰瘀互结,关节变形。至于尿频尿急与肝失疏泄肾气不固有关。所以本例辨证为肝肾阴亏,津液不足,兼有湿热内蕴,治以滋养肝肾,生津润燥,佐以利湿清热,舒肝养血之法。方中沙参、生地、麦冬、玉竹、玄参滋阴润燥;当归、白芍、山萸肉滋养肝肾;茯苓、白术、黄芩、丹皮利湿清热;柴胡、香附、麦芽疏肝理气。全方重在生津润燥,补益肝肾。为防止甘寒生津之品易致湿浊留恋,加重湿热之势,故稍佐茯苓、白术、黄芩以清湿热。服药后口干明显减轻。后因髋关节疼痛加用独活、川断、木瓜以祛湿活络,补益肝肾。加黄芪与茯苓、白术相伍意在健脾化湿;与沙参、生地、麦冬、玉竹、玄参相配,达到益气生津之效;与当归、白芍合用,则能益气养血以缓解困乏无力之苦。此后病情日渐好转,恢复常态,复查各项指标均属正常。

[感悟]

干燥综合征是一种慢性全身系统性自身免疫性疾病,属于中医的"燥证""燥痹"等范畴。目前尚无特效的治疗方法。中医药有较好的疗效,是值得重视的治疗选择。临证时要注意以下几个问题:

1. 明病机,辨标本。

干燥综合征属于中医的"燥证"范畴。燥证有外燥和内燥之分。外燥系外感燥邪,内燥多为五志过极,化火伤津,肺脾肝肾等脏腑功能受损,气血津液亏耗所致。但不论外燥内燥,总以津液不足、阴血亏损所致。因其津液不得布化,临床表现一派燥象,所以津亏阴虚是本,燥热为标,这是本病的主要病机。由于本病病程漫长,病情复杂,临床表现除口眼干燥外,还可出现多系统多器官损害,如肾脏的肾小管酸中毒导致低血钾瘫痪、肾功能不全,肺部损害如肺间质性纤维化,消化系统如萎缩性胃炎,肝功能损害及血液系统、神经系统的损害等。显然,除津亏阴虚的主要病机外,还可出现气虚、血虚、血瘀、气阴两虚等病理改变,可见其病机不是单一的,要结合其证候的不同,审清病机,明辨标本,方能更全面、更精准地辨明病情。

2. 生津滋阴润燥是基本治则。

根据"燥则润之"的原则,本病治疗当用生津滋阴润燥之法。这是基本的也是最常用的治法,对改善症状有明显效果,常用生地、沙参、麦冬、玉竹、石斛、西洋参等。此外,还可加用乌梅、山楂、五味子、白芍等,起到酸甘化阴之效。但润燥药物性较滋腻,容易助湿碍气,故脾虚痰湿偏盛者应慎之。辛香耗气之品亦非所宜。若病情复杂者,可在生津滋阴润燥基础上与其他治则联合应用。

3. 及时配合祛瘀通络。

中医学有"久病入络""久病必瘀"之说。慢性久病者,气血郁滞,血行不畅,水津不得随气上升,而致一派燥象。叶天士在《临证指南医案·燥》指出:"燥为干涩不通之疾。"临床研究表明,患者多有血液流变学改变,所以在治疗时应及时配合祛瘀通络之品,如川芎、当归、红花、桃仁、鸡血藤等,以改善微循环,有助津液之输布。

4. 重视健脾。

脾为后天之本,开窍于口,其华在唇,在液为涎。涎为口津,具有保护口腔黏膜,润泽口腔的作用。脾失健运,津液生成不足或湿邪内困,则津液不能正常输布,上承于口而致口干。所以中医有"脾气旺,津液生"之说。可见津液不足与脾气虚弱不能化生津液有密切关系。因此,通过健脾益气以化生津液,通达阳气,使津液得以散布,上承、濡养口眼及全身脏腑。常用健脾中药如黄芪、茯苓、白术、山药、西洋参、甘草等。黄芪最为常用,与甘寒生津的生地、玄参、麦冬、玉竹等合用,达到益气养阴、生津润燥之效,对调节免疫功能大有助益。

案 6. 上肢关节疼痛、畸形(类风湿关节炎)

[案例]

朱某,男,16 岁,农民。1975 年 5 月 10 日初诊。

主诉:上肢关节疼痛 2 年余。患者家境贫寒,居住简陋。近 2 年来右手指、腕、肘关节晨僵,疼痛,日渐加重,活动受限,曾在省城某大医院诊治。检查:血沉 40mm/h,类风湿因子阳性,X 线片示:右手指、腕、肘关节间隙变窄,关节面模糊,诊为类风湿关节炎。口服泼尼松治疗,但效果不明显,未能控制病情。目前右指、肘关节疼痛、变形。右中掌指关节肿胀如梭状。右手指屈曲,不能分开,如鸡爪状。右手不能持物,不能系上衣纽扣。右肘关节挛缩,紧贴胸部,不能伸展。右臂不能外展和上举。整个右上肢已失去正常功能。患者一般情况较差,面色苍白,纳食减退,形体消瘦,发育迟缓,如十一二岁模样。脉沉细,舌淡,苔薄白,舌根滑。

中医辨证:气血亏虚,寒湿痹阻。治宜益气养血,温寒祛湿,通痹止痛。

拟方:黄芪 9g,白芍 12g,当归 9g,川芎 6g,秦艽 12g,桂枝 9g,桑枝 18g,茯苓 9g,豨莶草 9g,木瓜 12g,牛膝 9g,威灵仙 9g,片姜黄 9g,甘草 6g。水煎服。每日 1 剂,早晚分服。24 剂。

6 月 13 日:药后感觉良好,右指、腕、肘晨僵减轻,关节痛亦轻,右手指已能轻轻伸展活动,能与人轻轻握手。精神佳,食欲增,气色好。脉沉,苔薄白。

照上方去木瓜、豨莶草。加羌活 3g,鸡血藤 15g。水煎服。早晚分服。

8 月 24 日:上方(6 月 13 日)服 46 剂。病情日渐好转。右指、腕、肘关节晨僵大减,掌指关节肿胀亦减轻,右手指已能自由活动,右臂能外展 45°,关节痛明显减轻,已停服泼尼松,但稍感口干,偶头昏。脉舌如上。因天气炎热,已停服半月多。

照原方去桂枝、桑枝、木瓜、牛膝、豨莶草。加麦冬 9g,生地 9g,白术 9g,菊花 9g。水煎服。每日 1 剂,早晚分服。24 剂。

9 月 29 日:右指、腕、肘关节疼痛不明显,若天气阴凉时稍感隐痛,右手指已能自由伸展,上举过头,但若天气变凉,仍感不适。鉴于天气日渐寒凉,改方为:

黄芪 12g,白芍 12g,当归 9g,川芎 6g,秦艽 12g,桂枝 6g,桑枝 15g,茯苓 9g,片姜黄 9g,鸡血藤 15g,白术 9g,甘草 6g。水煎服。24 剂。早晚分服。

1976 年 2 月 23 日:患者限于经济条件,间断服药,上方约服 35 剂。目前病情已基本痊愈,已能从事日常轻微劳动,但右手握力较差,其他无不适。身高从 1.47 米长至 1.60 米。脉沉有力,苔薄白。改拟下方:

黄芪 9g,白芍 12g,当归 9g,川芎 6g,桑枝 12g,片姜黄 6g,茯苓 9g,白术 9g,羌活 3g,桂枝 9g,鸡血藤 12g,甘草 3g。水煎服。嘱其再服 1 个月,以巩固疗效。

[解析]

本例确诊为类风湿关节炎,且关节已经变形,已属晚期慢性阶段,但患者正处于青少年发育时期,抓紧这关键时刻,以免终身残疾,实属重要。本例实践表明,只要及时而坚持治疗,还是大有希望的。

类风湿关节炎属于中医的"痹证"范畴。其病因不外风寒湿等外邪侵袭,这是外因,《灵枢·百病始生》指出:"风雨寒热不得虚,邪不能独伤人。"显然脏腑阴阳气血虚损是形成痹证的重要内在因素。若先天禀赋不足,或后天失养,饮食起居失常,导致正气不足,卫外不固,感受风寒等外邪,使气血运行不畅,痹阻脉络,流注关节,致使关节变形。故针对正气亏虚、寒湿侵袭及关节变形等特点,辨证为气血亏虚,寒湿痹阻。治宜补益气血,温寒祛湿,通络止痛之法。方中黄芪、茯苓、白术、甘草健脾益气;白芍、当归、川芎、鸡血藤养血活血;桂枝温通经络,祛风湿;木瓜、桑枝、豨莶草舒经活络,通利关节;秦艽、威灵仙祛风除湿,通络止痛;片姜黄通经止痛。上方在益气补血的基础上,辅以祛寒除湿、温经通络之品,扶正祛邪标本兼治而获效。实践表明,发挥中医药优势,及时并坚持治疗,类风湿关节炎并非不治之症。

[感悟]

类风湿关节炎系免疫性疾病,在临床表现上有活动期与缓解期的不同,证候上也是多种类型,如风湿热证、风湿寒证、痰瘀痹阻证、肝肾亏虚证、气血亏虚证等,应依据不同阶段、不同证候对症施治。但在总体上应注意扶正补虚为主,从根本上达到调节免疫功能、增强抗病能力的目的,所以治疗上应强调以下几点。

1. 益气养血。

气血是人体生命活动的源泉,反映着脏腑功能的变化。人体的各种病理变化无不影响着气血,特别是类风湿关节炎的中晚期更多见气血亏虚证,气血亏虚容易感受风寒湿等外邪,而风寒湿邪痹阻脉络,使脏腑受损,更致气血亏虚,使风寒湿邪留滞经络关节,故益气养血、培补正气以增强体质和调节免疫功能是极为重要的治疗环节。现代医学研究表明如黄芪、当归等益气养血的中草药均可调节和增强免疫功能。

2. 调理脾肾。

脾主肌肉四肢,为后天生化之本。肾主骨生髓,为人体阳气之根,是先天之本。脾虚则四肢肌肉关节失养,肾虚则骨髓失充,骨质不坚。阳虚寒盛,寒湿凝滞不通,不通则痛。肌肉关节失于气血之濡养,不荣亦可致痛,故调理脾肾,增强先天与后天之作用是治疗类风湿关节炎的基本之策。现代医学研究表明,脾肾与免疫功能密切相关。

3. 调控诱因。

类风湿关节炎的发病诱因很多,诸如外邪侵袭、饮食营养、生活环境、精神因素等。在外邪风寒湿热中,尤以寒湿为多见,故需随证施药,缓解疼痛以治标。如寒盛者,应配以温经散寒之品,如桂枝、片姜黄、细辛等;湿盛者,佐以祛湿之药,如苍术、茯苓、防己、薏苡仁等;风盛者,可加羌活、独活、防风等;热盛者,可加黄柏、丹皮、秦艽、威灵仙等。此外,应改善居住环境,增加饮食营养等,对病情的恢复都有一定的作用。

案 7. 血尿酸升高(高尿酸血症)

[案例]

李某,男,35 岁。2015 年 12 月 14 日初诊。

主诉:发现血尿酸升高三四天。患者近日在化验肝功能时发现血尿酸升高。既往有脂肪肝及慢性乙肝史,经治疗好转。目前肝功能正常,乙肝系列为"小三阳",HBV-DNA<50(正常)。B 超门静脉 1.3cm,脾厚 4.3cm,中等度脂肪肝,血尿酸 481.57μmol/L。刻下:肝区隐痛不适,腰困,两膝关节不适,发

僵,脱发,小便自如,别无其他难受。脉沉,苔薄白,舌根稍腻。

中医辨证:肝气郁结,脾肾不足,痰湿内郁。治以疏肝理气,健脾益肾,利湿祛浊。

拟方:苍术9g,黄柏9g,萆薢9g,茯苓9g,泽泻12g,柴胡6g,白芍15g,枳壳9g,丹参15g,生地15g,枸杞子15g,茵陈15g,牛膝9g,鳖甲（先煎）15g。水煎服。每日1剂。早晚分服。7剂。

12月19日:肝区及后背部不适,腰困减轻。近日尿味较重,脉沉,苔薄滑。

照原方加车前子（包）12g,生牡蛎（先煎）30g。水煎服。7剂。

12月25日:仍感右胁及后腰部不适,脉沉,苔薄白。

照原方加山药15g,车前子（包）12g。水煎服。7剂。

2016年1月4日:肝区不适较前减轻,时时嗳气,胃气上顶,睡眠不好,易早醒。脉舌如上。

照原方改车前子（包）15g,加陈皮9g,半夏9g,炒枣仁12g。水煎服。6剂。

1月9日:小便较多,仍感胃部不适,有气上顶。脉舌如上。

照原方去枳壳。加枳实6g,当归9g。水煎服。6剂。

1月16日:胃气上顶感减轻,脱发亦减少,口略干,睡眠不实,多梦。脉沉,苔薄白。

照原方去枳壳。加陈皮9g,半夏9g,枳实6g,当归9g,车前子15g,女贞子15g。水煎服。7剂。

1月23日:复查血糖5.09mmol/L,TG:0.87mmol/L,TC:3.42mmol/L,LDL-C:2.42mmol/L,血尿酸:361.7μmol/L,肌酐:68.2μmol/L,尿素:2.68mmol/L,均正常。脂肪肝转为轻度。鉴于病情明显好转,化验血脂、血糖、血尿酸、肾功能指标均属正常,改拟下方以巩固之。

茯苓12g,泽泻9g,苍术9g,黄柏6g,车前子（包）12g,萆薢9g,柴胡6g,白芍15g,当归9g,丹参15g,茵陈15g,牛膝9g,鳖甲（先煎）15g。水煎服。7剂。间歇服用。

[解析]

本例以血尿酸升高而求治,西医诊为高尿酸血症当无疑问。

高尿酸血症类似于中医学的"浊毒"等范畴。本病的发生与饮食不节有密切关系。如嗜食肥甘厚味,贪恋海鲜,酗酒及高蛋白食物。日久伤脾,脾失健运,聚湿生痰。气失宣畅,血行郁滞,久而致瘀。痰瘀流注关节、肌肉,可致关节红、肿、热、痛,功能失常。

值得特别注意的是无症状高尿酸血症。患者往往毫无任何症状，只是在体检化验时发现尿酸升高，本例正属于此。至于患者肝区隐痛不适，乃是因慢性肝病而致肝气不疏所致。腰痛之发生也与肝病有关，因肝病日久，子病累母，水不涵木所致。脱发是由于肝肾不足，发失所养。方中之所以用当归、鳖甲，目的在于养肝缩脾。

高尿酸血症的治疗要遵循其发生机制，主要采取利湿法的治则，选用利湿、燥湿药物常获较好效果。因为尿酸在细胞外液的浓度，取决于尿酸的生成和排泄的平衡，故凡尿酸生成增多或排泄减少，均可导致高尿酸血症，所以利湿排尿降浊是符合其病机机制的。

[感悟]

近年来，高尿酸血症日渐增多，而且愈益年轻化，男性多于女性，发病率沿海高于内地的趋势愈益明显。由于患者无临床症状，不被注意而忽视。其实高尿酸血症与心脑血管疾病、内分泌疾病、慢性肾病密切相关。具体说，高尿酸血症可导致糖尿病、高血压病、冠心病、脑卒中、尿酸性尿路结石、高尿酸性肾病，甚至肾衰竭，故重视高尿酸血症的治疗刻不容缓。

高尿酸血症的治疗重在利湿，现代医学研究证实，不少中药如萆薢、秦皮、车前子、秦艽、苍术、黄柏、金钱草等具有明显的降尿酸作用。当然在应用时要结合湿、痰、热、瘀及脾肾亏虚的情况，综合分析，多治则联合应用，如在利湿、燥湿的基础上加用活血化瘀药如赤芍、王不留行、当归、鸡血藤等，更能取得最佳效果。同时要注意生活规律，避免过度劳累，平衡膳食，饮食清淡，忌烟酒、海鲜、豆制品及动物内脏等高嘌呤食物，多饮水，保持大小便通畅，积极减肥，这对病情的稳定和改善，都有重要的影响。

案 8. 水 果 过 敏

[案例]

张某，女，22岁，未婚。1973年3月1日初诊。

主诉：不能吃水果伴精神不振2年余。患者2年多来不能吃常见的水果，如桃、杏、苹果、梨等，偶尔能吃极少量香蕉、橘子等南方水果。若吃桃、杏、苹果、梨等，约5~10分钟即恶心、呕吐，全身起疹子，瘙痒，耳朵及眼睛肿胀，头皮痒，脱发等，伴精神不振，纳果，乏力，下肢水肿，口干，大便干。月经错后，量少色淡，面色灰黄枯槁无泽，两颊及额部散在痤疮。脉沉弦，舌尖红，苔薄白。

中医辨证:气血不足,肝肾亏虚,兼有郁热。治以益气养血,滋养肝肾,佐以清热之法。

拟方:黄芪 12g,生地 15g,白芍 12g,当归 9g,黄芩 9g,茯苓 9g,白术 9g,枸杞子 12g,菊花 9g,柴胡 6g,香附 9g,续断 12g,甘草 6g。水煎服。每日 1 剂,早晚分服。2 剂。

3 月 3 日:药后精神好转,不恶心,全身感觉舒适。脉舌如上。

照原方加栀子 9g。4 剂。

3 月 10 日:诸症好转,面部痤疮明显减轻,下肢不肿。惟感头昏头痛,纳呆,便干,血压较高 140/90mmHg,脉舌如上。

照原方去续断,改黄芩 15g,加山楂 12g,生龙骨、牡蛎各 20g。4 剂。

3 月 14 日:面色好看,皮肤滋润而红嫩,食欲改善,头不昏不痛,大便正常。血压正常 128/82mmHg,脉沉弦,苔薄白。改方为:

黄芪 12g,黄芩 15g,生地 15g,白芍 12g,枸杞子 12g,菊花 9g,牛膝 9g,桑寄生 20g,夜交藤 12g,生龙骨、牡蛎各 20g。水煎服。6 剂。

3 月 25 日:上述诸症均明显好转,食欲改善,精神良好。脉沉弦,苔薄白。

照原方(3 月 1 日方)去续断,加麦冬 12g。2 剂。

3 月 28 日:前日吃半个苹果,无不适反应。昨日又吃一个也未发生过敏反应。目前食欲好,精神佳,头不晕,背不困,睡眠好。惟感手足心热,偶尔轻微头痛。脉沉弦,苔薄白,舌根稍腻。改以下方调理。

白芍 12g,当归 9g,川芎 6g,生地 12g,黄芩 9g,秦艽 6g,茯苓 12g,白术 9g,柴胡 5g,栀子 5g,地骨皮 12g,麦冬 12g,鳖甲(先煎)12g,甘草 6g。水煎服。4 剂。

5 月及 7 月两次随访,患者可以吃各种水果,再未发生过敏反应。

[解析]

本例之特点不仅是对水果过敏,还伴有一派身体虚弱之表现。中医学特别强调正气之作用,认为任何变应原都属于外邪,它也必须通过人体正气而发挥致敏作用。当人体正气旺盛,则正能胜邪而不发病,故治疗必须从整体出发,协调人体的阴阳气血,增强人体的免疫功能,这就是中医强调的治病必求于本的思想。纵观患者的症状表现,诸如纳呆、乏力、精神萎靡是一派脾气虚弱之证;口干、便干是津液不足肠失濡润之故;面色晦暗枯槁是久病及肾伤及气血所致;月经量少色淡,经期错后,乃肝血亏虚冲任失调所引起;面部痤疮为内有郁热之象;脉沉弦、舌尖红为心肝郁热之表现,故辨证当为气血不足,肝郁肾虚兼有内热之证。治宜健脾益气,疏肝养血,滋肾清热之法。方中黄芪、茯苓、白术、甘草健脾益气；柴胡、香附疏肝解郁；当归、白芍滋养肝血；黄芩、生地、菊花清泄内热；枸杞子、续断滋阴补肾。尔后加栀子以加大清肝泻火之力。面部痤疮迅即减轻。在病程变化中出现肝阳上亢之表现，血压升高，故加龙骨、牡蛎以平肝潜阳，药后迅即见效。后期出现阴虚内热之候，乃去黄芪，以防火升阳亢之弊，加麦冬、地骨皮、秦艽以滋阴潜阳，病情得以缓解。随着气血、阴阳之协调，身体状况之改善，抗病能力之增强，身体过敏现象也就自然而愈，难怪患者吃半个苹果后没有不良反应，即兴冲冲地专程到门诊向笔者报喜。数年之苦闷今日消散，其喜悦之情自然不言而喻啊。

本例疗效之取得，在于从整体调节入手，依证施治，而非单纯滋补。

[感悟]

过敏性疾病近年来较为多见。其发病不外两个方面。一是外因即变应原，这是致病的条件，而人体的正气即免疫力的强弱是内因，是发病的重要因素。当人体正气旺盛，正能胜邪即可不病，或能迅即控制病情，故中医治疗的重点不在寻找变应原，主要强调培补正气，协调脏腑功能，达到正能胜邪的目的。而中医的补益气血、养肝、健脾、补肾之法都可增强免疫功能，达到扶正补虚，增强抗病能力而发挥抗过敏作用。

在治疗过敏性疾病中，黄芪甚为常用。该药具有益气健脾、固表强肾之功能，但黄芪性升，易上火，故肝阳上亢者或血压偏高者易慎。笔者常以黄芪与黄芩合用，黄芩苦寒清热，两者合用，相反相成，达到益气清热之作用，可避免黄芪上火之弊。或黄芪与生地相伍，生地能清热滋阴，两者合用，共奏益气养阴之效，也可避免黄芪燥热火升之副作用。

六、神经、精神及内分泌系统病证案例

案1. 口㖞（面神经炎）

[案例]

赵某,男,30岁,1973年12月14日初诊。

主诉:口㖞7天。患者睡眠时头靠门口,不慎受风,初感舌头僵硬,说话不利,继而口唇厚重,右脸麻木。第3天发现口㖞,流口水,右眼不能闭合,流泪,说话不流利,右臂酸痛麻木。查体:右眼裂扩大,右眼不能闭合,流泪,额纹消失,口角漏气,不能鼓腮吹哨,右鼻唇沟消失,口角下垂。脉弦滑稍数,舌质淡,苔白腻。

中医辨证:风痰阻络,湿浊偏盛。治宜祛风化痰,燥湿通络之法。

方拟:藿香9g,佩兰9g,苍术12g,厚朴3g,陈皮9g,防风6g,黄芪30g,地龙9g,僵蚕9g,白附子9g,当归9g,川芎6g,全蝎9g,甘草6g。水煎服。每日1剂,早晚分服。2剂。

配合针刺疗法:取穴阳白、四白、颊车透地仓,均右侧穴位,合谷(左),隔日1次。

12月16日:服药1剂后,说话即较前流利,张口也较为灵活。脉弦滑稍数,苔白腻夹黄。

原方去僵蚕、甘草。加桑枝15g,薏苡仁24g。水煎服。2剂。

12月18日:右眼已能闭合,额部已有皱纹。右上肢麻木也好转。脉弦,舌中呈黄苔。改方为:

藿香9g,桑枝15g,地龙9g,全蝎9g,白附子3g,当归9g,川芎6g,防风3g,黄芪15g,茯苓12g,苍术9g,薏苡仁15g。水煎服。2剂。

12月20日:右侧口角已能活动,右眼也能闭合,但不如左眼闭合严紧,右臂不痛。脉弦滑,舌红,苔浊腻。

照12月18日方改茯苓15g,加黄芩9g。水煎服。2剂。

12月23日:右眼和右口角基本如同左侧,但鼻唇沟较浅。右臂稍沉困。脉滑,舌苔白腻微黄。

照12月18日方改茯苓24g,加滑石15g,甘草3g。水煎服。2剂。

12月25日:两眼裂基本等大。右侧鼻唇沟明显可见,左右口角基本对称。脉滑,苔稍腻。

照12月18日方改茯苓15g。水煎服。2剂。

12月27日:右眼闭合自如,面部基本正常。脉稍滑。舌苔稍腻。

照12月18日方去薏苡仁,加滑石12g,甘草3g。水煎服。2剂。

12月29日:各种症状基本消失,已属痊愈。稍感疲乏,精神稍差。脉稍滑,舌苔薄滑。

照12月18日方去薏苡仁、桑枝。加白术9g,滑石12g,甘草3g。续服4剂。并嘱其在生活起居方面注意调摄。

[解析]

本例因口㖞、眼睛不能闭合而求治。俗称"面瘫""歪嘴风"。本病相当于西医的面神经炎。中医学认为本病由络脉空虚,面部遭受风寒等外邪入中脉络,气血痹阻所致。风邪伤人,最易兼夹他邪,如风寒、风热、风湿等。本例脾虚湿停,蕴而生痰,痰随风动,风痰上阻脉络,气血不得上荣,筋脉失于濡养,故口眼㖞斜、面肌麻木;风痰互结于舌本,则舌体僵硬、说话不利;气血瘀阻,肌肉松弛,故鼻唇沟变浅,前额皱纹消失;眼睑不能闭合,为健侧肌肉牵拉所致。本例特别之处在于痰湿偏盛。故证属风痰阻络,湿浊偏盛。治以祛风化痰、燥湿通络之法。方中白附子祛头面之风,僵蚕祛络脉之风,全蝎祛风而止痉,三药共达头面络脉,为祛风化痰之要药。加地龙以增强通络之力,配防风以祛风除湿,陈皮、苍术、厚朴、甘草即平胃散,燥湿运脾。加藿香、佩兰以增加化湿之作用。黄芪、当归、川芎益气活血以扶正。全方祛风通络,化痰燥湿,标本兼顾,再结合针刺治疗,特别是地仓透颊车,更加强经气之通调,故而收效更为快捷。

[感悟]

风有外风内风之分。本例为感受外风,即风邪外袭,留于肌肉、经络所致。"风者善行而数变",风邪最易兼夹为患。若风痰阻于头面经络,可出现口眼㖞斜,故治疗以疏散外风为主。若内脏病变引起的风病,即所谓内风,如肝阳上亢引起的高血压或脑栓塞、脑血栓形成、脑出血等,也可引起口眼㖞斜,治疗当宜清热平肝息风。外感宜散,内风宜息,两者差别很大。但也有外风引动内风的,或内风兼夹外风的情况,故应详细了解病情,慎审病机,这直接影响着治疗和预后。

牵正散中用白附子、僵蚕、全蝎以祛风通络。僵蚕善于疏散风热,化痰散结。全蝎入肝经,善于搜风通络而止痉。如病情重笃者,可加用蜈蚣。蜈蚣走窜之力最速,凡气血凝滞较深者,均可通达。但白附子、全蝎、蜈蚣均有一定毒性,用量不可过大,中病即止。

案 2. 心悸、食欲亢进(甲状腺功能亢进症)

[案例]

杨某,女,17 岁,学生。2003 年 4 月 4 日初诊。

主诉:心悸 2 月余。伴气喘,咳嗽,痰不多,食欲亢进,时时易饥,口干多饮,怕热,出汗多,脾气大,易发怒,手抖,眼肿,大便稀,次数多,每日 5～6 次。脉沉数(脉搏 112 次/min),舌质红,苔薄腻。检查甲状腺弥漫性肿大,质软,无结节,无触痛。TT_3:27.39ng/ml,TT_4:240ng/ml,TSH:0.02IU/ml,FT_3:46.08pmol/L,FT_4:94.53pmol/L。

中医辨证:肝郁火旺,湿阻痰结。治以清肝泻火,理气化痰散结。

拟方:龙胆草 6g,夏枯草 12g,黄芩 12g,玄参 20g,生地 15g,柴胡 6g,瓜蒌 12g,连翘 20g,浙贝 12g,茯苓 12g,白术 9g,陈皮 9g,半夏 9g,丹皮 12g,山药 15g。水煎服。4 剂。每日 1 剂,早晚分服。

4 月 8 日:诸症好转,食量较前减少,大便次数亦减少,每日 3 次。仍口干多饮。今日感冒,鼻塞,咳嗽,吐痰。脉沉不数(脉搏 64 次/min),舌红,苔薄白。

原方去丹皮。改茯苓 9g。加金银花 15g,桔梗 9g。水煎服。每日 1 剂,早晚分服。6 剂。

4 月 17 日:病情好转,饮食不亢进,口不干,出汗不多,手抖减轻,脾气较前缓和,不咳嗽,大便正常。脉沉弦,舌红,苔薄白。改方为:

夏枯草 12g,黄芩 12g,玄参 20g,生地 15g,柴胡 6g,瓜蒌 12g,连翘 20g,浙贝 12g,茯苓 9g,白术 9g,莪术 12g,丹皮 12g,山药 15g。水煎服。6 剂。

4 月 25 日:病情进一步好转,心率平稳,口不干,食不多,出汗亦少,大便正常,好若常人。但剧烈活动后眼肿,手稍抖。脉沉稍弦(脉搏 62 次/min),舌红,苔薄白。

照 4 月 17 日方改茯苓 12g,白术 12g。水煎服。12 剂。

5月13日:天气转暖,症状又多。常感身热,出汗多,口干多饮,易疲乏,食量不大。脉稍数,苔薄白。改方为:

龙胆草6g,黄芩12g,玄参15g,生地20g,柴胡6g,香附9g,夏枯草12g,丹皮12g,麦冬12g,茯苓9g,白术9g,白芍15g,丹参15g,枸杞子15g,生牡蛎(先煎)30g。水煎服。12剂。

6月12日:药后诸症好转,口干减轻,饮水不多,出汗亦少。但仍时感身热。脉弦,舌红,苔薄白。

照5月13日方改丹皮15g,加焦栀子6g。水煎服。12剂。

6月30日:复查TT_3:2.571ng/ml,TT_4:181.7ng/ml,TSH<0.12IU/ml,FT_3:5.42pmol/L,FT_4:22.19pmol/L。均较前明显好转。血象正常。

照5月13日方去龙胆草,加栀子6g。水煎服。15剂。

7月15日:病情稳定。现诉:睡眠较差,大便稀。脉舌如上。

照5月13日方加山药15g,炒枣仁12g。水煎服。15剂。

8月30日:感觉良好。复查TT_3:2.2ng/ml,TT_4:90.5ng/ml,TSH:0.80IU/ml。均正常,肝功能正常。

仍照上方化裁,以巩固效果。

2004年3月18日:复查甲状腺功能、肝功能均正常。去年考入大学,现正常学习和生活。

[解析]

根据患者临床表现及甲状腺功能检查,诊为甲状腺功能亢进症(简称甲亢),当无疑问。甲状腺功能亢进症是由甲状腺激素分泌过多所引起的内分泌紊乱的疾病。病理解剖上可呈弥漫性、结节性及混合性甲状腺肿大。本例为弥漫性甲状腺肿的甲状腺功能亢进症。

中医学认为本病属"瘿病"范畴。其病因多与情志内伤有关。患者为高中学生,即将参加高考,学习紧张,压力过大,精神抑郁,以致肝气郁结,肝失疏泄,横逆犯脾,脾失运化水湿,聚而为痰,或郁久化火,煎灼津液,凝聚为痰。痰气交阻于颈前,渐而形成瘿肿;如痰气凝滞日久,血行瘀阻,则瘿肿变硬而成结节;肝火旺盛,则性情急躁易怒,肝火劫伤阴液,心阴不足,心火偏亢而心悸;肝火扰心,心火逼液外泄,或脾弱气虚,卫表不固易多汗;肝火旺盛,横逆脾胃,则胃火亢盛,故而多食易饥;阴虚火旺,内热更甚,故喜凉怕热;脾主肌肉四肢,肝旺克脾,脾弱不能生化精微,肌肤失于濡养,导致体重减轻、消瘦乏力;火旺伤阴,阴液亏损,肝失濡养,则肝风内动,故而手抖;脉数舌红说明肝火旺盛;苔薄腻,则为湿象。故证属肝郁化火,痰凝气结。治宜清肝泻火,理气化痰散结之法。方中龙胆草、夏枯草、黄芩、丹皮清肝泻火;玄参、生地养阴清热;柴胡、陈皮、半夏、瓜蒌、连翘、浙贝理气化痰,清热散结;茯苓、白术、山药健脾燥湿,共奏清肝泻火、理气化痰、散结消瘿的作用。药后效果甚佳,诸症好转。后因感冒出现上呼吸道症状,乃加金银花、桔梗而缓解。此后在原方基础上稍加化裁,病情及甲状腺功能指标均较前好转。继续治疗,甲状腺功能等指标迅即恢复正常。

[感悟]

甲状腺功能亢进症的病因主要是精神刺激、忧虑过度、思想压力过大等情志内伤因素所引起。其病机是肝气郁结,郁而化痰,痰气交阻于颈,血行不畅而致瘀,故气滞、痰凝、血瘀是本病的基本病机。由于痰气郁久化火,火热伤阴,形成阴虚火旺的病理变化特点,尤其是心、肝、胃的阴虚火旺表现更为突出,故本病早期多为实证,后期由实转虚,以阴虚、气虚更为多见,最终形成虚实夹杂之证。

本病的治疗早期宜理气、化痰、泻火之法。病程较长或年龄较大者,多以阴虚为主,治宜滋阴泻火或滋阴潜阳之法。若病程较长,体质虚弱者或兼有气虚、脾虚或气阴两虚者,治宜健脾益气,养血滋阴之法。总之,以理气、化痰、泻火、养阴、益气、散结为治疗的基本原则,并依证候的不同而有所侧重。如瘿瘤较硬或有结节者,可适当配合活血化瘀之品如桃仁、赤芍、丹参、当归、莪术等以治之。

在药物应用上,夏枯草、玄参、生地、连翘、贝母、牡蛎等是笔者常用之品,功能清热散结,一般没有明显副作用。黄药子有肝毒性,应慎用。含碘较高的昆布、海藻等的应用仍有争议。这些药虽能抑制甲状腺激素的释放,而不能抑制其合成,可使甲亢症状复发反跳,弊大于利。但也有人认为含碘中药临床效果明显,其作用可能是综合的,而非像西药的碘剂那样类似的药理作用。究竟如何,尚有争议。故临证时仍应灵活掌握,谨慎为宜。

总之,中医药对轻、中度甲亢有较好的疗效,无不良反应。对白细胞减少、肝功能损害或不能耐受西药治疗者最为适宜。对重症患者可适当配合小剂量抗甲状腺药物采取中西医结合治疗。

案3. 乏力、怕冷、嗜睡(甲状腺功能减退症)

[案例]

姚某某,女,52岁。1980年8月11日初诊。

主诉:乏力、怕冷、嗜睡 10 余年。患者此前曾患甲状腺功能亢进症(甲亢),经同位素治疗而愈。但此后逐渐出现乏力、怕冷、嗜睡,且日渐加重。现诉疲乏无力,精神不振,昏昏欲睡,纳食不振,动作迟缓,言语缓慢,记忆力减退,畏寒肢冷,眼睑肿胀,头发稀疏,容易脱落,干枯无光,皮肤粗糙,大便秘结,面色萎黄。^{131}I 吸碘率明显降低(24 小时 8.6%)。西医诊为甲状腺功能减退症。中医诊查脉沉缓,舌稍淡,苔薄白。

中医辨证:脾肾亏虚,气血不足。治以补肾健脾,益气养血。

拟方:黄芪 20g,生地 12g,熟地 12g,当归 20g,枸杞子 15g,女贞子 12g,菟丝子 12g,肉苁蓉 20g,狗脊 12g,麦芽 20g,柴胡 6g。水煎服。7 剂。每日 1 剂,早晚分服。

8 月 18 日:服药后精神稍好转,但仍纳食不振,乏力,嗜睡,眼肿,便秘。脉舌如上。

照上方加火麻仁 15g。水煎服。7 剂。

8 月 26 日:大便通畅,食欲好转,精神转佳,体力较前好转,口稍干。脉舌如上。

照原方去柴胡。加茯苓 12g,白术 9g,麦冬 12g。水煎服。15 剂。

9 月 15 日:病情明显好转,精神振作,身体有劲,疲乏感已不明显,嗜睡感基本消失,眼睑不肿,饮食如常,大便不干,脱发减少。脉沉,舌质正常,苔薄白。改方为:

黄芪 15g,生地 15g,麦冬 12g,茯苓 9g,白术 9g,当归 9g,白芍 12g,枸杞子 15g,女贞子 12g,柴胡 6g,香附 9g,菟丝子 12g,肉苁蓉 15g。水煎服。7 剂。

10 月 9 日:患者一般情况良好,稍感口干,其他均好若常人。

仍以 9 月 15 日方改黄芪 12g,加沙参 9g。以巩固疗效。

[解析]

本例系因甲状腺功能亢进症经同位素治疗后发生的甲状腺功能减退症,这可能和同位素剂量较大有关。其临床表现纯属一派虚弱征象,属于中医的虚劳范畴。

甲状腺功能减退症(简称甲减)发病隐匿,进展缓慢,往往不被患者注意,以致迁延时日,病程漫长。由于放射性同位素损伤人体正气,导致脾胃气虚,影响胃纳脾运之职,化生精微之功能,使脏腑肢体失于濡养,因而纳食不振、四肢乏力、精神不佳、少气懒言;脾胃生化不足,导致气血亏虚,阴液不足,故而大便燥结;脾气亏虚,脾阳不展,清阳不升,故而昏昏欲睡;水谷精微失于濡养肌肤,以致皮肤粗糙、面色萎黄而不荣;脾虚及肾,阳虚不能温煦四肢,故而肢冷;脾肾亏虚,则水湿代谢紊乱,故眼睑水肿;脉沉缓,舌淡,为脾肾阳虚之候。故辨证为脾肾亏虚,气血不足。治以健脾补肾,益气养血之法。方中黄芪、当归益气养血;熟地、枸杞子、女贞子、菟丝子、狗脊补益肾精;生地、肉苁蓉滋阴润肠;麦芽、柴胡疏肝健胃,重在条达肝气。后加茯苓、白术以增健脾之力,加麦冬与生地配伍,养阴增液以润肠燥。服后诸症日渐好转,坚持治疗,终获康复。

[感悟]

甲状腺功能减退症是因甲状腺激素合成或分泌不足,导致机体代谢率降低的病证。临床表现全身多系统虚损的证候,或偏重在气血,或偏重在阴阳,或合而为患。因此在治疗时应权衡主次,全面兼顾,既要补脾肾之阳,还要兼顾肝肾之阴。在温补肾阳中,不可一味选用温阳之品,以免劫烁阴液,虚火蒸腾。要善于补阳以配阴,滋阴以补阳。此外还要注意顾护脾胃,调补气血。对于女性患者笔者常在方中稍加疏肝理气之品,如柴胡、香附等以条达肝气,从而维护肝脏的疏泄功能,使脏腑协调,阴阳平衡,气血冲和,有助于病情的恢复。

若病情重笃者,可采用小剂量甲状腺素与中医药联合用药,既可避免甲状腺素治疗的副作用,又能逐渐撤除甲状腺素,无需终身服用。笔者曾追踪观察一例,经中医治疗后病情稳定20余年,未复发,健康生活。

案4. 男子乳房肿大

[案例]

刘某,男,39岁。1984年12月14日初诊。

主诉:乳房肿大1月余。患者因工作问题心情抑郁,闷闷不乐,烦躁易怒,纳食欠佳,腰部酸困,并感两乳胀痛,初未介意。近来两乳日渐胀大,犹如青春期少女一般,右侧乳房更为明显,两侧均可触及乳核,并有触痛。患者无饮酒史,无肝病史,亦无乱用药物史。胸部透视心肺未见异常,肝功能化验正常。脉沉弦,苔薄白。

中医辨证:肝郁痰凝,痰火凝结,肾气失充。治宜清肝泻火,化痰散结,滋肾柔肝之法。

拟方:柴胡6g,黄芩9g,夏枯草12g,茯苓9g,白术9g,当归9g,白芍15g,枳壳9g,丹皮12g,栀子6g,瓜蒌12g,枸杞子15g,菟丝子12g,甘草6g。水煎服。

6 剂。每日 1 剂,早晚分服。

12 月 24 日:服药后乳房胀痛减轻,乳核触痛不明显,大便稍稀。脉舌如上。

照原方去栀子。6 剂。水煎服。

1985 年 1 月 3 日:乳房胀痛基本消失,未触及乳核,精神情绪亦转佳,食欲改善,腰困减轻。脉沉,苔薄白。

照原方去夏枯草、栀子、丹皮。6 剂。水煎服。

1 月 10 日:乳房不肿大,恢复常态,无结节,无肿痛,腰亦不困。脉舌如上。改为下方调治。

柴胡 6g,当归 9g,白芍 15g,茯苓 9g,白术 9g,枳壳 9g,枸杞子 15g,麦芽 15g,甘草 6g。水煎服。12 剂。

[解析]

本例为男子乳房发育症。中医学认为其发生多与肝气郁结,肝脾受损有关。男子则由肾气不充,肝失所养,气滞痰凝所致。从病史中可知,本例有明显的情志因素。因工作问题致心情不舒,烦躁易怒,纳呆,腰困等。由于肝气郁结,郁而化火,脾虚失运,痰浊内生。肾气不充,致肝失所养,肝火上升,也可灼津为痰,故本例辨证为肝气郁结,气滞痰凝,痰火凝滞,肾气不充,治以清肝泻火,化痰散结,滋肾养肝之法。方中柴胡、枳壳疏肝解郁;夏枯草、黄芩、丹皮、栀子清肝泻火;瓜蒌利痰散结,疏肝理气;茯苓、白术、甘草健脾消痰,以防痰之滋生;枸杞子、菟丝子补肾益精而养肝。全方针对肝肾而设,服药后效果明显,乳房胀痛减轻,乳核渐消。后因肝火消退,故去寒凉之夏枯草、栀子、丹皮等,乳房迅即恢复常态,尔后以逍遥散为基础方续服两周,以期巩固疗效。

[感悟]

关于乳房疾病,我国医书早在汉代即有记载。《疮疡经验全书》中即有男子乳房发育的描述。从经络关系来说,后世医家指出"男子乳头属肝,乳房属肾",明确指出男子乳房疾病与肝肾关系密切。

现代医学认为男子乳房发育症多与睾丸功能不全有关,其原因与内分泌不平衡有关,或雄性激素不足,或雌激素产生过多,或灭能减少所致。中医学认为肾主藏精,为生殖发育之源,内寓真阴真阳,直接关系着内分泌激素的分泌与平衡。故本病的治疗应针对肝肾二脏。肝郁者,疏之,以疏肝解郁;肝火者,清之,以清泄肝火,从而使肝气条达,疏泄正常,维护人体正常代谢。肾虚者,补之,尤以温肾壮阳之品为主,如菟丝子、淫羊藿、巴戟天等最为常用。但应用时要注意肾阴与肾阳之配伍协调,要补阳以配阴,即所谓"益火之源,以消阴翳"。本例中菟丝子、枸杞子同是补肾药,但菟丝子重在补肾阳,枸杞子则重在滋肾阴,一阴一阳,相得益彰,全面发挥补肾的作用。

案5. 发作性意识不清、四肢抽搐(癫痫)

[案例]

郭某,男,17岁。1987年8月12日初诊。

主诉(家长代诉):发作性短暂意识不清,四肢抽搐2年余。患者于2年多前翻修房屋时突然被房顶落下之大砖头砸到头部,当即昏迷,后经抢救苏醒,此后常出现短暂之意识丧失,牙关紧闭,两眼上视,四肢抽搐,口吐白沫,历经15~20分钟自行苏醒。醒后全身乏力,发作多在夜间。神经科检查无阳性体征,西医诊为外伤引起之癫痫,曾服多种抗癫痫西药,如苯妥英钠、卡马西平等,未能控制病情。现仍频繁发作,每周少者1~2次,多者3~4次。伴有头昏,头痛,口干,烦热,睡眠差,多梦等。脉弦,苔薄腻,舌根黄。

中医辨证:瘀血阻络,痰火风动,阻塞心窍,心神失守。治以祛瘀通络,化痰降火,平肝息风,养心安神。

拟方:龙胆草6g,栀子6g,白芍15g,当归9g,川芎9g,丹参12g,陈皮9g,半夏9g,茯苓9g,白术9g,生地12g,钩藤9g,地龙9g,红花5g,生龙骨(先煎)20g,生牡蛎(先煎)20g。水煎服。每日1剂。早晚分服。15剂。

9月8日:服药后感觉效好。目前半个月仅发作一次,症状亦较前减轻,惟常感头痛。脉弦,苔薄滑。

照原方去龙胆草,加胆南星9g。水煎服。隔日服1剂。30剂。

10月20日:病情明显好转,每当疲劳过度时才发作一次,时间亦较前短暂。饮食精神均好。脉弦,苔薄白根滑。

照原方去龙胆草、红花。加枸杞子12g,菊花9g。水煎服。20剂。

1988年2月28日:坚持服药至今,半年来未再犯病,一般情况良好,仍时感头昏,上火。鉴于病情稳定,改拟下方以巩固之。

茯苓12g,白术9g,白芍12g,当归9g,丹参12g,川芎6g,黄芩9g,栀子6g,菊花9g,枸杞子12g,生地12g,炒枣仁15g,生龙骨(先煎)20g,生牡蛎(先煎)20g。水煎服。15剂。

1989年10月随访,患者已考至卫校大专班学习,未再犯病,一切均好。

［解析］

癫痫中医称之为痫证，是临床上的常见病，青少年尤为多见。从病因而言，可分为原发性癫痫和继发性癫痫。本例为头部外伤所引起，当属继发性癫痫。

中医学认为本病的病因病机可概括为风（内风）、痰（积痰）、火（郁火）、惊（惊恐）、瘀、虚诸因素，导致脏腑功能失调，气血逆乱，阻遏清窍，神明失守所致。本例因砖头砸伤头部，以致脑部气滞血瘀，络脉痹阻，不通则痛，故本例头痛较为持久。由于突遭外伤，精神上遭受意外刺激，导致肝之疏泄功能失调。肝郁化火，风自内生，风窜络脉，以致肝不藏魂，魂不附体，则出现跌仆，昏不知人；肝血不足，心神失养，因而头昏、睡眠不实而多梦。故辨证为瘀血阻络，痰火风动，上蒙清窍，心神失守。治以祛瘀通络，化痰降火，平肝息风，养心安神之法。方中龙胆草、栀子清泄肝火；生地养阴清热；当归、丹参、川芎、红花活血化瘀；活血药不仅改善全身血循环，也有助于脑的血供改善；茯苓、白术、胆南星、陈皮、半夏健脾理气化痰，胆南星且有祛风及止痉作用；钩藤、地龙、龙骨、牡蛎镇肝息风，实验表明有镇静、抗惊厥、抗癫痫作用；白芍、当归养血柔肝，以增强滋阴潜阳，平肝息风之力。上述诸药，针对瘀、痰、火、风而设，重点在于祛瘀通络。全方药证相符，组方合理，服后效果明显，自在情理之中。

［感悟］

癫痫是一种发作性神志失常的疾病，治疗常用涤痰顺气、平肝息风、清肝泻火、宁心安神等法。笔者体会在上述基础上，还应重视下述两点。

1. 活血化瘀，改善脑循环。

癫痫的发病因素很多，诸如脑外伤、颅内感染、脑部肿瘤、脑血管疾病、脑寄生虫病等均可造成瘢痕形成，或炎症性粘连，或大脑运动区的异常放电以及病灶中央神经元缺血和坏死，都可导致瘀血阻滞，脉络痹阻，使脑部缺血、缺氧而致癫痫发作。活血化瘀药则可改善脑血循环，促使瘢痕消失，粘连缓解，病理性兴奋灶逐渐消除。显而易见应用活血化瘀药在癫痫的治疗中具有极为重要的作用，常用药如丹参、赤芍、川芎、红花等。

2. 重镇潜阳，宁心安神。

在癫痫的发病机制中，无论是痰浊上蒙、肝风内动、肝火上扰或肝肾亏虚，最终都必累及于心，使心神功能失守，可见"心"是病机的关键，也是治疗的重点，所以重镇潜阳，宁心安神是不可忽视的环节，药如龙骨、龙齿、牡蛎、炒枣仁、石菖蒲等都是常用之品。重镇安神药大多为矿石介类之品,对于阴虚不能制阳,阳亢风动证最为适宜。因为这些矿物药富含钾、钠、钙、镁等多种离子,可提高膜电位阈值,降低病灶区细胞膜兴奋性,有助于控制细胞异常放电。临床也表明重镇安神之品可使神经兴奋性减弱而有一定抗痉作用。他如安神药物酸枣仁、石菖蒲等也都具有镇静和催眠作用。心宁则神安,心神功能协调,癫痫也就易于痊愈了。

案 6. 全身不适难以名状(焦虑症)

[案例]

王某某,男,53 岁。2015 年 7 月 23 日初诊。

主诉:全身不适,难以名状半年。患者系国家机关公务人员,上级领导曾找其进行"反腐"谈话。此后患者思想压力极大,终日忐忑不安。不过最终查清,患者清白,但由于精神紧张,压力过大,以致精神不振,情绪不安,心神不宁,注意力不集中,纳食减退,心悸,失眠,健忘,全身不适,似胀非胀,似痛非痛,而又难以描述和形容,心中十分苦恼。经医院诊查,未见器质性病变,曾服抗精神类药物,头脑更加不清醒,终日昏昏沉沉,无奈之下,停服西药,改求中医治疗。脉沉,舌淡,苔白腻。

中医辨证:肝郁脾虚,心神失养。治以疏肝解郁,健脾养心。

拟方:茯苓 15g,泽泻 9g,白术 9g,当归 9g,白芍 15g,丹参 15g,柴胡 6g,香附 9g,麦芽 30g,炒枣仁 15g,夜交藤 20g,甘草 6g。水煎服。每日 1 剂。早晚分服,7 剂。

7 月 30 日:服药后全身舒适,纳食增加,睡眠好转,精神转佳,难以名状之不适感减轻。脉沉,苔白腻。

照上方加郁金 12g,百合 9g。水煎服。7 剂。

9 月 10 日:患者服后感觉很好,遂继续服用,共服上方 37 剂,诸症痊愈。目前工作、生活已恢复常态。惟感反应较慢,记忆力稍差,别无不适。脉沉,苔薄白。改拟下方以善其后。

当归 9g,白芍 15g,茯苓 9g,白术 9g,丹参 15g,郁金 12g,柴胡 6g,益智仁 12g,百合 9g,甘草 6g。水煎服。7 剂。

[解析]

本例病因明确,过程清晰,是因涉嫌贪腐而致精神紧张,压力过大,思虑过度而引起的轻型精神障碍,属于西医神经症中的焦虑症。中医则属于"郁证""脏躁"等范畴。

从病机来说,由于情志因素导致肝气失于条达。肝气不舒,故而精神抑郁;肝郁克脾,则胃纳失常,脾失运化,以致纳食不振;思虑过度伤脾,则心脾两虚。心血不足,无以养心,故而心悸、失眠、健忘;气血不足乃致精神不振、全身乏力;舌淡为阳气不得输布之故,舌苔白腻为脾虚湿困之象。故本例辨证为肝郁脾虚,心神失养。治以疏肝解郁,健脾养心之法。方中茯苓、泽泻、白术健脾利湿;当归、白芍、丹参养血安神;柴胡、香附疏肝解郁;炒枣仁、夜交藤养心安神;麦芽、甘草开胃和中。服后全身舒适,诸症好转。又加郁金以加强舒肝行气解郁之力,加百合以清心安神以解神思不宁、莫名所苦之症。《本草求真》谓百合能"安神定魂"。上述诸药相伍,针对肝心脾诸脏而设,从而使肝气得疏,脾胃充健,湿浊得化,血脉得行,心神得养,各脏所藏之神得安。脏腑阴阳气血协调,病证自然得以恢复。值得注意的是要与百合病相鉴别。从病因上说,百合病亦有因情志因素而致者。亦有"意欲食,复不能食""欲卧不能卧,欲行不能行"相似之处,但百合病多由阴虚内热而致,其病机主要为心肺阴虚,症状以精神恍惚,语言、行动、饮食似若不能自主,证象变幻无定为临床特点,而本例则以肝气郁结、心失所养为主要病机,这是两者主要的不同之处。

[感悟]

情志因素导致的疾病临床并非少见。如神经症就是一组临床表现差异较大的精神疾病。其表现多种多样,如焦虑、抑郁、强迫、恐惧、疑病或神经衰弱等多种证候。虽其表现证型多样,证候各异,但就其病机而言,总是气机郁滞,影响脏腑功能,扰动心神,神失安宁,最终导致阴阳气血失调所致。因此,治疗上应突出两个方面。

1. 理气解郁是治疗的基本法则。

无论是哪种情志因素所伤,都会影响到肝的疏泄功能。肝气失于调达,而致肝气郁结;肝郁日久,可以化火。肝气横逆,气机郁滞。气滞则影响血的运行而致血瘀。肝郁及脾,脾失健运,又可导致脾胃功能失常。气血生化乏源,则气血不足,心脾两虚。湿浊不化,蕴而生痰,痰湿郁久,又可化热。由此衍生种种阴阳气血失调之证。但肝为气之枢纽,气的疏泄在于肝,所以疏肝解郁是不可忽视的主要法则。

2. 养心宁神是临床治疗的关键。

由于情志所伤,脏失所养,精气不足,则神不守舍。中医学特别强调心主血脉,心主神明。显然心血充盈,则神得安宁,因而养心宁神在治疗上具有关键作用,常用养血安神之品如当归、白芍、丹参、炒枣仁、柏子仁、远志、夜交藤等。

此外,加强心理疏导和心理治疗,消除患者紧张情绪,稳定心理状态也不可忽视。

案7. 语言不利、腿脚不灵(脑梗死后遗症)

[案例]

庞某某,男,43岁。2015年1月15日初诊。

主诉:语言不利,下肢活动受限2个月。患者体型肥胖,喜食油腻之品。10年前曾发生过"脑梗死",因病情较轻,治疗及时,迅即恢复。此次于2个月前发现左侧上肢麻木,左脚不能抬起,走路受限,只能拖地而行,说话断断续续,只能发出单音节,言语不能连贯,左侧口角时时流涎,记忆力减退,易发脾气,精神不振,口干口苦,面色萎黄,面部轻微水肿。既往有脂肪肝、高脂血症病史。脉沉弦无力,舌质稍红,苔白滑。

中医辨证:气虚血瘀,痰瘀阻络。治以益气活血,化痰通络。

拟方:黄芪12g,茯苓15g,白术9g,泽泻15g,赤芍15g,当归9g,川芎9g,丹参15g,地龙9g,桃仁9g,红花9g,决明子15g,黄芩9g,甘草6g。水煎服。每日1剂。早晚分服。7剂。

2月11日:说话较前利索,精神转佳,小便增多,仍口干口苦,右胁不适。脉沉,舌质暗红,苔白滑。

照原方加柴胡6g,焦栀子6g。水煎服。7剂。

2月25日:感觉效果很好,说话较前流利,语句相连,表达自如,左腿已能抬起。脉沉,苔白滑。

照原方加柴胡6g,片姜黄12g,牛膝9g。水煎服。10剂。

3月5日:左腿已能着地,走路较前灵活,步伐亦较前增快。舌头原来发干,现也较前润泽。面部不肿,色泽较前滋润。脉沉,苔白滑。

照原方加片姜黄12g,柴胡6g。水煎服。14剂。

3月19日:上周曾发生短暂头晕,半小时后自行好转。其他稳定如前。脉舌如上。

照原方加天麻9g,片姜黄12g,葛根15g。水煎服。14剂。

4月2日:两腿有劲,走路灵活,每天能活动约1小时,还能骑自行车。说话流利自如。脉沉,苔白腻。

照原方改黄芪 15g。加片姜黄 12g,苍术 9g,柴胡 6g,天麻 9g,制首乌 12g。水煎服。11 剂。

5 月 7 日:左下肢功能基本恢复,走路基本如常。鉴于病情好转,改以下方以维持。

黄芪 12g,当归 9g,赤芍 15g,川芎 9g,茯苓 12g,苍术 9g,泽泻 15g,丹参 15g,地龙 9g,桃仁 9g,红花 9g,片姜黄 12g,决明子 15g,川断 15g。水煎服。12 剂。

[解析]

本例神志清醒,以说话不利、下肢活动受限为主证。

从病史查体中可知,患者喜食油腻之品,形体肥胖,活动较少,此前曾发生过类似病情。既往有脂肪肝、高脂血症史,这些都说明患者痰湿偏盛。痰郁日久生热,痰热上扰,蒙蔽清窍而发病。由于风火痰湿流窜经络,闭塞脉道,窍络失灵,故舌强语謇,说话不利;痰瘀互结,营卫气血失和,脉络失畅,气血不荣,故肢体不用而失去正常功能;口干口苦,易发火,舌质红,为肝火之证;精神不振,脉沉弦无力,为气虚之象。故辨证为气虚血瘀,痰瘀阻络。治以益气活血、化瘀通络之法。方中黄芪益气健脾,促使气血疏通,以达气行血行之效;当归、川芎、赤芍、丹参、桃仁、红花、地龙活血化瘀,通经活络以改善循环,增加脑组织供血;泽泻、决明子祛湿降脂;茯苓、白术、甘草健脾补中;黄芩清泄肝经之郁热。全方以活血化瘀、通经活络为主,配以益气化痰之品,全面兼顾。尔后佐以柴胡、栀子以增加清泄肝火之力;加葛根、片姜黄以加强活血、软化血管之功能,服后效果甚佳,病情日渐恢复。

本例在治法上以活血化瘀、通经活络为主,益气为辅,在黄芪用量上仅用一般剂量,而非大量重用,这与文献所载及临床医家习用大量有所不同,其所以如此,是因患者有痰湿偏盛之病史,目前仍有肝火旺盛之象,若重用黄芪势必会加重阳升火动之势,这是本例之所以用量较小之原因所在。

[感悟]

近年来随着高血压、动脉硬化、高脂血症、糖尿病的增多,脑梗死已成为临床上的常见病,由此造成的语言、思维、肢体功能障碍十分常见,给患者带来极大的不便和负担,成为中风后期治疗的重要问题。

临床实践表明,王清任创立的补阳还五汤对治疗脑中风气虚血瘀证有较好的疗效,现已成为临床上常用的方剂。其中黄芪一味尤为重要,量宜重用,不少医者动辄就 40~60g,甚至更多。那么是否真的需要如此大量呢?很值得医者加以探讨。就缺血性脑中风而言,往往是因瘀而致虚,所以瘀是发病的主要方面,是其因,而虚是病因导致的结果。就脑梗死来说,绝大多数是在高血脂、高血压、高血糖的基础上发生,这些患者血黏稠度增加,血液变黏变稠,以致血行不畅,血脉瘀阻,所以治疗上要针对瘀为重点,应以活血通络为治疗的主要治法。因为血行则气行,血瘀必气滞,两者相互依存,相互依赖,故笔者常以大队活血化瘀之品以通经活络。在此基础上配黄芪以加强益气活血之力,从而使气血运行更加通畅,故黄芪用量一般在 12~25g为宜,最多不超过 30g。此外,笔者通过临床实践深切体会到,若出现下列情况:①伴有肝经郁热,肝火旺盛者,如肝区不适,口干口苦,急躁易怒,目赤肿痛等;②有长期高血压史,时而头痛者;③有脂肪肝、高脂血症、高血黏症者;④舌红,苔黄,脉象滑数或脉紧者;⑤肝肾阴虚,阴津耗伤明显者,黄芪之用量均不宜过大,以免动火升阳,反而对病情更加不利。所以黄芪之用量多少要依病情而定,并非多多益善,重要的是辨证要精准,药物配伍要得当,这是决定用量多少的根本关键。

案8. 肢体瘫痪(脑卒中)

[案例]

申某,男,58 岁。1979 年 3 月 28 日初诊。

主诉:左侧肢体瘫痪,不能翻身 3 小时。患者有高血压史已 5 年,一直服用降压药。今日早上起床发现左侧肢体瘫痪,不能翻身。口角㖞斜,口水外流,不能控制。舌头发僵,不能言语。头晕,倦怠,神志清楚,二便正常。血压180/120mmHg。脉沉细偶有结代。苔白黄。

中医辨证:肝阳上亢,瘀血阻络。治以滋阴潜阳,活血通络。

拟方:生石决明 30g,钩藤 30g,天麻 9g,菊花 9g,草决明 30g,牛膝 15g,丹参 15g,生地 12g,杜仲 15g,黄芩 9g,桑枝 30g,甘草 9g。水煎服。2 剂。每日 1剂,早晚分服。

4 月 2 日:头已不晕,口角㖞斜好转,口中流涎已止,已能慢慢说话,左侧肢体仍无感觉,不能翻身。脉较前有力,苔白黄。改方为:

丹参 30g,当归 9g,赤芍 15g,桃仁 9g,红花 6g,地龙 9g,桑枝 30g,茯苓 15g,牛膝 15g,黄芩 9g,菊花 9g。水煎服。2 剂。

4 月 5 日:口角㖞斜已恢复正常,两侧鼻唇沟对称,面容稍红润,能正常对答,说话较前清楚,左侧肢体已恢复正常活动,但稍感无力。脉弦,无结代。舌质红,苔薄白。

照4月2日方改赤芍20g,加生石决明30g,钩藤15g,生地12g。水煎服。6剂。

4月12日:左侧肢体活动已恢复正常,说话较前流利。惟感口干,其他无不适。血压140~136/90~85mmHg。改方为:

生石决明20g,赤白芍^{各}15g,钩藤12g,茯苓12g,生地15g,玄参15g,麦冬12g,牛膝9g,菊花9g,丹参15g,白术9g。水煎服。6剂。以善其后。

[解析]

本例骤然起病,晨起时发现左侧肢体瘫痪,不能翻身,口角㖞斜,失语,流涎,当属中医的中风范畴。西医诊为脑卒中,脑血栓形成。

脑卒中即中风,是一种急性脑局部血供障碍引起的局限性神经损害。可分为缺血性和出血性两大类。其中脑血栓形成最为多见,约占脑卒中50%。因其高发病率、高死亡率和高致残率成为危害人民健康的严重疾病。近年来临床观察表明,对缺血性中风中医药有明显降低患者病死率和致残率的优势。中医学认为中风之发生主要是气血亏虚,心肝肾阴阳失调,以致气血运行受阻,阴亏于下,肝阳暴张,阳化风动,气血逆乱,夹痰夹火,阻滞脉络,或蒙蔽心窍所致。然而虽其病机复杂,但肝肾阴虚是其根本,而风(肝风)、痰(风痰,湿痰)、气(气逆)、血(血瘀)是其标。在病理演变过程中标本之间相互作用,相互影响,而成本虚标实的上盛下虚之证。

现代医学认为脑血栓形成的根本原因是高血压、动脉硬化、糖尿病等引起脑血管供血障碍。本例正属于此。患者素有高血压史,由于肝肾阴虚,肝失所养,肝阳偏亢,阳动化风,风火上扰清窍故而头晕;阳亢风动,血随气逆,风阳夹痰,流窜经络,故而口眼㖞斜、不能言语、半身不遂;脉沉细偶有结代为阴虚阳亢,脉络不和之候;苔白黄是痰湿化热之象,故证属肝阳上亢,瘀血阻络。治以滋阴潜阳,活血通络之法。方中石决明、钩藤平肝潜阳;天麻、菊花平肝息风;白芍、生地滋养肝肾之阴;桑枝祛风通络,配杜仲以补肝肾,降血压;黄芩清肝火而降血压;草决明清肝热,与黄芩、菊花、钩藤相配伍更能增强降血压之力;丹参、牛膝活血化瘀以通络;甘草调和诸药。全方以大队重镇之力以平息肝阳上亢,再辅以清热养阴之品,重点突出,主次分明,标本兼顾。患者服药后迅即见效。头不晕,流涎止,已能说些短语。尔后当以活血化瘀通络之品为主,佐以平肝之法,病情明显改善,肢体活动逐渐自如,语言表达日渐清晰,血压较前下降。患者已恢复常态。最后以平肝、滋阴、活血之法以巩固效果。

[感悟]

中风系多种因素导致的急性脑血管病。其病因多由于不良的生活方式如生活不规律,情志过极,长期处于紧张状态;或饮食不节,嗜盐过度;或过于嗜酒,恣食肥腻;或劳累过度,缺乏休息,以致气血逆乱,阳亢风动,夹痰夹火,瘀阻脉络最终形成本虚标实证,因而对脑卒中的治疗总以滋补肝肾,平肝潜阳,降逆息风,清火豁痰,活血化瘀为主要治则。对于缺血性中风的治疗,要重在平肝息风,化瘀通络之法。古方镇肝熄风汤、羚角钩藤汤加减有较好的效果。笔者体会要依病情的标本虚实,应治标为先,或标本兼治为宜。平肝潜阳首选石决明、钩藤、天麻、夏枯草等;阴虚甚者,可加熟地、枸杞子、山萸肉等;心中烦热者,可加栀子、黄连等;活血化瘀之品如丹参、赤芍、桃仁、红花等,对缺血性中风者可谓不可缺如,这有助于扩张脑血管,改善微循环,加速瘫痪肢体的恢复。现代药理学研究表明,丹参能扩张血管,改善微循环,增加冠状动脉和脑血管流量,改善心脑血液供应等。川芎可降低血小板表面活性,对积聚的血小板有解聚作用,并有扩张血管、增加血流和降低血压作用。总之,活血化瘀药对缺血性中风有良好的治疗效果。

案9. 头晕(腔隙性脑梗死)

[案例]

李某某,男,45岁。2015年2月7日初诊。

主诉:头晕1月余。患者身体素健,日前因经营煤炭生意不景气,心中郁闷,常感头晕,且日渐加重。伴精神不振,记忆力下降,心中烦乱,急躁易怒,情绪不安,睡眠不实。平素嗜好吸烟,量也较大,烟龄长达20余年。检查血压134/90mmHg,血糖正常,血脂在正常之上限,血流变显示血液黏稠度较高。超声提示双侧颈动脉硬化,伴左侧斑块形成。心电图大致正常。CT提示左侧基底区低密度影,拟为腔隙性脑梗死。中医检查脉沉,唇舌色暗,舌尖红刺,苔薄白。

中医辨证:心肝火旺,心神被扰。治以清心泻火,养心安神。

拟方:白芍15g,当归9g,丹参15g,黄连6g,焦栀子6g,茯苓9g,白术9g,黄芩9g,菊花9g,泽泻15g,柴胡6g,炒枣仁15g。水煎服。每日1剂。早晚分服。12剂。

3月2日:服药后头已不晕,精神转好,心中烦躁感消失,睡眠亦好转。脉沉,舌质较暗,苔白腻。改方为:

当归9g,赤芍15g,川芎9g,丹参15g,苍术9g,泽泻15g,决明子15g,黄芩9g,葛根15g,红花9g,片姜黄12g。水煎服。15剂。

3月24日:头不晕,精神好,已恢复往日正常状态,偶有轻度齿衄。脉沉,苔白滑。

照3月2日方加丹皮15g,黄芪12g。水煎服。15剂。

4月14日:未再发生齿衄,一切如常,无明显不适。脉沉,唇色及舌质正常,苔白腻。

照3月2日方改红花6g,加黄芪12g,制首乌12g,薏苡仁20g。水煎服。15剂。

5月4日:感觉良好,精神佳,面色滋润。近日上火,大便不利。脉沉,苔薄稍腻。鉴于病情明显好转,嘱其续服。

照3月2日方改片姜黄15g,决明子20g,泽泻20g。加制首乌12g。水煎隔日服用。15剂。

随访:患者照上方服用一个多月,一切好如常人。复查CT未见异常。

[解析]

本例因头晕而就诊,参考CT检查,诊为腔隙性脑梗死当无疑问。所谓腔隙性脑梗死是指脑深部穿通动脉的缺血微梗死或软化灶,经愈合后形成的微小腔隙。因病灶小,又不在神经通道上,大多无明显的临床表现或症状轻微。临床上依其表现分属中医的"眩晕""中风"等范畴。

本例表现的特点是肝气郁结,郁而化火,肝火旺盛,肝阴耗伤,风阳升动,上扰于脑,故而头晕;肝郁化火,疏泄失常,故而情绪不安,急躁易怒;肝火扰心,神不守舍,以致心烦不安,睡眠不实;肝火伤阴,气血耗伤,致精神不振;脑为髓之海,肝病及肾,肾精不足,不能生髓,髓海空虚,故而记忆力下降;唇舌色暗为血瘀之象,舌尖红乃心火偏亢之候,故辨证为心肝火旺,心神被扰。治以清心泻火,养血安神之法。方中栀子、黄连、黄芩清泄心肝之火;当归、白芍、丹参、炒枣仁养心血、安心神;柴胡、黄芩泻肝经郁热;泽泻与茯苓、白术相伍健脾祛湿以增加泻热之力;菊花疏散肝经之热。全方以清热泻火为主,辅以养血安神之品,从而共达心肝火降,阳亢自平之效。服药后效果甚佳,心烦不安之感消失,睡眠转佳。尔后加决明子以加大清肝热之势,并能通便、降浊以降低血脂;加葛根解热降压,改善血循环,有助于动脉硬化之缓解;加片姜黄能活血化瘀,破血行气,有助于血管斑块之消融与稳定。并依其证候之变化随证化裁,病情得以日渐好转。

[感悟]

腔隙性脑梗死临床上并不乏见。属于中风病中的缺血性中风。中老年人最为高发。高血压、高血脂、高血黏度是本病最主要的原因。本病起病多较隐匿,往往不易被发现,有时可能出现不被人注意的症状,如头晕,肢体麻木,咬舌头,记忆力减退,情绪不稳,反应迟钝,容易丢三落四等,对于这些一过性或轻微的表现,都应提高警惕,及时检查,以免延误治疗。

1. 腔隙性脑梗死的病机特点。

腔隙性脑梗死的病因病机与脑梗死是相同的,其发病主要是情志所伤,五志过极,而致肝阳亢越,心肝火旺,气血逆乱;或嗜食肥甘,痰湿偏盛,脾失健运,聚湿生痰,阻滞脑络;或肝阳旺盛,横逆犯脾,脾运失司,内生痰浊;或肝火内盛,炼液成痰,痰浊郁积脉道,以致脑络瘀阻;或正气亏虚,肝阳偏亢;或素体肝肾阴虚,阳亢风动;或工作劳累,气血亏损;或生活起居失宜,以致肝阴亏虚,肝阳亢盛。总之,脑梗死的发生,病机较为复杂,但不外是气(气逆)、火(肝火、心火)、痰(痰湿)、虚(气虚、血虚、阴虚)、风(肝风)、瘀(血瘀)几个方面,但脑络瘀阻,血行不畅是缺血性中风的共性,也是发病的关键。阴液亏虚、气血不足是其本,火、痰、瘀、滞是其标,由此形成虚实夹杂、本虚标实的多种表现。但腔隙性脑梗死之特点在于病期较早,病变范围较小,风的表现较轻,人体正气尚好的阶段,所以把握这个时机,及时治疗,康复还是很有希望的。

2. 腔隙性脑梗死的治疗原则。

腔隙性脑梗死的治疗原则与脑梗死的治疗是相同的,主要有以下治法:

(1)活血祛瘀是首选治法:不论临床上表现是实证、虚证或虚实夹杂证都可出现脑络瘀阻,闭塞不通即脑血管缺血之象,因此,活血脉、通脑络是治疗的当务之急,成为首选之法。以期尽快使脑络通畅,瘀血消融,保证脑部正常血液循环,使脑的功能恢复正常。常用药如丹参、川芎、赤芍、地龙、红花等。

(2)祛湿化痰以消瘀:痰浊偏盛是本病发生的重要因素之一。由于贪嗜饮酒,过食肥甘,使脾失健运,聚湿成痰;或肝阳偏旺,横逆犯脾,运化失常,痰浊内生;或肝火内盛,炼液成痰,均可使痰浊上壅,阻滞脑络,使脑部缺血。临床检查表明患者多有高脂血症、血液黏稠度增加等,以致脂浊沉积脉道,血管变窄,血运不畅而致局部缺血。所以必须重视祛湿化痰,清利血脉以消瘀。常用药如泽泻、茯苓、决明子、炒山楂、瓜蒌等。

（3）清肝泻火以通瘀：情志所伤，五志过极，使肝失条达，气机郁滞，郁而化火。肝火旺盛，引动心火，使心火亢盛，灼津耗液，血行不畅，而致脑络瘀阻，故清肝火，泻心火以使脑络通畅。从而使热毒去，脑络通，气血畅顺，梗阻自消，常用药如黄连、栀子、黄芩、大黄等。

（4）调理气血以散瘀：气血是维持人体生命活动的主要物质基础，两者相互关联，相互依存。气血调和则脏腑安然，脏腑功能紊乱必影响气血运行，正如古人所云："气血冲和，百病不生。"若气机郁滞则血行不畅，血脉凝滞而为瘀。显然血脉瘀滞不畅，脑络失养则诸症丛生，故调理气血实属必要。临床实践表明，理气可以化痰，行气可以消滞，活血可以通络。故调理气血，使气血畅达，脏腑协调，则瘀滞易于消散，常用理气药如枳实、枳壳、柴胡等，活血药如丹参、川芎、红花、片姜黄等。

（5）益气活血以化瘀：脑梗死（包括腔隙性脑梗死）多见于中老年人。气虚是其主要病机之一。气为血帅，气虚则推动血行乏力，极易发生血脉凝滞而成瘀，瘀血阻滞脑络而发病。治当益气活血化瘀之法。常用益气药如黄芪、人参、党参、白术等，活血药如当归、丹参、川芎、鸡血藤、片姜黄、郁金等。

总之，本病的治疗应以活血化瘀为中心，结合证候的不同，采取多治则的联合应用。临床上最常用的有调理气机，活血通络法；平肝潜阳，活血通络法；清心泻火，祛瘀通络法；理气化痰，祛瘀通络法；化痰祛湿，活血消瘀法；益气养血，活血化瘀法等。

案10. 腿软无力、发僵、活动困难（周期性瘫痪）

[案例]

尹某某，男，44岁。2016年8月5日初诊。

主诉：下肢软弱、沉重、无力12年，复发3天。患者今年6月因病情复发入住某医院。检查确诊为周期性瘫痪，经治疗后好转出院。家族中无类似病史。患者系个体经营者，拥有大型卡车跑运输，早出晚归，饮食不节，饥饱无常，甚为劳累。每次发作均为双下肢，每年都有发生，已有12年之久。近3天来病情复发，下肢软弱、沉重、无力，两腿发僵，走动后逐渐好转。起坐、穿袜子困难，并伴腿部肌肉疼痛，上肢酸胀不适。查体甲状腺不肿大，两手无颤抖。化验：血钾2.73mmol/L，血氯、钠、钙正常。游离三碘甲状腺原氨酸（FT_3）10.9pmol/L，游离甲状腺素（FT_4）29.6pmol/L，促甲状腺素（TSH）0.004μIU/ml，抗甲状腺过氧化物酶自身抗体（anti-TPOAb）198IU/ml。脉沉,苔白腻。

中医辨证:脾虚湿盛,肾气不足,肝气失和,筋脉失养。治以健脾除湿,疏肝强肾,活血养血,舒筋活络。

拟方:独活12g,茯苓15g,苍术9g,泽泻9g,黄芪12g,白芍15g,当归9g,木瓜15g,川断15g,秦艽9g,川芎6g,薏苡仁30g,杜仲12g,肉桂3g,甘草6g。水煎服。每日1剂,早晚分服。7剂。

8月12日:仍感两腿软弱无力,发僵,肌肉疼痛,腿抬不起来似觉稍好。脉沉弦,苔薄白腻。

照原方去独活。改白芍25g,木瓜20g,黄芪15g。加牛膝9g。水煎服。7剂。

8月19日:膝关节发僵较前好转,肌肉疼痛减轻,走路较前灵活。上午10点半后偶感心悸、肠鸣,大便不成形,咽喉稍疼痛,阴囊潮湿。昨日复查血钾3.79mmol/L,已正常。血氯、钠、钙亦均正常。FT_3:10.1pmol/L,FT_4:25.4pmol/L,较前降低,anti-TPOAb:1 000IU/ml,TSH:0.004μIU/ml。脉沉,苔薄白,边有齿痕。改方为:

茯苓12g,苍术9g,白芍15g,当归9g,柴胡6g,黄芩9g,板蓝根20g,木瓜20g,薏苡仁30g,连翘20g,香附9g,威灵仙12g,杜仲12g,肉桂6g。水煎服。7剂。

8月26日:病情同前,站立时腿部肌肉疼痛,今日加服枸橼酸钾。脉沉,苔薄白,有齿痕。

照8月19日方去薏苡仁。加枸杞子15g,川断15g。水煎服。15剂。

9月10日:病情较前好转。精神好,腿不软,能走500多米路。惟阴囊潮湿,痒,性功能低下。大便成形。脉沉,苔薄白。

照8月19日方去薏苡仁、威灵仙。加枸杞子15g,牛膝9g,淫羊藿9g。水煎服。7剂。

9月17日:偶感颈部(甲状腺处)不适。其他均好。脉沉,苔薄白。

照8月19日方去木瓜、威灵仙。加淫羊藿9g,枸杞子15g,白术9g。水煎服。7剂。

9月26日:目前精神好,身上有劲,全身舒适,阴囊不潮湿,大便正常。偶感疲乏,但较前亦轻。复查FT_3:6.22pmol/L,FT_4:9.4pmol/L,均属正常。TSH:0.016μIU/ml,anti-TPOAb:614IU/ml,亦好转。脉沉,苔薄白,齿痕。改方为:

茯苓9g,白术9g,白芍15g,当归9g,柴胡6g,香附9g,黄芩9g,连翘15g,金银花 15g,薏苡仁 20g,淫羊藿 9g,杜仲 12g,肉桂 3g。水煎服。14 剂。

10 月 12 日:一般情况良好,精神佳,食欲好,手有力,腿有劲,并能参加秋收,但久站则感腰困。脉沉,苔薄白,齿痕。

照 9 月 26 日方去香附。改薏苡仁 30g。加牛膝 9g。水煎服。20 剂。

11 月 7 日:已正常上班,全天工作。各方面感觉均好,惟时而腰困,阴囊潮湿。脉沉而有力,苔薄白。

照 9 月 26 日方去香附、金银花、连翘。加巴戟天 9g,杜仲 12g,菟丝子 12g。水煎服。30 剂。

12 月 9 日:复查 FT_3:4.99pmol/L,FT_4:11.2pmol/L,TSH:1.7μIU/ml,均属正常。anti-TPOAb:252IU/ml,亦明显下降。血钾、钠、氯、钙亦均正常。目前正常上班。偶感两肩胛处及腰部发困,其他均好。脉沉,苔薄白。

照 9 月 26 日方去香附、金银花、连翘。加黄芪 12g,巴戟天 9g,桂枝 9g,菟丝子 12g。水煎服。20 剂。以巩固之。

2017 年 5 月 12 日:复查 FT_3、FT_4、TSH 均正常,anti-TPOAb:68.4IU/ml。接近正常。

[解析]

本例突出的表现是:①下肢软弱、沉重、无力、发僵,甚至不能正常活动。②血钾降低。③甲状腺功能指标异常。西医诊为周期性瘫痪并发甲状腺功能亢进。中医则属"痿证"范畴。

痿证是指肢体筋脉弛缓,痿软无力的一种病证。患者虽无家族遗传史,但与长期工作劳累,饮食不节有很大关系,可以说是发病的主要因素。由于饮食不节,饥饱无常导致脾胃功能受损,气血生化不足,水谷精微无以温煦四肢肌肉以致肢体软弱、沉重、无力、发僵;肝藏血,主筋,为罢极之本。肾藏精,主骨。精血充盛,则筋骨坚强。若精血亏损,则肾精不能灌溉诸末,血虚不能营养筋骨,以致筋骨不坚,故而肢体痿弱,关节发僵;肢体之所以发凉,乃寒凝血滞,气血不能达于肢端之故;脉沉为正气虚弱之候,苔白腻为寒湿偏盛之象。故证属脾虚湿盛,肾气不足,肝气失和,筋脉失养。治以健脾除湿,疏肝温肾,养血活血,舒筋活络之法。方中茯苓、泽泻、苍术、薏苡仁除湿;秦艽祛风湿;木瓜舒筋活络而祛湿;黄芪、甘草益气健脾;白芍、当归、川芎养血而活血;独活祛风胜湿;川断、杜仲补肝肾强筋骨,川断还能通利血脉,杜仲且有一定镇痛作用,是治肾虚下肢痿软的要药;肉桂温补脾胃而利血脉。尔后加柴胡、香附以疏肝,又依病情酌加淫羊藿、巴戟天、菟丝子补肾阳,祛风湿,强筋骨。并辅以适量清热解毒之品以消除炎症。全方以祛湿为重点，从肝脾肾着手，既治标，又治本，层次分明，全面兼顾，遂使症状迅即缓解，甲状腺功能指标逐渐好转，病情得以恢复。

本例确诊为周期性瘫痪并发甲亢。其所以发生甲亢，与患者长期饮食不节，导致脾胃虚弱有关。加之工作劳累，思想压力较大，以致肝气郁结，疏泄失常，肾气失充。其临床表现痰湿虽盛，但未形成痰凝气结，甲状腺不肿大；其次，虽患者罹病日久，导致正气亏虚，但主要是肾阳亏虚而非肾阴虚损。第三，虽有肝气郁结，但肝火并不亢盛。故其治疗既不宜清肝泻火、滋阴清热，也不宜益气养阴，而是针对性健脾除湿，疏肝温肾，养血活络。细心辨析证治上的特点，这是本例的特殊之处，也是需要提请读者关注之点。

[感悟]

周期性瘫痪是钾代谢障碍而引起反复发作的松弛性瘫痪的一种疾病。多认为是先天性遗传性疾病。国内病例多无家族史，少数有遗传倾向。很多因素如剧烈运动后、饱食后、感染、创伤、紧张以及饮酒等常诱使发作。根据其主证表现，属于中医的痿证范畴。

有关本病的治疗，应强调以下几点。

1. 饮食规律。

在日常食物中如蔬菜、水果、肉类、鱼类、谷类、豆类等均含有丰富的钾盐，只要按正常时间进食，就能保证摄入足量的钾离子，即可防止钾缺乏症的发生，所以要注意饮食规律，食物搭配合理，不忌口，不挑食，这是防治本病的基本要求。

2. 健脾益气。

脾胃为后天生化之本，气血生化之源。脾胃亏虚，受纳运化功能失常是痿证发生的主要原因。《素问·太阴阳明论》："今脾病不能为胃行其津液，四肢不得禀水谷气，气日以衰，脉道不利，筋骨肌肉皆无气以生，故不用焉。"《证治汇补》明确指出："因饥饿劳倦，胃气一虚……皆失所养，故宗筋弛缓，骨节空虚。"所以临床上常用健脾益气之法以治之。常用药如党参、黄芪、茯苓、白术、山药、薏苡仁等。

3. 补益肝肾。

肝藏血，主筋，为罢极之本，号称血海。肾藏精，主骨生髓，为先天之本。精血充盛，则筋骨坚强，活动正常。故痿证时应补先天以滋肾精，养肝血以充血脉。应注意的是病程日久，阴损及阳，不仅出现肾阴亏虚，还可出现阳虚或阴阳两虚，所以不应一味滋补肾阴，还要选用温补肾阳之品，如淫羊藿、巴戟天、杜仲、肉桂等。养肝血常用当归、白芍、熟地、何首乌、鸡血藤等。

七、泌尿、生殖系统病证案例

案1. 尿道疼痛（尿道炎）

[案例]

朱某某,男,18岁,未婚。1982年8月30日初诊。

主诉:尿道疼痛1月余。患者1个多月来尿道不适,刺痒感。初未介意,继而逐渐出现尿道疼痛,尤以排尿将完时明显,尿急,但排尿次数不多。小便稍浑,无尿血等。小便化验脓球(++),余皆阴性。脉弦。舌尖红,苔薄舌根腻。

中医辨证:下焦湿热。治以清利下焦湿热。

拟方:滑石15g,萹蓄9g,瞿麦9g,木通6g,车前子[包]9g,连翘15g,白茅根24g,甘草3g。水煎服。3剂。每日1剂,早晚分服。

9月2日:仍尿痛,终末时尤甚,因尿道疼痛而不敢尿。脉滑,苔黄腻。

照上方加土茯苓20g,苦参12g,蒲公英20g。水煎服。4剂。

9月6日:尿道疼痛较前减轻。现诉口干,脉弦,苔白。复查尿常规,蛋白(-),白细胞0~1。

照原方改苦参9g。水煎服。3剂。

9月9日:尿道疼痛不明显。近日受凉感冒,咽喉疼痛,轻微鼻衄。脉舌如上。

照原方改连翘20g,加蒲公英20g,土茯苓15g。水煎服。4剂。

9月13日:咽痛好转,尿道不痛。尿检蛋白(-),白细胞偶见。脉舌如上。

照原方改连翘20g,加蒲公英20g,土茯苓15g,黄柏6g。水煎服。4剂。

9月20日:感觉良好,化验小便仍偶见白细胞。

照原方加蒲公英20g。水煎服。4剂。

9月27日:稍感口干,别无不适。尿检均正常。脉稍弦,苔薄白。改用下方以巩固疗效:

滑石15g,萹蓄9g,瞿麦9g,木通6g,车前子[包]9g,连翘15g,白茅根24g,生地 12g,蒲公英 15g,甘草 3g。水煎服。4 剂。

[解析]

本例为典型之尿道炎。中医属"淋证"范畴。其病机为湿热下注膀胱,以致气化不利,不能通调水道,故而尿道疼痛、尿急。小便浑而不清、舌红、苔薄根腻为湿热之象。故治以清利下焦湿热之法。方中萹蓄、瞿麦、木通、车前子利尿通淋;滑石、甘草清热利湿;连翘与白茅根相伍泻火利尿。尔后加苦参、土茯苓、黄柏等意在加大清热之力。后期有阴伤之象,故加生地以养阴清热。全方以清热利湿通淋为主,使热去湿清,排尿通畅,病情迅即改善。

[感悟]

尿道炎是泌尿系感染的一种。临床上有淋菌性尿道炎和非特异性尿道炎。本病属于中医学中的"淋证"范畴。古代医籍有五淋之分。其病机多认为属热。如《金匮要略》认为是"热在下焦",《丹溪心法》亦强调"淋有五,皆属于热",故清热通淋是治疗的主要法则,并有显著疗效。但临证时还应注意虚实的辨证,若属虚证者,仍以补益脾肾治之。

另外,要注意的是淋证证候表现的转化。实证可以转化为虚证或虚实夹杂证,用药上就应依证施治。急性感染多属实热证,采取清热利湿通淋治法常有良好效果,方用八正散加减。湿重热轻者,以五苓散为主,适当化裁。慢性者多属虚实夹杂证,可选用六味地黄丸或知柏地黄丸加减治之。

案 2. 尿频(泌尿系感染)

[案例]

左某,女,40 岁。1976 年 4 月 5 日初诊。

主诉:尿频半月。患者半月来小便次数增多,每天 20 多次,伴尿频、尿急、腰困,两肩困疼,手腿憋胀,小腹隐痛,手脚心热。既往有泌尿系感染史。此次为第 4 次发病。化验血常规正常,尿常规中蛋白微量,管型(−),脓球(++++)。尿培养:大肠杆菌,计数:6 500 万/ml。脉弦滑,舌尖红,苔白腻。

中医辨证:膀胱湿热。治以清利膀胱湿热。

拟方:土茯苓 30g,黄柏 6g,金银花 30g,连翘 20g,木通 6g,泽泻 9g,萹蓄 12g,瞿麦 12g,乌药 6g,车前子(包)12g,赤芍 18g,甘草 3g。水煎服。每日 1 剂,早晚分服。4 剂。

4月9日:药后病情好转,小便次数较少,一天10余次,尿急亦减轻,但仍感尿痛。脉舌如上。效不更方,照上方,4剂。

4月13日:症状明显好转,小便次数减少,每日七八次。排尿不痛,但有灼热感。现诉全身乏力,手足心热,小腹不痛。脉沉弦,苔薄白。改方为:

土茯苓24g,萹蓄12g,瞿麦12g,金银花24g,连翘24g,木通6g,车前子^(包)9g,赤芍12g,黄柏6g,当归9g,白术6g,生地12g,川芎6g。水煎服。每日1剂,早晚分服。4剂。

4月17日:排尿正常,次数不多,亦无疼痛。仍感身软乏力,口稍干,手足心热。脉沉,苔薄白。复查尿常规:蛋白(-),红细胞(-),脓球(-),偶见白细胞。尿培养(-)。鉴于病情恢复,改方为:

党参9g,茯苓12g,白术9g,生地15g,山药15g,泽泻9g,丹皮12g,赤芍12g,地骨皮12g,萹蓄9g,瞿麦9g,牛膝9g,枸杞子15g,甘草6g。水煎服。每日1剂,早晚分服。10剂。以巩固疗效。

[解析]

患者以尿频、尿急、尿痛为主证,病属中医之"淋证"范畴。结合既往有泌尿系感染史,此次化验尿培养有大肠杆菌,且数量较多,西医诊为大肠杆菌引发之泌尿系感染,当无疑问。

尿路感染是泌尿系疾病中的常见病,包括膀胱炎、急慢性肾盂肾炎,临床发病率较高,妇女尤为多见,这和妇女生理特点有关。主要由于女性尿道短而且宽,括约肌薄弱,尿道口与阴道肛门较近,细菌容易侵入膀胱,进而上逆输尿管、肾盂乃至肾实质而受到侵害,最终导致慢性肾衰竭。

中医学认为淋证之病因是湿热之邪下注膀胱。体质亏虚或慢性久病或肾虚是发病的重要内因。病位在肾与膀胱,病理是肾虚失职与膀胱湿热蕴结,病变过程有急性与慢性之分。

对淋证的辨证,重当分清虚实。一般而言,急性发作,多为实证,以下焦湿热为主。慢性久病,多为虚证或虚实夹杂证,正虚以肾虚、脾虚为主,邪实以湿热蕴结多见。治疗当根据虚实之偏盛程度,或重在祛邪,或虚实兼治,要恰当地掌握标本主次,缓急轻重,灵活用药。

就本例而言,发病时间不长,尿路刺激症状明显,一派实证、热证之表现,脉象弦滑,舌红,苔白腻,正是湿热之征象。显然,湿热下注膀胱,以致肾的开阖功能失职,水道不利是其主要病机。辨证当属膀胱湿热,蕴结下焦,治当清利湿热,解毒通淋之法。方中土茯苓、黄柏、木通、泽泻、车前子均为清热利湿之品,萹蓄、瞿麦利湿通淋,配以金银花、连翘、甘草加大清热解毒之力,辅以赤芍活血以清热,乌药以行气。诸药相伍,迅即取得症状及化验的改善。尔后,随着下焦湿热的消除,会出现肾虚及阴伤的表现,故佐以生地、地骨皮及枸杞子、牛膝养阴清热、滋肾补虚之品以加速康复。

[感悟]

泌尿系感染,中医称为淋证,在治疗方面应重视下面几个问题:

1. 重用清热解毒之品。

泌尿系感染多属"淋证"之膀胱湿热证。采取利湿清热解毒通淋之治法,常能取得良好效果,对改善症状尤为明显。如在此基础上加用一些清热解毒之品,如蒲公英、土茯苓、金银花、连翘、黄芩、败酱草等,将更能提高疗效,特别是对西药治疗效果不好,或对病原微生物产生耐药性的患者,或无症状而长期菌尿患者更为适宜。现代药理研究证实,许多清热解毒药不仅有抗菌、消炎、抗病毒作用,且有提高免疫功能的作用。

2. 注意培补脾肾。

随着急性期病情的控制,会逐渐出现肾虚的表现,如腰部酸困、腰痛等,或头昏耳鸣、咽干唇燥等阴虚内热之象。若病情久延不愈,转入慢性阶段,会出现脾肾两虚之候。如神疲无力,腰膝酸软,面浮肢肿,食欲不振等,此时应予补脾滋肾,清利余热,可加用党参、白术、山药、山萸肉、丹皮、黄柏等,既可改善症状,也有助于提高远期效果。

3. 适当佐用活血化瘀药。

对于正虚邪恋或虚实夹杂的慢性久病者,应酌加活血化瘀药物,如当归、川芎、赤芍、丹参、莪术、红花、三七等,则有助于肾功能的改善,并可预防肾间质纤维化的发生。

案3. 尿   血

[案例]

邹某,女,46岁,1979年2月8日初诊。

主诉:间断性无痛性尿血3月余。患者多年前曾患急性肾盂肾炎,经治疗痊愈。此后身体尚可,偶感腰痛。去年10月无明显诱因突然尿血,无尿频、尿急、尿痛及发热等,住院治疗后尿血缓解。但出院后不久,又发生尿血,肉眼观察呈鲜红色,仍无尿频、尿痛等。因疑为肿瘤,再度入院,虽多方检查,无法确诊,遂至上海诊治,亦未见明显效果。近1个多月来虽无大量尿血,仍时有轻微血尿,尿常规化验红、白细胞持续存在。现诉:腰困,腰痛,小腹不适,口黏而苦,小便短赤。脉弦滑,舌体胖大,舌苔黄腻。检查:心、肺及腹部未见异常。白细胞7 700/mm³,中性粒细胞67%,淋巴细胞30%,血沉20mm/h,尿常规:尿蛋白(-),红细胞(++)~(+++),白细胞(+),尿培养6次,1次为大肠杆菌,5次(-),血肌酐及24小时尿肌酐均正常。膀胱镜检查未见异常,肾盂造影正常,肾图双肾功能正常。

中医辨证:湿热蕴阻下焦,热伤脉络,破血妄行。治以清热利湿,凉血止血之法。

拟方:土茯苓24g,萹蓄9g,瞿麦9g,滑石15g,连翘24g,蒲公英24g,车前子(包)9g,丹皮6g,白茅根24g,仙鹤草12g,薏苡仁24g,甘草3g。水煎服。每日1剂,早晚分服。6剂。

2月14日:药后口苦、尿黄减轻,腰困好转,未见明显尿血,化验红细胞(+),白细胞(+),其余未见变化。脉舌如上。

照原方土茯苓、蒲公英、连翘、白茅根均改为30g,萹蓄、瞿麦改为12g。加女贞子12g,大小蓟^各9g。水煎服。12剂。

2月27日:仍感腰困,小腹痛,大便稀,一日两次。化验尿常规明显好转,仅有白细胞少许,其余皆(-)。

改方:土茯苓24g,萹蓄9g,瞿麦9g,连翘24g,蒲公英24g,山药12g,枸杞子12g,白术9g,乌药6g,大小蓟^各9g。水煎服。6剂。

3月5日:腹不痛,大便正常,惟感腰困。化验尿常规红白细胞少许。

照2月27日方加川断12g。6剂。

4月12日:病情稳定,无明显变化。

照3月5日方续服6剂。

4月18日:自就诊以来,病情日渐好转,未再尿血,化验尿常规已属正常,尿培养(-),惟感腰困疼。脉沉弦,苔薄腻。仍以利湿为主,辅以清热,佐以补肾治之。

改方:茯苓15g,猪苓6g,泽泻9g,车前子9g,连翘24g,牛膝9g,女贞子12g,枸杞子12g,川断12g,白茅根30g,丹皮9g。水煎服。12剂。

5月3日:稍感腰困,小便自如,再未尿血。其他均无不适。脉沉,苔稍腻。尿常规化验均正常。

仍照上方加薏苡仁30g,以巩固之。

[解析]

尿血一证,多由于热,热伤血络,血不循经所致。考虑本例发病突然,血色鲜红,符合热之特点。然脉象弦滑,舌体胖大,苔黄腻,乃是湿象夹热之特征。故本例辨证当为湿热蕴结,郁于下焦,治宜清热利湿之法。因尿血为其主证,故当佐以凉血止血。参考化验结果,尿中有红、白细胞,培养有大肠杆菌生长,更有助于泌尿系感染之诊断。

本例不典型之处,在于没有尿频、尿急、尿痛等膀胱刺激症状,也即中医所说之膀胱湿热证,可能与膀胱气化功能尚好有关。

方中土茯苓、连翘、蒲公英清热解毒;萹蓄、瞿麦、滑石、甘草、车前子、薏苡仁利湿清热;丹皮、白茅根、仙鹤草凉血止血。本例以此为基础方,结合病情,稍加化裁,使尿血得以痊愈。同时,随着肾虚证候的出现,酌加山药、续断、女贞子、枸杞子等补肾之品,使其自觉症状也逐渐得以缓解。

[感悟]

尿血(包括肉眼观察血尿和小便化验红细胞增多)是泌尿系病证中常见的证候。临床多见于肾脏炎症、尿路感染、结核、结石、肿瘤等。其病因古人多强调为热,如《金匮要略》五脏风寒积聚篇提出:"热在下焦者,则尿血。"而肾主水,维持体内水液平衡。肾与膀胱相表里。膀胱功能行气化水,故下焦热多与湿合而为患,形成湿热之邪,只是湿与热的程度有所差别而已。若湿热郁阻下焦,损伤血络,血溢脉外而成尿血。故治疗之法一是清热利湿,这是治疗的主要法则,应贯穿于治疗的全过程,如萹蓄、瞿麦、革薢、车前子、滑石等。再者,还应结合病因适当选用某些药物,如系炎症所致者,可加用金银花、连翘、蒲公英等清热解毒之品;如系结石引起者,可加用金钱草、石韦、冬葵子、海金沙等排石通淋之药;如系肿瘤所致者,可配合白花蛇舌草、半枝莲、猪苓等,以求达到治疗必求于本的目的。

其二,是止血与活血的合理应用。人们常说见血则止血,《血证论》把止血列为第一要法。故止血常是患者及医者之首要期盼,然而止血切勿过于收敛。因离经之血即为瘀血,瘀血不去,可加重出血,引起尿道涩滞不畅,反使病情加重,故宜活血化瘀止血,如用赤芍、丹参、蒲黄、三七等,从而使瘀血消散,经脉疏通,使妄行之血以归经,达到止血而不留瘀之效。

其三,注意脾肾之调补。脾肾亏虚在尿血中起着一定作用。脾虚不能统血,肾虚不能固涩均可引发尿血。特别是在慢性阶段,患者反复尿血者更应注意健脾益气、补肾固涩的应用。在辨证上应力求进一步分清偏于脾肾气虚或肾阴亏虚或气阴两虚,甚至阴阳两虚。这样,有的放矢,针对下药,效果将会更好。

案 4. 腰痛(尿路结石)

[案例]

吴某,男,41 岁,高校教师。1974 年 4 月 17 日初诊。

主诉:腰困痛 1 周,加重 1 天。患者于昨日中午时分突然右侧腰痛,较为剧烈,并向大腿内侧及会阴部放射,但不久即缓解,转为小腹隐痛伴小便短赤。追问病史,患者 16 年前曾因左侧肾结石在湖南医学院附院手术。检查腹部柔软,右下腹轻度压痛,右腰部轻微叩痛。化验尿液中红细胞(+),白细胞(0~1),其他均为(-)。脉弦滑,舌尖红,苔薄腻。参考既往病史,首当考虑泌尿系结石之诊断。

中医辨证:下焦湿热,热伤血络,尿液煎熬而成石淋。治以清热利湿,凉血止血,排石通淋。

拟方:金钱草 20g,丹皮 15g,赤芍 15g,萹蓄 12g,瞿麦 12g,滑石 15g,栀子 6g,石韦 9g,甘草 6g。水煎服。2 剂。每日 1 剂,早晚分服。

4 月 19 日:药后小便通利,次数稍多,腰痛减轻,小腹不痛,会阴部隐隐不适,大便稍稀。脉滑苔腻。

照上方改金钱草 30g,加茯苓 12g,白术 9g。水煎服。2 剂。

4 月 21 日:复查尿常规,尿中红细胞较前减少,偶感腰及会阴部不适。脉舌如上。效不更方。

照原方。水煎服。2 剂。

4 月 23 日:腰及腹部无明显不适,小便清利。化验小便红细胞消失,尿常规均正常。

照原方去栀子。水煎服。2 剂。

4 月 25 日:一般情况良好,无不适。脉沉,苔薄白。拟方:

金钱草 30g,萹蓄 12g,瞿麦 12g,赤芍 15g,丹皮 9g,滑石 15g,石韦 9g,冬葵子 9g,茯苓 9g,甘草 6g。水煎服。4 剂。

4 月 29 日:稍感腰困,其他无不适。脉舌如上。

照 4 月 17 日方加川断 12g,牛膝 9g。水煎服。4 剂。

5 月 2 日:昨日下午突感尿道憋胀,灼热样疼痛,正当难以忍受时,骤然排出 1 块如黄豆大,约 1.0cm×0.8cm 及三四块较小之结石,排出后尿道涩滞不利。今日患者用青霉素瓶装上排出之结石带来,肉眼观察呈灰色,表面粗糙不平,状如桑椹。脉沉,苔薄白。重新拟方,以清利余石,巩固疗效。

萹蓄 9g,瞿麦 9g,金钱草 20g,生地 15g,山药 12g,川断 12g,怀牛膝 9g,茯苓 9g,白术 9g,泽泻 9g,女贞子 12g,枸杞子 12g,甘草 6g。水煎服。4 剂。

注:本例随访将近 12 年,再未复发。

[解析]

本例以腰痛为主证,根据患者出现大腿内侧及会阴部放射痛,参考既往有肾结石史及尿液化验有红细胞,故当考虑泌尿系结石之诊断。尿石症属于中医学的"石淋""砂淋""血淋""腰痛"等范畴。其病因多由于湿热蕴结下焦或肾虚气化不利而致尿液煎熬,杂质沉聚而为石,故本例辨证当为湿热蕴结下焦,热伤血络之砂石淋,治以清热利湿,排石通淋之法。方中萹蓄、瞿麦、滑石、甘草、栀子清热利湿;丹皮、赤芍凉血止血;石韦利湿排石通淋。尔后加大金钱草用量以增排石之力。患者共服 16 剂,排出大小五六块结石。尔后在利尿排石方中佐以补肾之品,以增加肾之气化功能。全方组织合理,用药得当,遂获得良好的远期效果。

[感悟]

尿路结石是泌尿系中常见疾病之一,中医治疗有其良好效果。在排石治疗过程中应把握以下几点:

1. 清热利湿应贯穿于治疗的全过程。

中医学认为下焦湿热是形成结石的主要原因,因此清热利湿是治疗的主要法则。治疗时药宜早用,量宜适中,配伍得当,常用药物如滑石、石韦、萹蓄、瞿麦、海金砂、金钱草、车前子、冬葵子等。这些药功能清热利湿,通淋排石。其要点重在利湿。湿去则热清,尿利则石排,这是一般规律,所以在排石治疗中一定要注意利湿。利湿通淋之品具有广泛的消炎作用,也有一定排石作用。有一妇女因急性腹痛就诊于某医院,因其症状不典型,内科、外科、妇产科数次会诊无果,长期住在观察室,无奈之下,家属求助于我。鉴于患者脉象弦滑,舌苔白腻,舌根夹黄,乃选用八正散原方加泽泻、白芍,连服 8 剂,排出大小结石五六块,病情霍然而愈,故排石治疗中要善用利尿祛湿之法。另外,当排出结石后,清热利湿之品不可过早停用,要注意酌情再服数剂,以排净残石,保证排石效果。

2. 适时补肾。

肾有气化功能。肾气虚弱,则气化无力,尿液沉渣容易积于体内。若下焦郁热,久受煎熬,日久则成结石。此外,结石形成日久,过服清利之剂,均可伤肾,出现肾虚之证。初见肾阴虚,久则累及肾阳,甚或肾阴、肾阳俱虚,故应及时配伍补肾之品,临床观察表明,补肾药物能促使肾盂舒展及输尿管的蠕动,有助于结石下移,提高排石效果。

3. 适当配用理气化瘀之品。

在结石形成过程中,肾虚气化无力是重要因素。气虚乏力则易气滞血瘀。而结石形成后,更加重气滞血瘀,故治疗时应在利湿清热、补肾排石的基础上,酌加理气化瘀之品,如赤芍、当归、沉香、莪术等,可促进结石排出。

案 5. 睾丸疼痛(睾丸炎)

[案例]

周某,男,47 岁。1971 年 10 月 29 日初诊。

主诉:睾丸肿痛 2 天。患者于三四天前感冒,未曾介意,继而出现小便不适,尿痛,尿频,尿急,右侧睾丸肿胀、疼痛,触摸更甚,阴囊发红、发热,体温 37.8~38.3℃,口干、口苦。脉滑数,舌苔白腻。

中医辨证:下焦湿热。治以清利下焦湿热。

拟方:滑石 15g,栀子 6g,萹蓄 12g,瞿麦 12g,车前子(包)12g,木通 6g,连翘 20g,川楝子 12g,茯苓 12g,甘草 6g。水煎服。2 剂。每日 1 剂,早晚分服。

11 月 1 日:尿频、尿急、尿痛症状减轻,体温下降,波动在 37.1~37.5℃。仍右侧睾丸肿痛,阴囊红肿、潮湿,小腹不适。脉滑稍数,舌质暗,苔白腻。

照上方去栀子、木通。加当归 9g,乌药 6g,苍术 9g。水煎服。2 剂。

11 月 3 日:睾丸肿痛减轻,阴囊潮湿,口不干不苦,尿频、尿痛、尿急症状消失,体温正常。脉沉,舌质稍暗,苔稍腻。改方为:

茯苓 12g,苍术 9g,连翘 20g,金银花 15g,蒲公英 20g,当归 9g,桃仁 9g,橘核 9g。水煎服。2 剂。

11 月 5 日:阴囊不红不肿,睾丸不痛,排尿正常,感觉良好。脉沉,舌质正常,苔薄白稍腻。

照 11 月 3 日方去乌药,加枸杞子 15g。水煎服。2 剂。

11 月 7 日:睾丸不肿不痛,无不适陈述,病已痊愈,脉沉而有力,苔薄白。

照 11 月 3 日方去乌药、桃仁,加枸杞子 15g。续服 2 剂,以巩固之。

[解析]

睾丸炎多发生于传染病如流行性感冒、流行性腮腺炎、伤寒等之后,是其常见的并发症。中医称之为"卵子瘟"。本例患者尿频、尿急、尿痛、睾丸肿痛乃是一派湿热下注之象;发热、口干、口苦说明有热;脉滑数、舌苔白腻为湿热之证。故辨证当属下焦湿热,治以清利下焦湿热之法。方中滑石、萹蓄、瞿麦、木通、车前子、茯苓利湿为主,兼以清热。栀子、连翘、甘草清热解毒。配以川楝子既能清肝经之热,又能疏肝经之气。诸药合用,共奏利湿清热通淋之效。

服药 2 剂,效果甚佳,体温正常,泌尿系刺激症状减轻,但睾丸仍肿痛,阴囊潮湿,小腹不适,舌苔白腻,说明热象已轻,湿象较重。舌质暗乃血行不畅、内有瘀滞之象,故方中去栀子、木通,加当归以活血,配苍术、乌药以增强行气祛湿之力。药后睾丸肿痛大为减轻,湿象亦减。遂在方中加大清热解毒之力,如金银花、蒲公英等,再加橘核、桃仁以行气散结止痛。诸药相伍,理法对证,方药合拍,故而迅即病愈。

[感悟]

中医学认为睾丸属肾,肝脉循会阴,络阴器。睾丸疾病多和肝肾有关。其病因病理多由湿热疫毒、湿热下注、气血瘀滞所致,治疗宜清热解毒、利湿消肿、活血化瘀之法。清热解毒宜选龙胆草、栀子、金银花、连翘、黄芩;睾丸疼痛剧烈者,可加用橘核、荔枝核、川楝子、延胡索等;对外伤或有瘀滞者,可加桃仁、赤芍、莪术等。

凡睾丸之病,常与附睾、阴囊、鞘膜等部相关联,应审慎辨析,注意湿、热、寒、瘀、虚之不同,灵活依证施治。

案 6. 阴囊肿胀(附睾结核)

[案例]

张某,男,38 岁,已婚,火车司机。1975 年 2 月 11 日初诊。

主诉:阴囊肿大 2 月余。患者系一火车司机,每当行车时必须不时侧身伸出车外以作瞭望(当时是蒸汽机车)。去年冬季气候严寒,驾驶室内火炉温度甚高,着衣单薄,夜间侧身伸出车外,寒风迎面相袭,逐渐感觉下半身不适,继而左侧阴囊肿胀,并且逐渐增大,犹如鸡蛋大小,且感隐痛。经铁路医院检查,附睾处可触及不规则的硬结,并有触痛,诊为附睾结核,注射链霉素、口服异烟肼等,一个多月来效果不显。现诉:左侧阴囊肿胀,增大,隐隐触痛,小腹部发凉,少腹部不适。脉沉弱,苔白滑。

中医辨证:下焦阴寒,寒滞肝脉。治以温经散寒,行气散结。

拟方：茯苓 15g，当归 9g，小茴香 15g，乌药 6g，吴茱萸 6g，枸杞子 15g，肉桂 6g，连翘 20g，白术 9g。水煎服。2 剂。每日 1 剂，早晚分服。

2 月 13 日：服药后小腹凉感减轻，少腹较前舒适，阴囊无触痛。脉舌如上。

上方加桃仁 9g。水煎服。6 剂。

2 月 20 日：左侧阴囊肿胀明显减轻，较前缩小，疼痛不明显，小腹隐隐发凉，精神转佳。脉沉，但较前有力，舌苔薄白。

原方改肉桂 3g，加仙茅 9g。水煎服。6 剂。

3 月 1 日：阴囊不肿，恢复正常大小，亦无疼痛，少腹不凉。脉沉有力，舌苔薄白。

原方改茯苓 12g，小茴香 12g，吴茱萸 3g，肉桂 3g，加山楂 12g。水煎服。6 剂。

3 月 9 日：阴部感觉正常，无其他不适陈述。脉舌如上。

照 3 月 1 日方续服 6 剂，以巩固疗效。

[解析]

本例之发病与寒邪侵袭有直接关系，根据中医经络学说，男子外阴病证与肝肾两经有关，特别是与肝经关系更为密切。《灵枢·经脉》："肝足厥阴之脉……循股阴入毛中，环阴器，抵少腹。"故证属下焦阴寒、寒滞肝脉当无疑问。治疗宜温补肝肾、行气散结之法。方中小茴香疏肝理气，温肾祛寒，理气止痛；吴茱萸辛热，温中散寒；肉桂辛甘大热，能温补脾肾之阳，散寒止痛。三药相配，共达暖肝温肾祛寒之效。茯苓、白术健脾；当归养血活血；枸杞子补益肝肾，缓解吴茱萸、肉桂之辛热，以强化补益肝肾之力。之所以加连翘，在于清热解毒，消痈散结。《本经》中即有连翘治瘰疬之记载。现代实验研究也证实，连翘有抗结核杆菌之作用。显然，无论从中西医哪方面来说，都是用之恰当的。

其实，《景岳全书》即有暖肝煎治疗肝寒证之记载。该方由当归、枸杞子、小茴香、肉桂、乌药、沉香、茯苓、生姜所组成。功能温补肝肾，行气逐寒。治疗肝肾阴寒，少腹疼痛，疝气等证，有较好效果。本例即依该方加减化裁而成。

[感悟]

男性外生殖器之病证，临证时重在辨清虚实寒热。实证以湿热下注，气滞血瘀，痰浊凝结多见，虚证以肾阴虚弱和肾阳不足为主。从寒热而言，热证多见，寒证较少。在寒证中往往强调肝肾亏虚是其主因，而忽略外因之作用。本例即是受寒邪侵袭而发病。因寒伤阳气，滞留于经络脏腑之中，使气血运行不畅,气血凝滞而成里寒证。故治疗时应采取"寒者温之"的方法。并根据证候的不同,适当与其他药物相配伍,如寒凝气滞者,配以理气药;寒湿阻滞者,配以健脾祛湿药;脾肾阳虚较重者,配以温补脾肾药,从而达到最佳疗效。

须要注意的,温补药性多辛温刚燥,中病即可,不可长期久用,或减量,或与其他药配伍以防燥烈伤阴之弊。

从本例可以看出,中西医理论体系之不同,辨证思维之差异,治法迥然两样。因寒而致病者医籍甚少提及,本例应用温阳祛寒之法亦能收到良好效果。

案 7. 阴茎结节(阴茎硬结症)

[案例]

周某,男,42 岁,大学教师。1977 年 9 月 17 日初诊。

主诉:阴茎长一小结节 1 月余。患者无意中发现阴茎长一小结节,质硬,不痛不痒,初未介意。近 1 个多月结节较前长大,硬,不活动,触之轻微疼痛,阴茎勃起时疼痛更为明显,以致不能进行性生活,患者压力较大。检查:阴茎背侧可见一黄豆大小之结节,硬,触之疼痛。西医外科诊为阴茎硬结症,嘱其手术,患者拒绝,乃求治于中医。脉弦滑,苔薄白腻夹黄。

中医辨证:湿热下注,凝聚而成痰核,瘀阻于宗筋。治宜利湿清热,祛瘀化痰散结之法。

方拟:苍术 9g,黄柏 9g,滑石 6g,连翘 20g,赤芍 15g,莪术 12g,蒲公英 20g,甘草 3g。水煎服。7 剂。每日 1 剂,早晚分服。

9 月 26 日:服药后小便增多,硬结变小,疼痛减轻。脉弦滑,苔薄白稍腻。

照原方去滑石,改黄柏 6g,加丹参 12g,茯苓 9g。水煎服。用法同上。10 剂。

10 月 9 日:阴茎硬结消失,局部触之亦无疼痛,小便自如,勃起较前硬挺。脉滑,苔薄白。改方为:

茯苓 9g,白术 9g,苍术 9g,黄柏 6g,赤芍 15g,莪术 12g,蒲公英 15g,丹参 12g,甘草 6g。水煎服。7 剂。以巩固疗效。

[解析]

本例西医诊为阴茎硬结症。系发生在阴茎海绵体两层筋膜之间的一种结缔组织增生性疾病,其病因尚不太明确。中医学名为阴茎痰核。其病机为脾胃亏虚,浊痰内生,蕴而化热,凝聚而成痰核,瘀阻于宗筋所致。故治宜利湿清热,祛瘀化痰散结之法。方中苍术、黄柏功能清热燥湿;滑石、甘草能清热利湿,使湿热从小便而去。湿浊最易化热化火,故以连翘清热解毒,消痈散结;赤芍清热凉血,祛瘀止痛,与连翘同用,最易治疗疮痈肿痛;莪术破血祛瘀,行气止痛;蒲公英清热解毒,消痈散结,且能利湿。上药合用,共达利湿清热解毒,祛瘀化痰散结之效。患者服后,结散肿消痛止,内心喜悦之情不言而喻。

[感悟]

阴茎硬结症多发生于中年男性患者,早期多无明显症状,往往在无意中发现硬结,当出现疼痛后,患者思想压力很大,常疑为阴茎癌。其实阴茎癌多有包茎或包皮过长史。初期在阴茎端部发现硬结,并有血行分泌物,甚至在包皮口可见菜花样肿瘤,而阴茎硬结症多发生于阴茎背侧或两侧,呈索条状或块状硬结,一般不会溃破。局部检查即可对两者作出诊断。

中医学认为阴茎硬结症的病机主要是湿浊内蕴,凝聚为痰,痰核阻于宗筋。湿浊最易化热化火,所以治疗时要利湿清热,化痰散结。基本方是二妙散配六一散,并酌情加味。连翘、蒲公英不仅能清热解毒,对消痈散结也有很好的作用。痰核瘀阻,必血行不畅,故加用活血化瘀药对痰核之消除极其重要,常用赤芍、莪术、丹参、川牛膝等。部分患者可出现咽干、腰困、腿软等肾阴虚之见症,可适当配用丹皮、生地、枸杞子、怀牛膝、女贞子、山萸肉等,或以六味地黄丸调之。

案 8. 阴茎内缩、抽痛

[案例]

李某某,男,48 岁。1980 年 12 月 25 日初诊。

主诉:阴茎内缩并抽痛五六天。患者自上周开始常感小腹疼痛,继而阴茎向上抽动,内缩至腹部,严重时仅外露龟头,睾丸上提,阴囊潮湿发凉,皮肤皱缩,遇冷后更为明显。尿意频频,因阴茎内缩而排尿不利,并伴腰部酸困、嗳气、腹痛、纳食减退,消化不好,夜寐不安。外科做前列腺检查未见异常。脉沉,舌淡白,苔厚。

中医辨证:寒凝肝肾经脉,胃气失于和降。治以暖肝温肾,理气止痛,佐以和胃之法。

拟方:白芍 15g,当归 9g,枸杞子 12g,菟丝子 15g,五味子 6g,沉香 6g,乌药 6g,陈皮 9g,半夏 9g,茯苓 9g,白术 9g,麦芽 20g。水煎服。每日 1 剂。早晚分服,4 剂。

12 月 9 日:服药后症状好转,阴茎引出,显露在外。阴茎、睾丸及小腹抽动缓解,阴囊潮湿亦轻,小便次数减少,但仍食欲欠佳,上腹隐痛不适,时感有气上顶。脉沉,苔较厚。鉴于阴寒仍较明显,改方为:

茯苓 12g,白术 9g,吴茱萸 6g,小茴香 9g,枸杞子 12g,沉香 3g,肉桂 3g,菟丝子 12g,乌药 6g,陈皮 9g,半夏 9g,麦芽 20g,夜交藤 15g。水煎服。6 剂。

1981 年 1 月 5 日:病情明显好转,小腹已不抽动,阴茎未再内缩,恢复常态,但偶感轻微不适,阴囊也不湿冷,食欲增加,精神好,睡眠亦佳,已恢复正常状态。舌质正常,苔薄白,舌根稍腻。

照 12 月 9 日方去夜交藤再服 6 剂,以巩固疗效。

[解析]

本例主证是阴茎内缩并抽痛,当属中医之"阴缩",亦名"阳缩"。其病因为寒邪侵袭,或肾阳亏虚,阴寒偏盛,累及肝肾经脉所致。《灵枢·经筋》"足厥阴之筋……上循阴股,结于阴器……伤于寒则阴缩入"。患者为农村支部书记,时值整修农田之际,身为领导,早出晚归,汗出受凉,以致寒袭肝脉。阴寒偏盛,累及于肾。中医谓寒气收引拘急,故而前阴宗筋拘急挛缩;肝经经脉绕阴器抵少腹,寒邪侵袭肝脉,故少腹疼痛;因阳虚寒盛,故阴部发凉潮湿;由于阴茎内缩,尿道变形,以致排尿不利;腰为肾之府,肾阳亏虚因而腰部酸困;阳虚火衰无以温煦脾胃,因而纳差、消化不好;寒凝气滞,胃失和降,则腹痛、嗳气;脉沉,舌淡白,为阴寒偏盛之象。故证属寒邪凝滞肝肾经脉,脾胃失于温煦而致胃失和降,治以暖肝温肾为主,佐以理气和胃之法。方中当归、枸杞子温补肝肾;白芍柔肝缓挛急而止痛;菟丝子、五味子温补肾阳;小茴香、肉桂、沉香、乌药温肾暖肝,行气止痛;吴茱萸温中止痛,与乌药、小茴香相伍,更增加祛寒之效;茯苓、白术健脾;陈皮、半夏、麦芽理气和胃。诸药合用,温补肝肾经脉以治本,行气止痛以治标,辅以健脾理气和胃消除兼证,从而达到标本与兼证全面治疗之效果。

[感悟]

阴缩亦称阳缩证。多发于中年以上的男性,依照脏腑经络归属关系划分,外生殖器病变多与肝肾有关。其病因多由于寒邪凝滞肝脉,或肾阳亏虚命门火衰所致。《素问·至真要大论》:"诸寒收引,皆属于肾。"故凡下焦虚寒者,常与肾阳亏虚有关。笔者在农村巡回医疗时曾遇一例,一中年男性贪恋房帏之乐,纵欲过度而致小腹拘挛疼痛,阴茎内缩,急予温补肾阳而病愈。临证时可在暖肝煎基础上加用温补肾阳之品,如附子、淫羊藿、菟丝子等常获显效。

案 9. 排尿不利(前列腺肥大)

[案例]

陈某某,男,61 岁。1980 年 3 月 25 日初诊。

主诉:排尿不利加重半月余。患者过去曾发现前列腺肥大,因症状不甚明显,未曾介意。两年前在市某医院经著名专家检查,前列腺明显肥大,中间沟变浅,嘱其手术,因患者当时正忙于工作而致拖延。近半月来症状日渐明显不得不求治。刻下:排尿不利,常需等一段时间方能排出,尿流缓慢,甚至排尿滴沥不尽,需用力方能排出。但又尿急,说去就去,难以忍耐,有时尿道不适,或有隐痛。夜尿增多,每晚五六次,严重影响睡眠,以致精神不振,四肢困乏,腰部酸困,小腹胀满不适,大便干结。泌尿科检查:前列腺肥大,中间沟消失。脉弦滑而紧,苔薄腻。

中医辨证:肾阳虚衰,湿热下注。治以温补肾阳,清利下焦湿热。

拟方:黄芪 30g,当归 15g,赤芍 12g,土茯苓 24g,黄柏 9g,金银花 15g,连翘 24g,菟丝子 12g,牛膝 9g,肉桂 3g,滑石 15g,车前子(包)9g,泽泻 6g,郁李仁 12g,甘草 3g。水煎服。每日 1 剂,早晚分服。6 剂。

4 月 2 日:服药后小便较前通利,次数亦减少,尿道不适或隐痛消失,大便秘结好转,但仍感小腹憋胀,腰困。脉弦紧,苔薄白而不腻。

照原方去泽泻、郁李仁。加杜仲 12g,丹参 15g,肉苁蓉 15g。水煎服。6 剂。

4 月 9 日:排尿明显好转,基本自如。每次尿量亦增多,小腹胀满减轻,腰困、睡眠、精神均好转。脉弦,苔薄白。改方为:

黄芪 20g,当归 9g,赤芍 15g,丹参 15g,莪术 12g,菟丝子 12g,牛膝 9g,土茯苓 15g,车前子(包)12g,泽泻 9g,肉桂 3g,肉苁蓉 15g,杜仲 12g,生地 12g。水煎服。6 剂。

4 月 16 日:病情稳定,排尿基本正常,腰不困不痛。一般情况良好。

照 4 月 9 日方改黄芪 15g,生地 15g。去肉桂。续服半月。

[解析]

本例以排尿不利、尿频为主证,西医诊为前列腺肥大,又称前列腺增生,依其症状表现属于中医学的"癃闭"范畴。

前列腺肥大的发病率随年龄增长而增加,据资料显示,50～80岁者达80%,是老年男性常见病之一。其发病机理西医认为与老年人睾丸功能衰退及性激素代谢紊乱有关。中医学认为与肾有着密切关系,并与肺、脾、三焦有关。因为人至耄耋之年,肾阳不足,命门火衰,膀胱气化无力,以致小便不利,发为"癃闭"。若忧思郁怒,肝失疏泄,三焦失于通条;或气滞血瘀,前列腺肿大,痹阻尿道;或脾虚湿困,湿凝为痰,痰瘀互结;或肺失宣肃,上窍闭塞致下窍不通均可导致小便不利,但其根本因素仍在于肾阳不足,命门火衰,故肾阳虚衰是其本,属虚;小便不利或不通是其标,属实,所以本病属于本虚标实证。

本例表现并非典型,而是伴发尿路感染形成的虚实夹杂证。患者小便不利,排尿无力,形神疲惫,腰困,夜尿增多,为肾阳虚衰之表现;小便频数,尿道不适或隐痛,小腹胀满,脉弦滑,苔黄腻,为下焦湿热之象;精神不振,四肢困乏与中气不足有关。故辨证为肾阳虚衰兼有湿热下注。治当温补肾阳以治本,通利下焦湿热以治标。标本兼治,双管齐下,但以治标为重。方中菟丝子、牛膝、肉桂温补肾阳;黄芪益气升阳利水;土茯苓、黄柏、滑石、甘草、车前子、泽泻清利下焦湿热;金银花、连翘清热解毒以增强清热之力;当归、赤芍活血化瘀,有助于化瘀散结;郁李仁养血润肠。服药后小便通利,大便秘结好转,其他症状也明显改善。又加杜仲以增强补肾之力;加丹参与连翘相伍以加大祛瘀散结之作用;加肉苁蓉以润肠补肾。其实,肉苁蓉不仅润肠通便,对于前列腺肥大引起的小便不利亦有良好作用。全方虚实兼顾,标本皆治,温补脾肾以治本,清热解毒、祛瘀散结、通利小便以治标,从而阳气旺盛,小便通利,湿去热清,瘀结消散,病情得以逐步好转。

[感悟]

前列腺肥大是我国老年人常见病之一。临床表现多种多样,证型不一。从证候上说有虚实之分。病情上有轻重缓急之别。临证时首当分清虚实,辨明缓急。其次,根据六腑以通为用的原则,重在通利。实证者清利湿热、化瘀散结、调理气机以通利小便。虚证者温补肾阳,升提中气,加强气化以通利小便。应该注意的是通利不宜峻猛,应以温通为宜。

由于本病属于本虚标实证,尤以本虚为主,故本病的治疗当以温补肾阳、通利水道为基本治则。治本,常用补肾之品,如熟地、菟丝子、牛膝、川断、杜仲等。脾虚气弱者,可重用黄芪"升清举阳,益气降浊"。前列腺肿大显著者,可加用化瘀软坚之品,如赤芍、莪术、三棱、王不留行,甚至炮甲珠等。治标,应结合病情灵活用药,如合并尿路感染者,则宜加用清热解毒之品,如金银花、连翘、蒲公英、萹蓄、瞿麦等;若便秘者,可加肉苁蓉润肠通便;若气化受阻者,可加肉桂、小茴香以助膀胱气化之功能。

案10. 腰酸困痛、头昏(慢性肾炎)

[案例]

牛某某,女,54 岁。1980 年 4 月 10 日初诊。

主诉:腰酸困痛、头昏约 10 年,加重半个月。患者 10 年前曾发现小便化验异常,因当时症状不明显,未系统治疗,也未充分休息。但头昏、腰酸困痛、水肿、四肢乏力等,时隐时现,或轻或重。半月前因劳累过度,明显感腰困,头昏,脸红,灼热,四肢乏力,检查发现尿蛋白(+),白细胞(+),管型(+)。血压 160~190/100mmHg。脉沉弦,舌质暗,苔薄白。

中医辨证:肝肾阴虚,肝阳上亢。治以育阴潜阳。

拟方:生石决明 24g,生地 12g,山药 20g,女贞子 12g,茯苓 12g,泽泻 9g,赤芍 15g,牛膝 9g,枸杞子 12g,桑寄生 30g,丹皮 9g,白茅根 30g。水煎服。6 剂。每日 1 剂,早晚分服。

4 月 17 日:药后小便稍多,头昏减轻,仍感腰困,有时胸部憋闷,心悸,气短。复查小便,尿蛋白(+),红细胞(+),白细胞(+),透明管型(+),颗粒管型(+),蜡样管型(+)。心电图为冠状动脉供血不足。血压 185/100mmHg。改方为:

生石决明 30g,山药 15g,白术 12g,当归 9g,赤芍 12g,丹参 20g,蒲公英 30g,连翘 24g,茯苓 12g,泽泻 9g,瓜蒌 15g,杜仲 12g,牛膝 9g,白茅根 30g。水煎服。6 剂。

4 月 24 日:病情明显好转,上述诸症减轻。近日感冒。尿检蛋白(±),颗粒管型(±),白细胞(±)。脉沉弦数,苔薄白。改方为:

紫苏 6g,黄芩 9g,连翘 24g,金银花 18g,蒲公英 30g,玄参 20g,生地 12g,瓜蒌 15g,泽泻 9g,菊花 9g,牛膝 9g,炒山楂 12g,白茅根 30g。水煎服。3 剂。

4 月 28 日:头已不昏,血压不高,腰不困,面部不红。脉较前柔和,舌质紫暗,苔薄黄。血压 170/94mmHg。

照 4 月 24 日方去紫苏、菊花。加赤芍 15g,丹参 15g,茯苓 12g。水煎服。6 剂。

5 月 5 日:仍有上述症状,劳累后加重。血压时高时低。尿检蛋白(+)颗粒(+),红细胞(+),白细胞(-)。脉稍弦,苔少。

赤白芍^各12g,当归12g,鸡血藤12g,丹参12g,蒲公英30g,连翘24g,茯苓12g,白术12g,女贞子12g,牛膝9g,川断12g,山药12g,白茅根30g。水煎服。12剂。

5月19日:诸症减轻,精神好转。舌质暗,舌尖有瘀点,苔薄白。血压140/90mmHg。

照5月5日方去白芍、连翘。改赤芍15g,丹参15g。水煎服。6剂。

5月26日:仍感腰困,偶感心慌,身热,两上肢酸困,食欲及精神良好。脉舌如上。血压170~140/90mmHg。

钩藤15g,生地12g,赤芍12g,川芎6g,丹参12g,牛膝15g,连翘24g,蒲公英30g,桑寄生30g,女贞子12g,丹皮6g,红花3g。水煎服。6剂。

6月2日:心慌好转,偶尔腰背及四肢酸困,其他无不适。舌质稍暗,苔薄白。脉沉弦。血压150~140/90mmHg。

照5月26日方去钩藤、生地。加生石决明24g,玄参20g。水煎服。6剂。

8月25日:患者感觉良好,加之天气炎热,停药2个月。现诉偶感腰困,耳鸣,心悸。尿检蛋白(-)或(±),管型(-),红白细胞(-)。脉沉,舌质正常,苔薄白。血压140/85mmHg。

生石决明30g,生地12g,当归9g,赤芍12g,牛膝12g,菊花9g,枸杞子12g,玄参15g,桑寄生24g,丹参12g。水煎服。12剂。

后以此方随证化裁,坚持服药1个多月,病情稳定,无明显不适,血压正常,化验尿常规亦均正常。

[解析]

本例有以下几个特点:①病程漫长,发现肾病史已有10年之久。②病情隐匿,症状不明显,时隐时现。③尿检有蛋白、红白细胞及管型等肾功能损害。④临床表现以肝阳上亢即高血压症状较为突出。故西医诊为慢性肾炎高血压型。中医则属于"腰痛""眩晕""水肿"等范畴。

腰为肾之府,肾精亏虚则腰脊失养,故腰酸困痛;劳则气耗,故遇劳更甚;肾阴不足,肾水不能涵养肝木,则肝阳上亢,因而头昏,面红,血压升高;肾虚则开阖不利,不能化气行水,以致水湿停聚而成水肿;舌质发暗乃血行不畅,血脉瘀滞之象。因其病程较久,耗伤气血,故而脉象沉弦。显然,证属肝肾阴虚,肝阳上亢。治当平肝潜阳,滋养肝肾之法。方中石决明平肝潜阳以降压;桑寄生补肝肾以助降压;生地、枸杞子、女贞子滋补肾阴以制约阳亢之势;茯苓、泽泻利水渗湿以消肿;赤芍、丹皮、白茅根清热凉血,利尿消瘀以治尿血。全方标本兼治,多方兼顾。后因心悸气短胸憋,出现瘀血内阻,胸膈痹阻之症,即冠状动脉供血不足之候,乃加用丹参、瓜蒌以活血化瘀、疏通胸痹,意即扩张冠状动脉,促进冠脉血流,以改善心脏血液循环。在本例整个治疗过程中,根据其主证,紧抓 3 个治疗环节,即:①平肝潜阳;②滋养肝肾;③及时消除兼症。这是取得治疗成功的关键。值得注意的是,患者舌质长期暗红,说明内有瘀血停滞,故而活血化瘀之应用不可忽视,可以说此法应贯穿于整个治疗病程的始终。方中常用赤芍、丹参意即在此。患者坚持治疗,终使症状消除,肾功能恢复正常。

[感悟]

慢性肾炎发病隐匿,病程漫长,病因各异,病理改变不同,临床类型亦多种多样,诸如普通型、肾病型、高血压型、混合型及慢性肾炎急性发作型,但总以蛋白尿、血尿、水肿、高血压为基本临床表现,并有不同程度的肾功能减退。就中医而言,本病属于"腰痛""眩晕""水肿""虚劳"等范畴。临证时应分别参考有关内容进行辨证施治。

本病的病因病机要依证型的不同而区分。如以水肿为主证者,风邪是急性发作期的主要致病因素,其病机是风邪外袭,肺失宣肃,肃降失司,水湿外溢肌肤而水肿;或湿热内盛,三焦壅滞,水道不通而致肿;或水湿浸渍,脾为湿困,水湿不运,停积而为肿;或肾精亏耗,不能化气行水,水液内停形成水肿。正如张景岳所云:"凡水肿等证,乃肺脾肾相干之病。"若患者属于高血压者,其病因多为劳倦内伤所致;或长期忧郁思虑,或劳累过度,或久病伤肾等,以致肾精亏耗,不能涵养肝木,肝阴不足,导致肝阳上亢。显然,本病属于本虚标实证。本虚是指肺脾肾的亏虚及肝肾阴虚,其中尤以肾虚为主。标实则为外感邪气、湿热、湿浊及瘀血等。必须特别指出,中医理论认为久病必虚,久病必瘀。瘀血内阻在慢性肾炎发病中是一个不可忽视的重要致病因素。因此在整个病理发展过程中,形成风、湿、热、瘀、虚多种病理因素,衍发成虚实并存,寒热夹杂的病机特点。

临证时应细审病机,分清证型,总的原则是调理肺脾肾以治本,结合湿、热、瘀等因素以治标。要依据不同证型,灵活应用以下几法:

1. 宣肺疏风。

此法主要适用于风邪袭表,水肿显著者,即慢性肾炎急性发作型。常用方药为麻黄连翘赤小豆汤或越婢汤加味。此法消散水肿较为快捷,并有助于控制感染,消除蛋白尿。

2. 调理脾肾。

脾肾功能失职是发生水肿、蛋白尿和血尿的重要原因。中医理论认为脾主运化,脾统血。脾虚不能运化,则水湿停聚而水肿。脾虚不能升清,精微物质下泄而发生蛋白尿。脾虚不能统血,血不循经而尿血。肾藏精,司开阖。肾虚则封藏失职,精微物质下注,而发生蛋白尿。肾虚则失固摄而尿血,或肾虚火旺,灼伤络脉也可发生尿血。故调理脾肾在慢性肾炎的治疗中具有重要的作用,可根据病情采用健脾补肾或温补脾肾等法,常用药物如人参、党参、黄芪、附子、仙茅、淫羊藿等。

3. 滋肾养阴,平肝潜阳。

本法适用于肝肾阴虚或阴虚阳亢之证,即慢性肾炎高血压型。方用天麻钩藤饮加减,常用药如石决明、钩藤、黄芩、栀子、桑寄生、生地、丹皮、枸杞子、白芍、麦冬等。

4. 化血化瘀。

根据"久病入络""久病必瘀"之理论,瘀血内阻是慢性肾炎发生血尿、蛋白尿的重要病机之一。瘀血既是病理产物,又是致病因素。瘀血伤及肾络,可致尿血。瘀血壅滞脉络,气机升降受阻,脏器失于正常濡养,精微物质下渗而致蛋白尿,故活血化瘀之应用至关重要。现代医学研究发现,慢性肾炎常呈血液高黏滞状态和凝血机制紊乱,以致肾血流减少,肾小球滤过率下降,进而肾衰竭。值得强调的是本病正气亏虚,脏腑失调,是属虚实夹杂之证,故治瘀切忌克伐伤正,总以和血为要,常用药如益母草、赤芍、丹参、桃仁、三七等。

5. 利湿清热解毒。

血尿、蛋白尿是慢性肾炎常见而重要的临床表现。湿热毒邪伤及肾络可致尿血。脾肾亏虚,代谢失常,易遭湿热毒邪侵袭,形成脾肾亏虚为本,湿热内蕴为标的虚实夹杂证。对于蛋白尿长期不消,其他方法治疗无效时,加用利湿清热解毒之品,常获明显效果。这些利湿清热解毒之品具有明显抗菌消炎、提高免疫功能等作用,有助于加速病情恢复。常用药如茯苓、泽泻、栀子、蒲公英、连翘、金银花、白花蛇舌草等。

总之,慢性肾炎病情复杂多样,要在辨证基础上灵活运用上述诸法,以求取得最佳疗效。

案11. 腹痛、下肢红斑、尿血(过敏性紫癜性肾炎)

[案例]

马某某,男,8岁。1976年4月22日初诊。

主诉:腹痛、下肢皮肤红斑、尿血1月余。患者因腹痛、下肢红斑、尿血住入某医院,经检查小便红细胞(+++)、尿蛋白(++~+++)、白细胞4~5/HP,管型(-),血常规、血小板计数、出血时间、凝血时间均正常,诊为过敏性紫癜,服泼尼松治疗后,饮食及精神好转,但仍下肢反复出现紫癜,伴隐隐腹痛,纳食减退,小便较浑浊,有泡沫,面部虚肿,精神不振,四肢困乏无力,有时膝关节痛,大便不成形,因尿中红细胞(++),尿蛋白(++),持续至今不愈而求诊。脉弦滑,苔白滑舌根腻。

中医辨证:湿热内蕴,热伤血络。治以清热利湿、凉血止血之法。

拟方:生地12g,玄参9g,丹皮12g,赤芍9g,连翘15g,紫草6g,茯苓6g,白术6g,泽泻6g,山药6g,仙鹤草9g。水煎服。6剂。每日1剂,早晚分服。

4月29日:药后紫癜色淡,范围缩小,尿中泡沫减少,化验尿蛋白(+~++),红细胞(+),白细胞(-)。脉沉弦,苔薄白,舌根稍腻。

照原方加丹参9g。水煎服。6剂。

5月6日:紫癜不明显,精神好转,面部水肿减轻。化验尿蛋白(+),红细胞(±~0)。脉舌如上。

照原方改山药9g,加丹参9g。水煎服。6剂。

5月15日:患儿一般情况良好,前日已停用泼尼松。皮肤未再起紫癜,精神好,腹不痛,脸不肿。化验尿蛋白(+~0),红细胞(-),其他皆(-)。脉沉而有力,苔薄白。

照原方去仙鹤草、紫草、泽泻。加黄芪9g,女贞子9g。水煎服。6剂。

5月23日:患儿一般情况良好,无不适陈述,小便化验均正常。脉沉弦,苔薄白。改方为:

黄芪9g,生地12g,玄参9g,丹皮9g,白芍12g,连翘12g,茯苓6g,白术6g,泽泻6g,山药9g,女贞子9g,甘草5g。水煎服。再续服2周以巩固效果。

后记:本例随访观察3年多,未曾复发。

[解析]

本例诊为过敏性紫癜性肾炎,或称肾性过敏性紫癜。其特点是除皮肤紫癜外,还伴有尿血、尿蛋白等肾功能损害。根据其临床表现,属于中医学的血证范畴。

过敏性紫癜发病主要是感染,特别是上呼吸道感染、食物如鱼、虾等海产品,或药物如解热镇痛药等因素引起机体发生变态反应,造成毛细血管脆性及通透性增加,血液外溢而致皮肤、黏膜或器官出血。由于血液免疫复合物在肾内沉积,以致发生肾功能损害。

从其病史中可以看出,本例有三个特点:一是下肢皮肤紫癜;二是血尿、蛋白尿;三是入院后即加用激素,服泼尼松至今已近2月,但病情仍未控制。中医学认为感受风湿热毒等外邪,相互兼夹,血热壅盛,伤及血络而致血溢肌肤而成紫癜;热毒内伤肠胃,阻遏气机,而致腹痛;湿热痹阻筋脉则关节痛;热毒内伤肾络,导致尿血;热邪扰肾,使肾失封藏,精微外泄,则发生蛋白尿;服用激素后则易引起助火伤阴之副作用,日久则脾肾亏虚,脾虚则水湿运化失常,故而面部水肿、纳呆、便溏、舌苔滑腻。又能影响精微物质吸收,使脏腑失于濡养,故而精神不振、体质虚弱、肢软乏力。肾为先天之本,脾为后天之本。先天后天俱不足,必然正气亏虚,抗病能力减弱。这是发生过敏性疾病的根本原因,也是发病的内在因素。再者服用激素之后,损伤脾肾,出现湿郁肾虚之候,故本例辨证为湿热伤及血络,兼以脾肾亏虚,治以利湿清热,凉血解毒为主,佐以健脾补肾为辅之治法。方中生地清热养阴凉血,配赤芍、丹皮凉血活血散瘀,合而起到清热解毒,凉血散瘀之功能,善治发斑动血之证,实即犀角地黄汤之意。再配以连翘、玄参、紫草加大凉血散瘀之力,实乃清营汤之加减。茯苓、白术、泽泻健脾利湿,以针对服用激素所致的水肿;山药益肾健脾,改善先后天之不足,增强免疫功能;仙鹤草能收敛止血,实验表明可加速凝血时间,增进血液凝固,以尽快达到止血之目的。诸药相伍,紧扣病机,服后紫癜迅即减轻,尿蛋白、尿血明显改善。后又增大山药之用量,加用黄芪、女贞子以培补脾肾,意在提高机体免疫功能,增加抗过敏能力以防止病情复发。

[感悟]

过敏性紫癜性肾炎极易病情反复,缠绵难愈。据报道,发展至慢性肾损害和肾衰竭者达24%~36%。所以一旦发现要严密观察病情,及时治疗,对其发展和预后有着重要影响。

关于过敏性紫癜性肾炎的治疗应重点把握以下几点:

1. 控制外感,清热凉血。

感染是本病发生的重要原因。风湿热毒是发病的始动因素。无论是风热与血热相搏,脉络受损,或湿热伤络,迫血外溢,热毒总是病机的重要环节,况且在发病前常有上呼吸道感染史,故应用清热解毒之品阻断源头,控制其发展在治疗上有重要意义。如在急性活动期,常出现风热搏结之证,可予以祛风清热解毒,即把祛风药与清热解毒药相伍,如常用之防风、蝉蜕等。祛风药有一定抗过敏作用,与清热药相伍,则可以提高疗效。如湿热伤络,迫血外溢者,治以祛湿清热,常用茯苓、泽泻、薏苡仁、防己等祛湿之品与清热解毒之品相伍,有助于肾功能之改善。再如本病的基本病机是热伤血络,迫血妄行,故凉血止血在治疗中占有重要位置。凉血即可止血,凉血药如生地、丹皮等与清热药相伍,共成清热解毒凉血止血之效,止血效果更为满意。文献中有单用连翘治疗过敏性紫癜的记载。现代实验表明,连翘可降低血管通透性及脆性,有防止渗血的作用。

2. 活血化瘀,改善肾功能。

中医学认为离经之血为瘀血,瘀血又可成为出血之因,从而加重出血。唐容川提出"以祛瘀为治血之要法"实为经验之谈。临床观察表明,肾病患者常有不同程度的高凝态,所以对出血性疾病要重视活血化瘀,在治疗中加用活血化瘀之品,如赤芍、茜草、紫草、三七等,做到瘀去则血止,止血而不留瘀,往往取得改善肾功能的良好效果,对防治免疫复合物的沉积也有一定作用。

3. 扶正培本,提高免疫功能。

从病机而言,正气不足,脾肾亏虚是本病发生的根本因素,这是其本,显然要巩固疗效,防止复发,重在培补脾肾,增强抗病能力,因此,在治疗中特别是在慢性病情稳定期加用黄芪、党参、太子参、白术、女贞子等以提高免疫功能有助于巩固疗效,防止复发。对于已用过激素的患者,更要注意适当选用益气养阴之品,防止火升阴伤之副作用。

此外,要注意加强对患者饮食起居的监护,特别对少年儿童进食辛辣、海鲜食物的控制。本例其父系某方面专家,出国支援友邦建设,其母已做绝育术,把患儿当成宝贝,生活方面过于迁就。关爱而非溺爱,这对防治本病也是值得重视的。

八、皮肤与外科病证案例

案1. 面部色素沉着(黄褐斑)

[案例]

翟某,女,26岁,未婚,1969年9月14日初诊。

主诉:面部两颊色素斑1年余。患者1年多来面部两颊色素沉着,状如蝴蝶,局部皮肤粗糙,色素逐渐加深。常感精神疲惫,四肢无力,急躁易怒,纳食较差。月经周期不规律,或提前,或错后,量亦较少,色淡。脉沉弦,苔薄白。其父补充病史:患者在恋爱过程中男方发现其面部色素沉着,疑其行为不端,婚前有生育史。1年多来数次谈恋爱,均因此而受挫,患者压力很大,心中十分苦恼,家长也为此负担沉重。遂邀余诊治,详告实情。

中医辨证:肝郁气滞,血虚热郁。治以疏肝理气,养血清热。

拟方:当归9g,白芍12g,川芎6g,生地12g,茯苓9g,白术9g,柴胡6g,香附9g,丹皮6g,红花3g,白附子6g,鸡血藤15g,甘草3g。水煎服。每日1剂,早晚分服。6剂。

9月21日:服药后,皮肤较前滋润,色素沉着稍轻,脉舌同上。

照上方加炒栀子6g,生麦芽12g。水煎服。6剂。

9月29日:精神好转,食欲增加,情绪亦较平稳。脉舌如上。

照原方去白附子。加白芷9g,炒栀子9g。水煎服。10剂。

10月6日:面部色素明显变淡,饮食及精神均好,脾气亦好转。

照原方去白附子,改鸡血藤20g,加白芷9g。水煎服。10剂。

10月18日:面部皮肤滋润,褐色斑消失。月经来潮,经量较前增多,一般情况良好。脉沉较前有力,苔薄白。

照原方去白附子,加白芷9g。10剂。隔日服1剂,以巩固疗效。

随访后记:1个多月后随访,患者面色正常,一如常人。执意赠送《毛泽东选集》(合订本)一册,以示谢意。5个多月后,患者与一如意恋爱对象喜结良缘。

[解析]

面部对称性的色素沉着,西医称为黄褐斑。男女均可发生,但以女性为多见,妊娠妇女更易发生。

患者生活在"文革"时期,正常生活受到很大影响。而患者已属大龄女青年,个人婚姻问题也深受其影响,以致一再拖延,遂使患者情志抑郁,肝气郁结,肝郁化火,气血悖逆,运行涩滞,上结于面而生斑,以后数次恋爱因此而失败,更加重了情志抑郁,肝气不疏,血虚气滞,使色素沉着更为加重,故治疗宜疏肝解郁清火,养血活血。方中柴胡、香附疏肝理气;生地、丹皮清热泻火;当归、白芍、川芎、红花、鸡血藤养血活血;茯苓、白术、甘草健脾和胃;白附子功能祛风寒,燥寒湿,温阳通络。历代医家喜用的美容药即为白芷、白僵蚕、白附子等敷面,起到柔面增白之效。但白附子有毒,不宜久用。后加栀子以增强清泻肝火之力,加生麦芽以助疏肝开胃之效。待肝气疏解,肝火得泄后,加白芷以除斑。白芷为祛风解表,消肿止痛之常用药,但其作用广泛。《本草经》谓其"长肌肤,润泽,可作面膜"。《大明本草》明确指出"去面䵟疵瘢"。现代药理研究证实,白芷除有解热、镇痛、抗炎等作用,还能改善局部血液循环,消除色素在组织中过度堆积,促进皮肤新陈代谢,从而达到美容祛斑作用。全方标本兼治,简而价廉,效果十分显著。

[感悟]

黄褐斑的发生西医认为主要与内分泌功能失调有关。中医认为与肝脾的关系最为密切。肝为藏血之脏,号称血海,主疏泄,喜条达。脾主运化,是气血生化之源,素有阳明胃脉上荣于面之说。若肝气郁结,化火伤阴,或肝旺克脾,脾胃失职,均可使肝血失于上荣而成"面尘"。所以治疗时应抓住三个方面:一是疏肝,即疏肝理气解郁,以使肝气条达,疏泄正常,药如柴胡、香附、香橼、佛手等。二是健脾,药如白术、茯苓、山药等,特别是白术,除具有健脾益气、燥湿利水的作用外,还是美白祛斑的美容上品。《药性论》中称白术"主面光悦,驻颜祛斑"。三是养血活血,常用药物有当归、鸡血藤等。两者均有养血活血的作用,且有补而不滞的特点。方中所用红花,目的在于养血,而非破血,使用时应注意用量,少量则养血活血,大量则破血祛瘀。应用时应审慎,这直接影响疗效的好坏。

疏肝化斑汤为本人之经验方。全方由柴胡、香附、当归、白芍、川芎、茯苓、白术、生地、丹皮、红花、鸡血藤、白芷、甘草所组成。临证时可随证加减,如肝火较盛者,加栀子;脾虚较重者,加山药;瘀血明显者,加桃仁、赤芍;红花用量稍加大;面部色素较重者,加僵蚕;腰酸困者加枸杞子等。

案 2. 头发突然全脱

[案例]

陈某某,女,27 岁。1975 年 7 月 9 日初诊。

主诉:头发突然脱落 1 天。患者年前从外省调来省城,能与丈夫团聚,心中自然无限喜悦。不料,日前丈夫提出离婚,思想毫无预料,突然遭此打击,情绪抑郁,心中烦乱,胸部憋闷,不思饮食,睡眠不宁。昨日早晨起床后,发现头发突然全部脱光,头皮光亮,眉毛亦完全脱落,与过去相比,俨若两人。脉沉细,苔薄白。

中医辨证:肝气郁结,气滞血虚。治以疏肝解郁,活血养血以生发。

拟方:当归 12g,白芍 12g,川芎 6g,熟地 12g,柴胡 6g,香附 9g,枳壳 9g,丹参 15g,茯苓 9g,白术 9g,鸡血藤 15g,红花 5g,炒枣仁 15g,麦芽 30g,甘草 6g。水煎服。7 剂。每日 1 剂,早晚分服。

7 月 18 日:服后食欲及睡眠好转,胸中憋气较为舒展,心烦减轻。脉舌如上。

照原方改鸡血藤 20g。加女贞子 15g,生地 12g。15 剂。水煎服。

8 月 3 日:已有新发长出,毛发细软而黄,精神状态好转,一般情况良好。脉沉较前有力,苔薄白。

照原方去熟地、红花。改麦芽 20g。加生地 12g,女贞子 20g。10 剂。水煎服。

8 月 15 日:头发长出,发长齐耳,现已基本恢复女性常态发式。改方为:

当归 12g,白芍 12g,茯苓 9g,白术 9g,柴胡 6g,枳壳 9g,麦芽 15g,丹参 15g,女贞子 15g,甘草 6g。水煎服,以善其后。

[解析]

头发突然呈斑块状脱落称为斑秃,中医学称为"油风",俗称"鬼剃头"。病因尚未完全清楚,但精神因素常是诱发的重要原因。

临床表现多见的是突然出现圆或椭圆形斑块状脱发,局部皮肤平滑光亮,无炎症,亦无任何自觉症状。本例是在一个晚上头发全部脱光,两侧眉毛亦全部脱落,头皮光亮如刚剃了头似的。中医学认为发为血之余,血液旺盛,则毛发生长而滋润。肝又为藏血之脏,号称血海。若情志所伤,肝气郁结,则血行不畅,血虚则易瘀。头发失于正常濡养而脱发。因情志过极,故而骤然全秃;肝气郁结横逆犯胃,则致食欲不振,不思饮食;由于情志过极,肝血亏虚,心失所养,乃致心中烦闷、失眠或睡眠不宁;脉沉细为阴血不足之候。显然情志所伤,肝脾受损,血虚失养而致脱发。治以疏肝解郁,养血活血,行气安神之法以促使头发再生。方中当归、白芍、熟地、鸡血藤大队组合重在养血;辅以丹参、川芎、红花养血而活血,使其补而不滞;茯苓、白术健脾以助后天之化生;麦芽、甘草、炒枣仁疏肝养心以安神;柴胡、香附、枳壳疏肝解郁。全方以疏肝气,养肝血为主,佐以健脾养血安神。服后感觉良好,后因正当暑热之时,故去熟地之滋腻,以防滞脾有碍消化之弊。改用生地,既能消酷暑之热,且能养阴升津,两全其美。共服药1个多月,秀发再生,患者十分满意。

[感悟]

斑秃在临床上颇不乏见,本例是其重症,又称全秃。因其突然发生,影响容貌,常给患者造成极大精神压力。中医学认为其发生多因肝肾亏损,阴血不足,或风盛血燥,发失所养而致。临床多以血热风燥、气血两虚、肝肾不足、气滞血瘀论治,都能取得较好效果。本例特别之处在于治肝,即疏肝解郁,养血和血。从而使肝气条达,气血冲和。发为血之余,肝血旺盛,则发有所养,自然头发丰满,发质滋润。在养血中不宜纯补,宜养血而活血,丹参、红花用量不宜过大,以免破血之虞。气行则血行,气滞则血瘀,故疏肝理气之品在所必用。此外,治疗时还要结合时令之变化,以免过于滋补而腻膈碍胃,变生他证。

案3. 脱　　发

[案例]

武某某,女,43岁。2013年12月14日初诊。

主诉:脱发日益加剧5个多月。患者因宫外孕输血浆300ml而感染丙型肝炎已十二年,曾间歇服中药治疗,病情基本稳定,症状不多,肝功能时好时坏。去年因肝功能明显异常,开始应用干扰素治疗。每次300万单位,隔日一次。开始尚可,后逐渐出现乏力、咳嗽、无痰、口干、脱发,记忆力减退等。目前脱发严重,头顶已基本脱光、头皮不痒。脉沉,舌稍红,苔薄白。

中医辨证:药毒伤肝,血不养发,肝肾亏虚,肺阴不足。治以养血滋肾以生发,养阴润肺以止咳。

拟方:沙参 9g,生地 15g,麦冬 12g,杏仁 9g,紫菀 9g,牛蒡子 6g,当归 9g,白芍 15g,女贞子 15g,制首乌 12g,鸡血藤 20g,枸杞子 15g,甘草 6g。水煎服。7剂。每日 1 剂,早晚分服。

12 月 28 日:仍口干,咳嗽已不明显,惟脱发不已。脉沉,苔薄白。鉴于肺阴不足,肺气失宣有所好转,改方为:

熟地 12g,山药 15g,茯苓 9g,白术 9g,柴胡 6g,山萸肉 12g,女贞子 20g,鸡血藤 20g,灵芝 12g,虎杖 20g,白花蛇舌草 30g,垂盆草 20g,麦冬 12g。水煎服。7 剂。

2014 年 1 月 18 日:因脱发严重,明显影响患者形象,现已戴上假发发套。脉沉,苔薄白。

照 12 月 28 日方改白术 12g,加丹皮 12g,当归 9g。水煎服。

2014 年 4 月 11 日:春节期间停药。节后间歇服用,共服 30 剂,现已长出新发,发质色黄细嫩。近日感眼睛模糊,其他稳定。

照 12 月 28 日方去熟地。加生地 15g。水煎服。

2014 年 5 月 9 日:头发已完全长出,发质乌黑,已如常人,现已不戴发套。复查 HCV-RNA<500U/ml,ALT:56U/L,AST:55U/L,其他各项指标均正常。自我感觉良好。重新拟方:

柴胡 6g,黄芩 9g,茯苓 9g,白术 9g,山药 15g,生地 12g,山萸肉 12g,女贞子 20g,白花蛇舌草 30g,虎杖 20g,灵芝 12g,麦冬 12g,垂盆草 20g。水煎服。连续服用 1 个月,以完成抗病毒治疗。

[解析]

脱发的原因很多,如自身免疫因素、遗传因素、精神因素等。本例系输血后引起的丙型肝炎,应用干扰素治疗后引起的脱发。由于脱发严重影响本人形象,但又不能停用干扰素,心中十分烦恼。

中医学认为发为血之余。肾主藏精,精血互生,故肾之华在发。显然头发之生长、润泽,都与血与肾有密切关系。由于干扰素的副作用,导致肝肾损伤,故其本为药毒伤肝,肝肾亏虚。初诊时尚有肺阴不足,肺气失宣之候,故配以润肺止咳之品。病情好转后,专以养血滋肾之法治之。方中熟地、当归、鸡血藤养血;熟地、山萸肉、女贞子补肾;茯苓、白术、山药健脾;柴胡、虎杖、白花蛇舌草、垂盆草清肝解毒以治原发肝病;麦冬养阴润肺;灵芝养心益血扶正补虚。后因熟地偏于滋补而改为生地。全方着眼于养血、补肾以生发;清肝解毒以抗病毒(包括药毒与肝炎病毒),使肝血旺盛,肾气充盈,促使新发生长,恢复正常发质。

[感悟]

干扰素是目前治疗乙型肝炎、丙型肝炎的常用抗病毒药,虽有其一定疗效。但其副作用也颇不少见,如白细胞降低、发热、关节痛、皮肤损害等,有时不得不中断治疗。本例其他反应不明显,突出的是脱发。患者虽系中年,但皮肤细腻,容貌娇好,因脱发谢顶影响患者形象,而干扰素还要再用 3 个多月方够一个疗程(一年为一疗程),不能中途停用,其内心之苦恼可想而知。

目前西医对此尚无有效药物。中医学认为发为血之余。肾藏精,其华在发。故脱发与血与肾关系密切。况且肝为藏血之脏,为妇女先天之本。所以养肝即养血是治疗的首要着眼点。本人经多年实践,以养血滋肾法治疗脱发每每取得良好效果。若肝功能异常,再配合清热解毒之品,更能起到相得益彰的效果。

案 4. 皮疹、鳞屑、瘙痒(银屑病)

[案例]

尹某,男,14 岁。2009 年 7 月 8 日初诊。

主诉:皮肤起斑疹、瘙痒半个月。患者数年前曾有类似情况,但较轻微,疑为银屑病,后经治疗而愈。近因饮食不节,吃辣椒较多而发病。检查:上肢特别是左上肢、右肩部、两腿伸侧可见红色高出皮肤表面的形如钱币状的斑丘疹,色泽鲜红,多呈圆形,边界清楚,表面覆盖银白色鳞屑,刮之有薄膜及点状出血,局部瘙痒,并伴口干、大便干、小便稍黄。脉弦,舌红,苔薄滑。

中医辨证:血热毒盛。治以清热解毒,凉血活血。

拟方:黄芩 9g,生地 12g,玄参 12g,茯苓 12g,白术 9g,丹皮 12g,板蓝根 15g,连翘 15g,金银花 12g,赤芍 12g,蒲公英 12g,紫草 6g,紫花地丁 15g,甘草 6g。水煎服。10 剂。每日 1 剂,早晚分服。

8 月 1 日:皮损红色较淡,仍感瘙痒。脉弦,苔薄白。

照上方去金银花、蒲公英。改生地 15g,茯苓 9g,丹皮 9g,紫草 9g。加白鲜皮 15g,蝉蜕 9g,白花蛇舌草 20g。水煎服。10 剂。

8 月 14 日:皮损大多稳定,色淡,部分斑疹回落。胸部出现少数新的皮损,面积较小。脉沉,舌稍红,苔薄白。改方为:

黄芩 9g,生地 15g,玄参 12g,茯苓 9g,白术 9g,丹皮 15g,板蓝根 20g,连翘 15g,金银花 12g,赤芍 20g,蒲公英 15g,紫草 6g,白鲜皮 15g,蝉蜕 6g,紫花地丁

15g,灵芝9g,制首乌9g。水煎服。15剂。

9月11日:全身皮损趋于结痂,鳞屑减少,瘙痒不明显,少数斑疹消失,未见新的皮损出现。脉沉,苔薄白。

照8月14日方去蝉蜕、白鲜皮。加枸杞子9g。水煎服。15剂。

10月24日:病情明显好转,皮损基本恢复正常,惟左侧脸部尚有一小块皮损。日前鼻衄一次。脉弦,舌红,苔薄白。

照8月14日方改赤芍15g。去白鲜皮、蝉蜕。水煎服。15剂。

11月21日:皮疹消失,皮肤表面光滑。一般情况良好,无不适陈述。脉沉弦,苔薄白。

照8月14日方去蝉蜕、白鲜皮、紫花地丁。改赤芍12g。再服半月,并嘱饮食规律,以巩固疗效。

2010年2月1日:随访获悉:病情早已恢复正常,未再出现皮疹。

[解析]

本例西医诊为银屑病当无疑问。银屑病俗称牛皮癣,是一种原因尚不明确的慢性皮肤病。西医多认为与遗传、感染、代谢障碍、内分泌因素及免疫功能紊乱有关。中医学认为本病多因情志内伤,五志化火,或饮食不节,过食辛辣荤腥食物,以致脾胃不和,蕴而生热,复感风热毒邪,致经脉阻滞,气血凝结,肌肤失养所致。随着病情发展,病机上有所变化,如急性进行期多属血热毒盛;静止期多属热毒耗伤阴血,肌肤失养;后期多为热毒滞留,经脉阻滞,气血凝结。但总的病机仍是以血热毒盛为中心及不同程度的血脉瘀阻。本例发病明确,系因过食辛辣之品而引发。临床表现皮疹鲜红,鳞屑较多,剥离后可见点状出血,并伴口干、便秘、舌红、苔滑等一派热毒之象。故辨证为血热毒盛。治以清热解毒,凉血活血之法。方中黄芩、金银花、连翘、板蓝根、蒲公英、紫花地丁重在清热解毒;生地、玄参养阴清热;赤芍、丹皮、紫草清热凉血活血;茯苓、白术、甘草顾护脾胃。后加蝉蜕、白鲜皮祛风止痒。鉴于患者体质较为单薄,加何首乌、灵芝以补益精血,增强体质。共服药60余剂。病情康复。随访3年多,未再复发。

[感悟]

银屑病是临床上常见的多发病,任何年龄均可发生,中青年尤为多见。其发病的诱因甚多,但确切的病因尚不清楚。因其病程长,易复发,治疗上较为棘手。根据皮损的临床表现,一般分为四型:即寻常型、脓疱型、关节型和红皮病型。其中以寻常型最为常见。

本病的诱因虽多，证型不同，但其基本病机是血热毒盛，兼有气血瘀滞，故清热解毒、凉血活血化瘀是基本治法。笔者经多年实践总结出一经验方，即清热克银汤。药为：黄芩、生地、玄参、板蓝根、赤芍、丹皮、紫草、白鲜皮、茯苓、白术、甘草。临床可依病情之不同而随症加减。如热象显著者，加金银花、连翘、蒲公英；火毒亢盛者，加生石膏、知母；皮损厚、硬或瘀滞明显者，加丹参、红花、莪术；瘙痒严重者，加蝉蜕、白蒺藜；便秘者，加大黄、栀子；体质虚弱者，加何首乌、灵芝、枸杞子等。

在临床应用过程中应注意以下几点：一是斟酌药物用量。某些药物应视其皮损程度用量宜重。如生地、玄参、板蓝根、丹皮用量亦大，一般在20~30g。如皮损较厚，局部浸润明显，瘀血较甚者，可重用丹参，一般在20~30g，并加用桃仁、红花、莪术等。其二，合理组方。不少清热解毒之品，用量虽大，但并非用量越大越好。要注意药性之寒热温凉，证候之轻重，年龄之大小，体质之强弱，药物配伍之主次，这些因素对药效之发挥都有影响。临床上常见到这样的情况，有些过用苦寒、甘寒之品而导致脾胃受损，中焦虚寒等脾胃病的发生。有的引起肝功能受损、转氨酶持续升高，以致一病未愈又添他病的尴尬局面。第三，慎用有毒之品或秘方偏方之类。所谓以毒攻毒之说，往往夸大疗效，极易造成严重并发病。笔者曾遇一患者误信报纸广告服用某种药物3个月（一个疗程），结果引起急性白血病，迅即死亡。这些惨痛教训很值得临床医生引以为戒。第四，调整心态，正确认识。银屑病是一个慢性过程，容易反复。患者精神心理压力往往过大，因此在药物治疗的同时，应告诫患者注意调整心态，保持良好的生活方式，起居有时，生活规律，避免不良嗜好，戒烟限酒，养成良好饮食习惯，这对病情的恢复都是极为重要的。

案5. 口唇肿、痛、痒、裂（慢性唇炎）

[案例]

曹某某，男，30岁。1974年8月22日初诊。

主诉：口唇肿痛、痒、燥裂7年多。每当春秋季节加重，有时唇黏膜破裂、流水、结痂，或出现浅表溃疡，伴口干不欲饮，二便如常。病情反复发作，时轻时重。初起时口服泻火中药即可缓解，后来每用泻火类中药即腹痛，便稀，甚至便脓，而唇部肿、痛、痒如故，曾就诊于大小多家医院，服用各种中西药物至今未见效果。脉弦滑,舌尖红,苔黄厚腻。检查:下嘴唇肿胀,变厚,变形,失去正常外形,表面黏膜燥裂,发红,并有浅表溃疡。

中医辨证:脾虚湿盛,湿热内蕴。治疗先予利湿清热为主,尔后佐以健脾为辅。

拟方:藿香9g,佩兰9g,茯苓15g,白术9g,薏苡仁18g,黄芩9g,当归12g,白芍12g,山药24g,金银花15g,连翘12g。水煎服。7剂。每日1剂,早晚分服。

8月28日:服药后腹部隐痛,胁肋不适,口唇发木,其他如前。脉弦滑,舌尖不红,苔薄白,舌根腻。

照原方去黄芩,改薏苡仁24g。加柴胡6g,香附6g。水煎服。5剂。

9月2日:口唇不麻木,上唇干裂,下唇痛、痒,大便略稀,胁肋舒适,腹不痛。脉沉弦,苔白腻。

照原方改薏苡仁30g,加赤芍12g,泽泻6g。水煎服。10剂。

9月14日:仍感下唇肿痛、痒,上唇干裂。脉弦滑,苔薄白。改方为:

茯苓12g,白术9g,薏苡仁24g,白及9g,赤芍12g,黄芪12g,山药24g,金银花12g,连翘9g,蝉蜕6g,甘草3g。水煎服。5剂。

9月22日:口干,口唇疼而痒,晚上更甚。脉舌如上。

照9月14日方改薏苡仁30g,加黄芩9g,麦冬9g。水煎服。10剂。

10月10日:仍口唇疼痛、干裂、痒,唇边可见浅表溃疡。脉沉弦,苔白腻。重新拟方:

茯苓15g,白术9g,薏苡仁30g,黄芪24g,白及9g,赤白芍^各12g,黄芩9g,麦冬12g,枳壳9g,柴胡3g,甘草6g。水煎服。12剂。

10月29日:稍感口唇燥裂,唇痒,溃疡处疼痛,病情较前减轻。脉沉而滑,舌质稍红,舌体稍胖,苔薄白。

照10月10日方改白及15g,加泽泻6g,当归9g,阿胶9g。水煎服。5剂。

11月4日:下唇肿胀减轻,变薄,疼痛不明显,仅感发痒,舌体不肿大,舌边稍红。

照10月10日方加山药12g,玄参9g。水煎服。7剂。

11月13日:口唇溃疡好转,下唇不痛,不肿。脉沉,苔薄白。拟方:

黄芪15g,茯苓12g,白术9g,白芍12g,当归9g,麦冬12g,白及9g,黄芩9g,薏苡仁30g,麦芽24g,厚朴6g,甘草6g。水煎服。6剂。

11月20日:唇边溃疡愈合,下唇不痛,不肿,不痒,外形正常,感觉良好,食欲亦佳。

照11月13日方去白及、厚朴,加泽泻9g。再服7天,以巩固之。

[解析]

本例西医诊为慢性唇炎,中医称为"唇风"。其病多因饮食不节,辛辣厚味,不良习惯如舌舔、手搓等长期慢性刺激,导致胃火上蒸,脾虚不运,湿热内生,加之风邪外袭,风热相搏,引动湿热之邪,以致风热湿邪熏蒸于唇部,造成唇部红、肿、痛、痒。湿热久蒸则破裂流水;湿热上蒸则口渴不欲饮;舌苔厚腻、舌尖红、脉弦滑是湿热内盛之象。故辨证为脾虚湿盛,湿热内蕴,治以祛湿健脾,佐以清热之法。方中藿香、佩兰化湿;茯苓、白术、薏苡仁、山药健脾利湿;金银花、连翘清热解毒。后依病情之变化,加黄芪、白及以消肿生肌,促使溃疡及皲裂之愈合;加赤芍活血化瘀而止痛,与金银花、连翘合用善治疮疡肿痛。治风先治血,血行风自灭,故又能祛风而止痒。赤芍、当归、白芍、阿胶养血活血而润燥,可防止皲裂之发生和发展。在整个病程中,以祛湿为主,兼以健脾、清热、润燥等法,相互配合,有所侧重,坚持 4 个月的治疗,最终获得痊愈。

[感悟]

慢性唇炎易发于下唇,是以唇黏膜水肿、充血、脱屑、皲裂、糜烂、结痂为主要表现。病情反复发作,持续难愈。中医名为"唇风"。认为本病与胃火上蒸、脾虚不运、血虚化燥生风等有关。根据中医理论脾开窍于口,所以治疗上应从脾着手。由于脾失运化,水湿蕴而化热。故健脾利湿清热泻火是常用治法。若有糜烂、溃疡时,易加用清热解毒之品;若风热或燥热上扰,则宜疏风清热,养血润燥。在具体应用上要把握以下几点:

1. 祛湿。

唇黏膜水肿、充血、糜烂都和湿有关,因而不可忽视祛湿。祛湿宜选利湿之法,一般不用燥湿之品,如苍术、萆薢等,因其性温燥,更容易加重唇黏膜燥裂之势,破口更不易愈合。

2. 清热。

黏膜最易发生炎症、糜烂,此时应配合清热泻火之应用,但应注意不宜过用苦寒。苦寒之品最易损伤脾胃,使水湿不化,黏膜更加肿胀,下唇变厚、变形,影响面容形象。

3. 润燥。

唇黏膜柔嫩,如遇风热或燥热之邪,最易化燥伤阴,唇黏膜皲裂、流水、糜烂,故用药不宜温燥,应选用养阴滋润之品,如当归、麦冬等。

4. 健脾。

慢性唇炎者常伴脾虚之候,故配合健脾以增强后天生化之本,有助于祛湿及溃疡的愈合,提高全身情况的改善。但应注意补而不燥,不能上火。总之,药物的选用要注意祛湿而不伤阴,健脾而不上火,润燥而不黏腻,泻火而不伤脾胃的原则。

案 6. 剧烈头痛(鼻窦炎)

[案例]

宋某某,男,52 岁。1981 年 1 月 19 日初诊。

主诉:头痛 10 天,加剧 1 周。患者初感全身不适,头痛,且日益加重。头痛以右前额为甚,剧痛难忍,犹如头将破裂,右眼欲将膨出之感。伴右侧鼻塞,流黄色黏性浓涕,口干,口苦。某医疑为感冒,曾服羚羊感冒片、中药汤剂桑菊饮等,未见效果。查体患者面色晦暗,精神不振,颌下淋巴结肿大,有压痛,鼻根及眼眶部明显压痛,心肺未见异常。当即嘱其做鼻窦 X 光拍片。中医诊查脉沉弦,舌体胖,苔黄腻。

中医辨证:湿热蕴结,壅阻鼻窍。治以清热利湿,解毒通窍之法。

拟方:金银花 20g,连翘 24g,黄芩 9g,玄参 20g,赤芍 15g,藿香 9g,蒲公英 30g,龙胆草 6g,茯苓 15g,泽泻 6g,川芎 12g,木通 6g,夏枯草 12g,白芷 9g,甘草 6g。水煎服。4 剂。每日 1 剂,早晚分服。

1 月 23 日:药后头痛减轻,身不冷,口苦亦缓解,仍鼻塞,流黄涕。X 光片报告,额窦可见液平面,符合鼻窦炎诊断。

照上方去藿香、龙胆草、夏枯草。改金银花 30g,连翘 30g。加苍术 9g,苍耳子 9g。4 剂。

1 月 27 日:病情明显好转,头痛消失。仅略感不适,鼻腔通畅,黄色浊涕明显减少。精神佳,面色滋润,眼眶压痛不明显,颌下淋巴结不肿大,无压痛。脉沉弦,苔白稍腻。鉴于病情已基本痊愈,乃改方为:

金银花 12g,连翘 12g,黄芩 9g,蒲公英 15g,茯苓 9g,苍术 9g,白术 9g,泽泻 9g,赤芍 15g,白芷 9g,薏苡仁 20g,甘草 6g。4 剂。以巩固之。

[解析]

本例以头痛为主证,伴有恶寒等证,无疑首先要考虑外感风寒引起的风寒感冒,然而又有许多与感冒不符之处:一是头痛剧烈,尤以前额为甚,伴有黄色黏稠之脓性浊涕。二是患者口干、口苦,说明非寒,而是属于热象。三是鼻根近眼眶部有明显压痛。四是脉舌表现与风寒感冒不符。本例脉沉弦,舌体胖,苔黄腻,说明内有湿热。综合上述几点,可以明确本病属于鼻渊而非风寒感冒。如果再参照 X 光片之检查,诊断鼻窦炎更无疑问。

鼻渊是中医的病名,最早见于《素问·气厥论》:"鼻渊者,浊涕下不止也。"根据其证候表现,相当于现代医学之鼻窦炎。

本例发病之初,感觉全身不适,恶寒,说明先是风寒侵袭,迅即化热,犯及鼻窍。头痛、口干、口苦则系火热上炎。鼻塞、流黄色黏性浊涕则为湿热壅盛于鼻窍。舌胖、苔黄腻乃一派湿热之象。故辨证为湿热壅盛,瘀阻鼻窍。治以清热解毒,利湿通窍之法。方中金银花、连翘、黄芩、玄参、蒲公英、甘草清热解毒;藿香芳香化浊,醒脾化湿;龙胆草、夏枯草清利湿热;茯苓、泽泻、木通利湿;白芷、赤芍、川芎活血化瘀,通络止痛;苍耳子通鼻窍,祛风止痛,与白芷相配伍,更能提高治疗浊涕之效果。全方重在清热解毒,辅以祛湿化瘀通络之品,迅即获得痊愈。

[感悟]

鼻窦炎属于"鼻渊"范畴,其发病多与感染有关。临床上有急性与慢性之分。中医认为急性鼻窦炎多因外感风寒,迅即化热,或感受风热之邪,内伤于肺,邪热上蒸于鼻窍,或邪热传里,与湿热互结,熏蒸鼻窍,导致风热犯肺,湿热熏蒸于鼻。故其治疗重在清热解毒,热清湿去则脓涕自清,并佐以祛风宣肺、活血通窍之法。清热解毒常用黄芩、金银花、连翘、蒲公英、鱼腥草等;祛湿可用藿香、木通;脓涕多者可加薏苡仁、皂刺;疏风通窍可选用苍耳子、辛夷、白芷等,现代实验研究表明,这些药能收缩鼻黏膜血管,为治鼻病之良药。慢性鼻窦炎多与肺气虚弱、卫表不固或脾虚湿阻有关,故治疗时应在补气固表或健脾益气基础上加用清热排脓、祛风通窍之品。

案 7. 右前臂肿痛(血栓性静脉炎)

[案例]

陈某,女,43 岁。1983 年 10 月 17 日初诊。

主诉:右前臂肿胀、疼痛六七天。患者此前因病输液 7 天(药品、药量不详),此后即感右前臂肿胀、疼痛,影响上肢活动,并可触及约 3cm 的条索状硬结,局部皮肤发红,明显触痛。西医诊为血栓性静脉炎。热敷至今,未见明显效果。脉弦滑,苔薄黄腻。

中医辨证:湿毒内蕴,脉络瘀阻。治宜利湿解毒,化瘀通络。

拟方:茯苓15g,苍术9g,黄芩9g,蒲公英20g,当归9g,川芎9g,赤芍15g,丹皮12g,丹参15g,地龙9g,甘草6g。水煎服。每日1剂,早晚分服。3剂。

10月20日:药后右前臂肿胀及疼痛明显减轻。右臂活动较前灵活。脉沉弦,苔薄黄稍腻。

照原方加红花6g。水煎服。3剂。

10月24日:病情明显好转,右前臂疼痛大为减轻,皮肤肿胀消退,索条状硬结变软,缩短,长约2cm。脉沉弦,苔微黄。

照原方去苍术。改茯苓12g,加红花6g。水煎服。6剂。

10月27日:右前臂不肿不痛,条索状硬结基本消失。脉沉,苔薄白。

照原方去苍术、蒲公英。改茯苓9g,加红花6g。再服3剂,以巩固效果。

[解析]

血栓性静脉炎在临床上并非少见,常为化脓性炎症扩展到静脉血管,或静脉内注射刺激性药物,或局部创伤等因素导致血管内膜损伤所致。中医学认为血栓性静脉炎属于"脉痹""筋痹"范畴。其病因是感染湿毒,其病机主要为瘀血阻络,导致气血郁滞,脉络失和而形成。因其疼痛明显,局部发红而肿胀。舌苔黄腻,脉弦滑,显示湿热毒盛,故治宜利湿清热解毒、祛瘀通络之法。方中茯苓、苍术祛湿;黄芩、蒲公英清热解毒;丹皮凉血祛瘀;当归、赤芍、川芎、丹参、地龙活血化瘀通络。诸药相伍,使湿去热清,血脉通畅,肿消而痛止。后又加红花以增强活血通络之力,硬结迅即消散,病情得以恢复。

[感悟]

血栓性静脉炎的辨证,重在分清是急性期或是慢性期。如局部皮肤红、肿、热、痛明显,或伴有轻微硬结,或伴有发热,舌苔黄腻,脉弦数或弦滑者,多为急性期。如局部呈暗红色,血管触之发硬或呈索条状硬结,局部有不同程度肿胀,疼痛轻微;苔白,脉沉或沉缓者,多为慢性期。急性期治疗宜利湿清热解毒为主,化瘀通络为辅;慢性期则以化瘀通络为主,利湿解毒为辅。两者治疗主次应有所侧重。祛湿药常用苍术、茯苓、薏苡仁、防己等;清热解毒药常用金银花、连翘、黄芩、蒲公英、紫花地丁、银花藤等;瘀血阻络明显者,可选用赤芍、丹皮、桃仁、红花、地龙等。地龙善于走窜,通经活络,不论是急性或慢性阶段,也不论湿热之轻重,均可应用。化瘀通络对血管硬结之消散,血管之软化效果甚佳。临床应用,每每获效。

案8. 锁骨上窝及耳下肿块（神经纤维瘤）

[案例]

刘某,女,46岁,1983年4月18日初诊。

主诉:右锁骨上窝及耳下肿块3月余。开始未曾介意,亦无明显不适。近3个月来肿块日渐长大,并感右颊面部不适及发热,右眼眶沉困,视物模糊,右鼻孔不自主有清涕下滴,右肩背发冷,肌肉萎缩,有时右臂不适,沉困或隐痛,右臂上举困难,举高不能过头,左手指麻木、憋胀等。检查:右锁骨上窝可触及如花生米大小之肿块,中等硬,无压痛。右耳下可触及3.5cm×4cm之肿块,质地硬,凸凹不平,有触痛。经省城两家大医院及省肿瘤医院诊查,确诊为神经纤维瘤,建议手术治疗。患者拒绝手术而求助于中医。中医诊查脉沉弦,舌稍淡,苔白滑。

中医辨证:正虚毒盛,湿聚痰凝,痰火郁结,瘀阻经络。治以益气扶正,清热解毒,消痰散结,活血通络。

拟方:夏枯草15g,桑枝30g,黄芪15g,黄芩9g,赤芍24g,玄参24g,白花蛇舌草30g,连翘24g,莪术9g,丹参12g,桂枝9g,甘草6g。水煎服。早晚各1次。3剂。

4月21日:药后右侧面颊不适及发热感减轻,左手麻木亦减轻,右臂已能上举过头,且能用右手梳头。脉沉,舌质淡,苔白。

照原方改黄芪20g。水煎服。4剂。

4月25日:共服药7剂,效果显著,右臂活动自如,上举与左手同高,前后旋转如常。左手不麻木,已能拿东西。右耳下肿块缩小,约1.5cm×2cm,触之活动,无压痛。脉沉,苔白腻。

照原方改桑枝24g,黄芪20g。水煎服。3剂。

5月5日:因感冒停药1周,近日食欲稍差。脉沉,苔白腻。

照原方改桑枝20g,黄芪20g,加藿香9g,麦芽20g。水煎服。6剂。

5月12日:上肢活动自如,视力较前好转,右锁骨上窝肿块未触及,右耳下肿块缩小,大小约1cm×1.2cm,质硬,活动,无触痛。稍感肩关节发凉。脉沉,苔薄白。

照原方改黄芪20g。去桑枝,加猫爪草20g。水煎服。6剂。

5月23日:一般情况良好。近日胃纳稍差,右耳下肿块未触及。

照原方去桑枝,加麦芽20g,猫爪草20g。6剂。以巩固疗效。

［解析］

神经纤维瘤是发于周围神经的体表良性肿瘤。中医学认为肿瘤是一类涉及整体的全身性疾病。原因很多,但只有在致病因素与人体正气不足的作用下才能发病,故正气不足是基本的因素。《丹溪心法》指出:"凡人身上、中、下有块者多是痰。"结合患者舌质淡、苔白滑的表现,应考虑痰核凝结。患者右臂不适或隐痛,乃痰瘀阻络影响血脉运行所致。右肩背发冷,不能上举,说明兼有寒邪凝滞,络脉不通,血运不畅,肌肉失于濡养,故而肌肉萎缩;眼眶沉困、视力模糊乃肿块压迫所致;颜面发热及不适乃气滞血瘀的一种表现;手指麻木、憋胀为气血不畅之故。而肿瘤的发生和毒密切相关。毒既可以从外感引发,也可因体内代谢产生,以致瘀热蕴毒而成。总之,正虚毒盛,湿聚痰凝,痰火郁结,瘀阻经络聚而成瘤。故施以益气扶正、清热解毒、消痰散结、活血通络之治法。方中夏枯草、玄参清火散结;桑枝配桂枝以温经通络;黄芩、连翘、莪术、白花蛇舌草清热解毒、抗肿瘤;赤芍、丹参活血化瘀,消癥散结;黄芪、甘草益气扶正。诸药合用,共奏扶正祛邪,消痰散结,活血通络之效,从而获得明显的治疗效果。

［感悟］

肿瘤的发生发展与人体的正气是密不可分的。《医宗必读》指出:"积之成也,正气不足而邪气踞之。"因此,对肿瘤的治疗,应遵循中医学整体治疗观,分清邪正及标本关系,依据肿瘤的不同证候,不同阶段,不同脏腑部位,采取辨证与辨病相结合的方法,与其他治则联合应用。但不管什么治则,顾护正气、扶正培本是基本的,不可忽略的。笔者常用黄芪、党参、人参、灵芝、生脉饮等扶正补虚,再与清热解毒及抗癌药物合用,常能取得更佳效果。

毒,不论是外毒和内毒都是形成肿瘤的因素之一。因此应用清热解毒法,是治疗肿瘤的主要治法之一。临床实践显示,清热解毒方药有一定的抗癌作用。常用药如白花蛇舌草、半枝莲、猪苓、山慈菇、三尖杉、夏枯草、龙葵、猫爪草等,但这些药物性多苦寒,容易败胃,所以要注意顾护脾胃,恰当配伍,或与其他治则联合应用,更能相得益彰,如扶正解毒、活血化瘀解毒、化痰散结解毒等。

案9. 肩背痛,上肢麻木（颈椎病）

［案例］

卢某,女,43岁,技术员。1974年11月18日初诊。

主诉:右侧肩背疼痛2年多,加重1个多月。患者常感右上肢麻木、沉重、软弱无力,右肩背痛,有时疼痛明显,似如断裂,手持重物时疼痛加重,不能提东西,严重时右手不能拿铅笔制图,影响工作,疼痛与天气变化无明显关系。常感颈部强硬,饮食及二便如常,经本市多家医院检查,心、肺、肝、胆、肾检查均无异常发现,各种治疗无明显效果。后至北京积水潭医院检查,确诊为颈椎病、颈椎半脱位合并神经症状。检查:颈部强直,不能自由旋转,右侧臂丛牵拉试验阳性,转头加压试验阳性。X线片显示颈椎生理曲线消失,第5颈椎脱位,椎体后缘骨刺样增生。中医诊查脉沉弱,舌稍淡,苔薄。

中医辨证:气血虚弱,肝肾亏虚。治宜益气养血,补肾强骨。

拟方:黄芪12g,当归9g,赤芍15g,川芎6g,鸡血藤24g,桂枝9g,葛根12g,骨碎补12g,片姜黄9g。水煎服。每日1剂,早晚分服次。2剂。

11月21日:药后精神好转,手指麻木及沉重感减轻,两手较前有劲。脉舌如前。

上方加乳香6g,没药6g。水煎服,2剂。

11月23日:右肩背痛明显减轻,颈强好转,脉舌如上。

照11月21日方。2剂。

11月25日:肩背痛减轻,胃部稍不适。

原方加茯苓9g,白术9g。2剂。

11月27日:肩背部仅感不适,偶尔隐痛,颈部活动自如,上肢有力,能拿一般东西。脉沉而有力,苔薄白。

照原方。4剂。

12月1日:患者一般情况良好,肩背部不痛,颈部不强,两手有力,已能正常工作。脉沉有力,苔薄白。

照原方。6剂。

患者共服中药18剂,诸症皆愈。后去北京积水潭医院复查,X线片仍可见小骨刺样增生,颈椎生理曲线恢复,半脱位已复位。

[解析]

颈椎病又称颈椎综合征,多发于中老年,其病因复杂,主要是颈椎间盘退行性变或软组织损伤所造成的病理及解剖改变,如骨质增生、韧带松弛、椎间孔变小等,引起神经根、颈脊髓、椎动脉受压或刺激,使血流受阻,出现不同程度的功能障碍。从中医学而言,气血失和、经脉失养是发生本病的重要因素,其本属虚,而骨刺的形成是一种退行性变,即虚损的后果。患者往往在身体虚弱、过度劳累,或扭、闪、牵拉等因素作用下而出现临床症状,所以骨质增生是本病发病的一个重要因素,但不是唯一的因素,因此在治疗上不能单纯着眼于消除骨刺,而应考虑整体,采取调和气血,补肾强骨,疏通筋脉,通络止痛之法。方中黄芪益气;当归、赤芍、川芎、鸡血藤养血而活血,共成益气养血之效,以治其本。骨碎补功能补肾活血,续筋骨,止痛。用其一则止痛,再者补肾以消骨刺;葛根通痹止痛,能缓解肌肉痉挛,又可改善微循环障碍,有助于缓解颈项强直;桂枝温通经脉;片姜黄行气通经止痛,两者合用对风寒湿所致肩臂疼痛作用明显。全方标本兼治,功能益气活血,化瘀止痛,故对改善临床症状较为满意。分析其作用机制,可能与促进血液循环,改善局部组织的营养代谢,促进炎症的消退,减轻或抑制组织退行性变等多方面的作用有关。

[感悟]

颈椎病类似于中医"痹证""骨痹"。人到中年后,肝肾开始虚衰,气血有所不足,加之外感寒湿之邪或既往劳伤筋骨或扭、闪等外力因素之作用,致气血瘀阻,筋骨受损。中医学认为肾主骨生髓。肝藏血,主筋。肾精亏虚,无以充养骨髓,髓海不足则头晕,耳鸣。肾精亏虚,濡养匮乏,则易骨赘形成。肝血不足则筋力不健,动作不灵;气血不足,血行不畅,脉络瘀阻,故而颈项强硬、疼痛、上肢麻木;显然气血不足,肝肾亏虚是发病之内因,是其本。外邪侵袭或闪、扭、挫伤是病之外因,由此引起之疼痛及功能障碍,是其标。故本病的治疗要标本兼治,重在调和气血,培补肝肾,化瘀通络,适当佐以温经散寒,搜风活络。从而取得较好效果。

必须特别指出,骨质增生即骨赘的形成和发展,是人体的退行性改变,是老化的一种表现,不是病之因,而是病之果。中医学早在《内经》中就已指出:肾"其充在骨""肾生骨髓",可见椎间盘退行性改变及骨质增生等,都与肾气的充盈、骨与髓能否得到滋养有关。所以切勿将辨证的视点集中在骨赘上,而是治病求本,重在补肾强骨,补益先天之本,以增强正气之力。

颈痛活血汤是笔者的经验方。由黄芪、当归、赤芍、川芎、鸡血藤、骨碎补、葛根、桂枝、片姜黄所组成,并依兼症的不同,适当加减化裁。如疼痛剧烈者,加乳香、没药、延胡索;脾胃虚弱,胃部不适者,加茯苓、白术、苍术、半夏;寒湿较重者,加桑枝、羌活等。本方主要适用于神经根型和颈型颈椎病。

案 10. 下肢瘫痪(脊髓型颈椎病)

[案例]

贾某某,女,56 岁。1997 年 4 月 29 日初诊。

主诉:下肢瘫痪半个多月。患者身体素健,经常参加农业劳动,拉小平车。近1个多月发现下肢沉困、麻木,因症状轻微未予介意。半个多月前下肢明显酸软、乏力,走路不稳,进而行走困难,迅即失去知觉,大小便失禁,生活不能自理,住地区医院诊治。检查血常规、肝功能、血脂、血糖、脑脊液等均属正常。后请某医科大学附属医院外科专家会诊,并经X线、CT检查,确诊为脊髓型颈椎病。拟做手术治疗,但家属要求苛刻,院方不能绝对保证手术效果,家属未同意手术。现已卧床牵引治疗2周,效果不显,遂邀余远涉千余里前去诊治。刻下:一般情况尚可,意识清晰,上肢活动自如。颈部稍感强硬,活动不灵活,双下肢瘫痪,大小便失禁。脉沉,舌苔稍白。

中医辨证:肝肾亏虚,气虚血瘀,筋脉失养,脉络痹阻。治以补益肝肾,养血活血,化瘀通络之法。

拟方:黄芪20g,茯苓12g,白术9g,当归9g,赤芍15g,白芍15g,独活12g,桑寄生30g,秦艽12g,川芎9g,丹参15g,杜仲12g,骨碎补20g,牛膝9g,桃仁9g,红花9g,葛根15g,川断20g,甘草6g。水煎服。每日1剂,早晚分服,15剂。

5月19日:药后精神好,颈强好转,全身及腰部舒适。服6剂后开始有轻微感觉,大小便失禁减轻。服10剂后颈部不强,下肢能轻微活动,但有发凉感,大小便基本能控制。

照上方加肉桂3g,威灵仙12g,木瓜15g。水煎服。15剂。

6月5日:患者已能下地轻微活动,但感肢软,乏力,不能耐久,大小便已能自如排解。

原方改黄芪15g,川断15g。去桃仁、红花。水煎服。15剂。

7月21日:患者感觉良好,能自由活动,遇阴雨天时下肢不适,其他均好。改以下方善后:

黄芪12g,独活12g,桑寄生20g,秦艽12g,当归9g,赤芍12g,白芍15g,川芎6g,茯苓12g,白术9g,骨碎补15g,川断15g,牛膝9g,威灵仙12g,木瓜15g,丹参15g,杜仲12g,肉桂3g,甘草6g。水煎服。每日1剂。30剂。

随访:治疗后5个月、1年、1年7个月电话随访,好如常人,再未发病。

[解析]

本例病情较为严重,经多项检查排除急慢性传染病、脑血管病、肿瘤及神经科病变。后经X线片、CT检查最后确诊为脊髓型颈椎病。从西医来说,此型颈椎病需外科手术治疗,但患者考虑经济负担及术后效果如何,最终拒绝手术而转求于中医治疗。

从病史中可知,患者系一农民,经常拉小平车,绳索磨损颈肩,在所难免。显而易见。长期劳伤,肝肾亏虚,气虚血瘀,筋脉失养,加之寒湿外邪侵袭而致病。《临证指南医案·痿·邹滋九按》说:"盖肝主筋,肝伤则四肢不为人用,而筋骨拘挛。肾藏精,精血相生,精虚则不能灌溉诸末,血虚则不能营养筋骨。"显然,正气亏虚是其本。故治疗宜补益肝肾,益气养血,温经散寒,化瘀通络之法。方中黄芪、茯苓、白术、当归、白芍益气养血;桑寄生、川断、独活、杜仲、牛膝补益肝肾;骨碎补补肾活血,强健筋骨;桃仁、红花、川芎、丹参活血通络;葛根发表解肌,改善微循环,缓解项背强痛;木瓜、秦艽、威灵仙祛风湿而舒筋活络;肉桂则补阳散寒,温通血脉。全方以补益肝肾为主。辅以活血通络,佐以祛风湿,强筋骨,使气血旺,血脉和,筋脉健,病情自然得以缓解。

本例西医诊断确切,中医治疗效果明显,使一些不相信中医的人也为之叹服。由此可以看出,中医治疗一些急危重症亦有独到之优势,值得进一步探索和提高。

[感悟]

颈椎病依其症状和病变累及的组织不同,临床可分为五种类型。即神经根型颈椎病、椎动脉型颈椎病、交感型颈椎病、脊髓型颈椎病和混合型颈椎病。其中以脊髓型颈椎病最为严重。一般需外科手术治疗,而本例中医治疗的成功,显示了中医学的丰富宝贵经验和优势。

颈椎由 7 块椎骨以及紧密相连的脊髓神经根和椎动脉等组成。颈椎上托头颅,下连躯体,脊髓从中穿过,位置十分重要。一旦有急慢性损伤,就会压迫神经根、交感神经节或脊髓而出现颈、肩臂、上背及胸前区疼痛;如压迫椎动脉则影响血液循环出现手臂麻木、头晕、恶心等症状。而颈椎椎间盘髓核突出,骨刺的生长,椎管矢状径狭窄、韧带的钙化等都与年龄增长、机体老化有关,这种退行性改变都属于中医的虚损范畴。脏腑功能的亏虚,特别是肝肾亏虚是发病的主要内因。

中医强调"肾主骨生髓",所以在整个病理演变过程中肾虚更为关键,因此治疗时应重视补肾,恰当运用补肾之品,如杜仲、川断、牛膝、熟地、骨碎补等,这是其一。

其二,颈椎病的发生,一定会影响到组织的血液循环,血脉亏虚,营养不济则功能失常,故益气养血、调和血脉是治疗的重要环节,常用药物如黄芪、当归、白芍、鸡血藤、葛根等。

第三,生活不慎,颈部遭受寒凉刺激,使颈部肌肉发生痉挛,这是常见的诱发因素,故治疗时应适当配伍温经散寒、祛风胜湿之品,如桂枝、羌活、茯苓、秦艽、威灵仙、木瓜等。

此外,长期低头伏案工作,或看电脑、电视、手机时间过长,使颈部处于屈曲位,致颈部肌肉过度疲劳,或外伤或闪、扭、挫伤等,均可使颈部椎间盘、肌肉、韧带损伤,而致瘀血内阻,脉络不畅。因而治疗时予以活血化瘀,通络止痛,常用药如赤芍、丹参、桃仁、红花、川芎、乳香、没药等,可有效缓解症状,促使病情的改善。临证时无论颈椎病的哪种证型,只要把握上述 4 个方面将会取得良好的效果。

案 11. 骶髂部疼痛、活动受限(强直性脊柱炎)

[案例]

冯某,女,23 岁。2016 年 11 月 7 日初诊。

主诉:左侧骶髂部疼痛 1 年余,加重 1 周。患者于 2015 年 5 月在北戴河下海玩水(当时正当月经期)。半个多月后左侧骶髂关节处疼痛,7 月后疼痛加重,影响活动,行走困难,即在某医院诊治,经 X 线片、CT、核磁检查确诊为强直性脊柱炎。后到北京某医院诊治,3 个月后复查,除轻度贫血外,主要指标均正常。遂边上学,边治疗,一直服用西药。近因准备考研,复习功课劳累以致病情复发。刻下:面色苍黄无华,精神萎靡不振,左侧骶髂关节疼痛,局部压痛明显,不能行走,肢体发凉。脉沉细数,苔白。

中医辨证:寒湿痹阻,肾气不足,督脉失充,气血亏虚。治以温寒祛湿,补肾强督,滋养气血,通痹止痛。

拟方:独活 12g,桑寄生 25g,秦艽 9g,细辛 3g,白芍 30g,当归 9g,黄芪 12g,川芎 9g,川断 15g,杜仲 15g,延胡索 12g,桂枝 9g,牛膝 9g,茯苓 12g,甘草 6g。水煎服。每日 1 剂,早晚分服。4 剂。

11 月 11 日:药后疼痛减轻,精神好转,肢体发凉亦减轻,但仍不能走路,左腿不敢用力。脉舌如上。依其病情,修正处方:

黄芪 12g,茯苓 15g,苍术 9g,独活 12g,桑寄生 25g,白芍 30g,当归 9g,延胡索 12g,川断 15g,牛膝 9g,川芎 9g,淫羊藿 9g,骨碎补 12g,桂枝 12g,细辛 3g,木瓜 15g,甘草 6g。水煎服。6 剂。

11 月 17 日:腰骶部疼痛明显减轻,但左腿仍不能正常用力活动。复查 CT,腰椎未见明显异常,双侧骶髂关节改变,符合强直性脊柱炎表现。脉沉弱,苔白滑。

照 11 月 11 日方去独活、细辛。改淫羊藿 12g,骨碎补 15g,木瓜 20g。加丹参 15g,杜仲 15g,威灵仙 15g。水煎服。6 剂。

11 月 23 日:病情明显好转,疼痛大为减轻,能自由行走,但左腿仍不能用大劲。脉沉弦,苔薄白。

照原方去延胡索、细辛、独活。改淫羊藿 12g,骨碎补 15g,威灵仙 15g,桂枝 9g,茯苓 12g,白芍 20。加狗脊 12g,杜仲 12g,丹参 15g。水煎服。5 剂。

11 月 28 日:病情稳定,走路稍感不适。脉沉,苔灰(染色)。改方为:

黄芪 12g,茯苓 15g,苍术 9g,独活 12g,桑寄生 20g,白芍 20g,当归 9g,川断 15g,牛膝 9g,淫羊藿 9g,骨碎补 12g,威灵仙 15g,桂枝 9g,狗脊 15g,杜仲 12g,丹参 15g,川芎 6g。水煎服。14 剂。

12 月 12 日:病情稳定,赴校参加考试。脉沉,苔白腻。

照 11 月 28 日方改黄芪 15g。加鸡血藤 20g。水煎服。14 剂。

12 月 24 日:病情稳定,仍照上方服用。14 剂。

2017 年 1 月 16 日:复查血红蛋白:82.8g/L,白细胞计数:5.56×10⁹/L,血沉:12mm/h,C-反应蛋白:0.1mg/dl,谷丙转氨酶:20U/L,碱性磷酸酶:53.5U/L,转肽酶:8.1U/L,肌酐:41.3μmol/L,钾:3.81mmol/L,钠:137.8mmol/L,氯:101.3mmol/L。小便各项指标均(−)。目前一般情况良好,除血红蛋白稍低外,各项指标均属正常。患者无不适陈述,能自由行走或跑步。脉沉,苔薄白腻。重新拟方:

黄芪 12g,茯苓 15g,苍术 9g,独活 12g,桑寄生 20g,白芍 15g,当归 9g,川断 15g,牛膝 9g,淫羊藿 9g,骨碎补 12g,狗脊 12g,杜仲 12g,丹参 15g,鸡血藤 20g,麦芽 20g。水煎服。14 剂。嘱其继续服用,以巩固疗效。

[解析]

本例以骶髂关节部疼痛,下肢活动受限为主要表现。结合 X 光和 CT 检查,西医诊为强直性脊柱炎当无疑问。中医则属"痹证""大偻"范畴。

强直性脊柱炎是一种原因不明,以侵犯中轴关节为主要表现的慢性结缔组织疾病。病变主要累及骶髂关节、髋关节、脊柱关节等。尤以骶髂关节受累最为常见。中医学认为其病因病机主要是肾督阳气不足,风寒湿等外邪侵袭肾督,阳失布化,阴失荣养,骨损筋挛,脊柱僵曲所致。

本例的发病十分明确,五月时节天气虽已转暖,但海水尚有凉意,体质强壮者尚可,何况患者正当经期体质虚弱之时,故风寒湿邪侵袭,尤其寒湿是致病的主要因素。督脉贯穿脊柱,上行头脑。风寒湿邪侵袭肾督,阳气被阻,布化失常,督脉不得温煦,故而出现脊柱强直、疼痛、肢体发凉;寒为阴邪,其性凝滞,气血为寒邪所阻遏,经脉不利,则疼痛、拘挛、屈伸受限;气血亏虚无以上充于面,故而面色无华;气血不足脏腑失于濡养,故精神萎靡不振;苔白为寒湿之象,脉沉细数为气血不足之候。故辨证为寒湿内侵,肾督受损,气血痹阻,关节筋脉失养,治以温化寒湿,补肾强督,滋补气血,通痹止痛之法。方中独活、桑寄生、秦艽祛风胜湿而止痛;茯苓、苍术利湿燥湿;木瓜舒经活络而除湿;桂枝温通经络而祛湿,共同达到温化寒湿之效。杜仲、牛膝、川断、骨碎补、淫羊藿补肾强督;黄芪、当归、白芍补气养血以扶正;细辛、延胡索发散风寒而止痛,与白芍相伍以增强止痛之力。全方紧扣病机,对症下药,故而效果明显。鉴于本病病情缠绵,嘱其持续治疗较长时间,以防病情复发。

[感悟]

强直性脊柱炎是一种原因不明,病程缓慢,致残率高的慢性炎症性疾病。主要病变部位为脊柱、骶髂关节。临床表现为关节强直、疼痛,或外周关节酸楚、晨僵等。其病因病机主要是正气亏虚,肾阳不足,督脉失充无以温煦,或风寒湿热等邪侵袭,脉络瘀阻所致。治疗以祛寒除湿,温阳通痹,补肾强督为主。对于湿热型者,可用清热利湿,补肾活血法治之。

有关本病的治疗,注意以下几点。

1. 针对外邪,重视祛湿。

如久居阴寒潮湿之处,或贪凉外露,或汗出入水,均可招致风寒湿热之邪入侵。湿有寒湿和湿热之分。临床上以寒湿较为多见。湿邪黏腻,阻遏气血,以致患处肿胀疼痛,缠绵难愈。寒邪凝滞收引,可使筋骨屈伸困难,气血阻滞不行而致疼痛难忍。寒湿合而为患,疼痛更为剧烈。故治当温化寒湿,常用茯苓、泽泻、桂枝、苍术、细辛、川乌、草乌等。若属湿热证者,则宜利湿清热,可用黄柏、知母、栀子、苍术、秦艽、生地等。

2. 补肾强督。

肾为先天之本,督脉贯脊上行。若风寒湿等邪外束,阳气被阻,不能温煦肾督,可出现多种症状,其特点是腰脊强痛。《脉经》谓:"腰脊强痛,不得俯仰。"故补肾强督是治疗的重点法则,常用熟地、狗脊、淫羊藿、杜仲、骨碎补等。现代药理研究证实,补肾方药能对抗骨吸收,增强骨质疏松患者的骨密度。有些单味中药成分也有类似作用,如骨碎补总黄酮能明显提高大鼠的骨密度水平。淫羊藿可促进成骨细胞的分化及矿化作用。王昊[①]等应用补肾强督方对

---

① 王昊,阎小萍,孔维萍,等. 补肾强督方对强直性脊柱炎患者骨质疏松及骨量减少的影响[J]. 中国中西医结合杂志,2011,31(4):471-475.

强直性脊柱炎患者骨质疏松及骨量减少进行了临床研究,结果表明补肾强督方能够调节患者的骨代谢水平,减轻免疫炎症反应,增加骨生成,减少骨吸收,提高骨密度等,对骨质疏松有显著治疗作用,故治疗时重用补肾强督之品具有重要意义。

3. 通痹止痛。

骨节疼痛是强直性脊柱炎的突出表现,故尽快缓解疼痛是首要之策。临证时当宜辨证选用不同治法。如气血郁滞者,可选用活血止痛法,常用当归、川芎、赤芍、丹参、延胡索等,以使气血疏通,疼痛缓解;若热郁血瘀者,当用清热凉血止痛法,常用生地、秦艽、黄柏、赤芍、地鳖虫等;若属寒湿痹痛者,当用温寒止痛法,这是最常用的方法,如川乌、草乌等,温阳常用附子;病重者也可两者合用,止痛效果较为明显,但乌附均有毒性,极易引起中毒,抑制心脏传导系统发生意外,故应用时宜小量开始,一般用3~6g,并久煎2小时以上,使乌头碱遇热分解,以保证用药安全。马钱子有大毒,疗效亦较确切,宜从小量开始,并严密观察药后反应。总之,对有毒之品,应谨慎为宜。

4. 治疗时间宜长,不可过早停药。

强直性脊柱炎病因不清,病情复杂,病变部位深浅不一,病程缠绵,容易复发,故治疗时间要长,不宜过早停药。要预防各种诱发因素,以免病情复发。

案12. 马蜂蜇伤

[案例]

李某,男,36岁。1975年11月10日初诊。

主诉:头部肿大变形10小时。患者于昨日下午参加上山植树挖坑义务劳动。在劳动休息时,独自一人漫步山头,发现灌木丛中有一马蜂窝,出于好奇,手拿铁锹乱捣马蜂窝,顿时群蜂乱飞,扑面而来。他跑到哪里,马蜂就飞向哪里,使出浑身解数,难以招架,脸上仍然被马蜂蜇伤数处。当时除面部轻微疼痛外,别无明显其他不适。晚上早早入睡,次日起床后发现面部变形,头面肿大如狮,凸凹不平,皮肤紧皱,眼睛深陷如一线条,高高的鼻子仅露出一个鼻头,嘴也塌陷如一小坑,两耳郭稍稍鼓起,面容已非往昔,外人难以辨认。精神萎靡,身软乏力,面部胀痛,纳食不振,小便短少。脉沉弱,苔白腻。

中医辨证:蜂毒内侵,水湿上泛。治宜宣肺利湿,清热解毒。

拟方:麻黄6g,杏仁9g,茯苓24g,猪苓9g,泽泻12g,白术12g,金银花15g,连翘24g,蒲公英24g,防风6g,羌活6g,甘草9g。水煎服。1剂,即服。

11 月 11 日:服药后小便增多,微微汗出,颜面水肿大减,今日眼睛已能睁开,精神好转,面部疼痛亦轻。脉沉,苔白滑。

照上方去杏仁,加赤芍 15g。水煎服。早晚分服。2 剂。

11 月 13 日:面部水肿全消,已恢复本来面目。小便多,精神转佳,已有食欲感。惟感身体虚弱无力。脉沉,苔白。改方为:

黄芪 12g,茯苓 15g,白术 15g,泽泻 12g,猪苓 9g,蒲公英 20g,连翘 15g,防风 6g,赤芍 15g,甘草 6g。水煎服。早晚分服。2 剂。以善其后。

[解析]

本例发病非常明确,是由马蜂所含蜂毒蜇伤所致。蜂毒主要成分为神经毒、蚁酸、蛋白质和组胺等,可引起严重的过敏反应,甚至急性肾衰竭而致死。

中医学认为肺主一身之表,外合皮毛,最易遭受外邪。若蜂毒内伤,则肺气失宣,影响通调水道,下输膀胱之职。水湿上泛,外溢肌肤而致面部水肿变形。毒邪内攻,伤及脏腑,功能受损,致精神萎靡,纳呆,乏力,尿少等,故治宜宣肺利水,清热解毒之法。方中麻黄宣肺而利水;杏仁宣肺而消肿;《本草纲目》谓:"消肿,去头面诸风皶疱。"茯苓、猪苓、白术、泽泻利水消肿;金银花、连翘、蒲公英、甘草清热解毒,针对蜂毒之各种毒素起到解毒消肿之作用;羌活、防风祛风胜湿,以增强消肿之力。上方仅服 1 剂,小便增多,头面水肿变形大减,又服 2 剂,头面水肿全消,恢复本来面目。后以玉屏风散加味,以增强体质,消除过敏反应。

08检